국민 주치의를 위한 보편적 컨시어지 의료

K시니어와 함께하는 건강 혁명

국민 주치의를 위한 보편적 컨시어지 의료

K시니어와 함께하는 건강 혁명

박상철, 권순용, 이희원, 강시철, 제노시스AI헬스케어

스토리하우스

서문

AI와 의료 기술의 비약적 발전이 인류의 수명을 연장시킨 지금, 새로운 질문이 등장했다. 늘어난 수명을 어떻게 더 건강하고 충실하게 누릴 것인가? 이 질문은 의료의 초점을 단순한 생존에서 삶의 질 향상으로 이동시켰고, 그 해답으로 컨시어지 의료라는 혁신적 개념이 주목받고 있다. 전 세계적으로 급속히 진행되는 고령화와 만성질환 증가, 그리고 개인화된 의료 서비스에 대한 요구 증가는 이러한 패러다임 전환을 더욱 가속화하고 있다.

특히 한국에서는 제노시스 AI헬스케어(Genosis AI Healthcare)가 이러한 변화의 최전선에서 혁신적 비전을 제시하고 있다. 전 국민을 대상으로 한 K-컨시어지 의료 플랫폼을 통해, 지금까지 고소득층의 전유물로 여겨졌던 컨시어지 의료를 모든 국민이 접근 가능한 서비스로 전환하는 거대한 실험이 시작된 것이다.

컨시어지 의료의 본질과 대중화 혁명

컨시어지 의료는 전통적인 의료 서비스의 한계를 뛰어넘는 새로운 패러다임이다. 질병 치료를 넘어 개인의 삶 전반을 아우르는 총체적 건강 관리를 목표로 하며, 환자와 의사 간의 깊은 신뢰 관계를 바탕으로 24시간 접근 가능한 의료 상담, 포괄적인 건강 평가, 예방 중심의 개인화된 건강 관리 계획을 제공한다. 마치 최고급 호텔의 컨시어지 서비스처럼 환자 개인의 모든 건강 요구를 세심하게 관리하는 것이 핵심이다.

미국에서는 MDVIP, 원 메디컬(One Medical), 파트너MD(PartnerMD)가 선도적 역할을 하며 연회비 시스템을 통해 성공을 거두고 있고, 유럽에서는 스위스의 클리니크 라프레리(Clinique La Prairie)가 첨단 의료 기술과 웰니스 프로그램을 결합한 맞춤형 건강 관리로 세계적 명성을 얻고 있다. 하지만 이러한 서비스들은 여전히 높은 비용으로 인해 제한적인 계층만 접근할 수 있는 한계를 보여왔다.

제노시스바이오연구소는 바로 이 지점에서 혁신을 시도한다. AI 기반 휴먼 디지털 트윈 기술과 메신저 플랫폼을 활용하여 컨시어지 의료의 핵심 가치는 유지하면서도 비용을 획기적으로 절감하고, 접근성을 전 국민 수준으로 확대하는 새로운 모델을 구현하고 있다. 이는 단순한 서비스 개선이 아닌, 의료 민주화를 향한 근본적 도전이다.

최근에는 디지털 헬스케어 기술의 발전으로 컨시어지 의료의 접근성이 크게 향상되고 있다. 원격 의료 기술, 인공지능 기반 건강 모니터링 시스템, 웨어러블 기기를 통한 실시간 생체 데이터 수집 등이 컨시어지 의료의 효율성을 높이고 비용을 낮추는 데 기여하고 있다. 이는 더 많은 사람들이 고품질의 개인화된 의료 서비스를 받을 수 있는 가능성을 열어주고 있다.

제노시스바이오연구소의 혁신적 비전과 실현 전략

한국의 K-컨시어지 의료 발전에는 제노시스바이오연구소의 박상철, 권순용 고문이 핵심적 역할을 하고 있다.[1] 이들의 연구와 비전은

---

1) Onlim. (2025, February 25). The 10 most effective Health Chatbots. Onlim. https://onlim.com/en/healthcare-chatbots/

단순한 의료 서비스 개선을 넘어 인간의 노화 과정 자체를 재정의하는 혁명적 접근을 제시하고 있으며, 이를 전 국민이 체험할 수 있는 구체적 플랫폼으로 현실화하고 있다.

국내 여러 의료학회 회장을 역임한 권순용 고문은 K-컨시어지 의료 시스템을 설계하며, AI와 첨단 디지털 기술을 융합한 전 국민 휴먼 디지털 트윈 기반의 혁신적 의료 모델을 제시했다. 제노시스바이오연구소는 이 비전을 구현하기 위해 개인의 유전체 정보, 생활 습관, 환경 데이터를 통합하여 가상 공간에 개인별 디지털 복제본을 생성하고, AI를 통해 질병 발생 위험도를 정밀 예측하며 맞춤형 솔루션을 제안하는 플랫폼을 구축하고 있다.

특히 주목할 점은 이 시스템이 메신저 기반의 건강기능식품 플랫폼과 연계되어 일상 속에서 자연스럽게 건강 관리가 이루어지도록 설계되었다는 것이다. 매일 아침 개인의 휴먼 디지털 트윈 분석 결과를 바탕으로 맞춤형 건강기능식품을 추천하고, 메신저를 통해 간편하게 주문할 수 있는 시스템은 건강 관리를 일상의 자연스러운 루틴으로 만들어준다.

권 고문이 제안하는 의료 공백 지역과 필수 의료 분야의 위기 해결책도 제노시스바이오연구소를 통해 구현되고 있다. AI 기반 원격 건강 모니터링 시스템과 숙련된 진료보조인력(PA)이 운영하는 스마트 지역 거점 의료센터를 전국에 구축하여, 의사 수의 대폭적인 증원 없이도 의료 접근성을 혁신적으로 확대하는 실용적 해법을 제시한다.

세계적 노화학자인 박상철 고문은 컨피던트 에이징(Confident Aging)과 홀리 에이징(Holy Aging) 철학을 통해 노화에 대한 근본적 패러다임 전환을 제시했다. 박 교수의 철학은 노화를 두려움의 대상이나 피할 수 없는 쇠퇴 과정이 아닌, 삶의 풍부한 경험이 집약된 가치 있는 여정이자 인간 존재의 완성을 향한 진화 과정으로 재정의한다.

특히 박 고문은 "고령화 과정에서 컨피던트 에이징을 위해 목표로 해야 하는 세 가지 바이오로지컬 베이시스(Biological Basis)"가 제노시스바이오연구소의 K-컨시어지 의료 서비스를 통해 구체적으로 실현되고 있다.

이동능력(Mobility)은 "Moveo, Ergo Sum(나는 움직인다, 그러므로 나는 존재한다)"로 표현되는 인간 존재의 핵심이다. 제노시스는 운동 스위치 활성화 물질 '액티핏'을 통해 운동 제약이 있는 고령인도 체지방 감소와 신체 기능 향상을 경험할 수 있도록 하며, 휴먼 디지털 트윈 기반 AI가 개인별 최적화된 운동 처방을 제공한다.

인지력(Cognition)은 일상 의사결정과 사회적 관계 유지의 근간이다. 제노시스의 휴먼 디지털 트윈 시스템은 개인의 인지 패턴을 실시간 분석하여 뇌 가소성 증진 프로그램을 제공하고, 메신저 플랫폼을 통한 일상적 AI 상담으로 지속적인 인지 기능 관리를 지원한다.

면역력(Immunity)은 건강한 노화의 생물학적 토대로, 제노시스의 '코디포닌'이 유전자 환경 작용을 통한 호르메시스 효과를 극대화하여 세포 수준의 면역력을 강화한다. 개인별 유전체 분석과 실시간 생체 데이터를 기반으로 한 맞춤형 면역 관리가 이를 완성한다.

이 세 요소는 제노시스 컨시어지 의료 플랫폼에서 통합적으로 관리되어, 신체적 활력이 인지 기능을 보호하고, 강화된 면역력이 전반적 건강을 유지하는 선순환 구조를 만들어낸다.

박상철 고문의 컨피던트 에이징과 홀리 에이징 철학은 구체적인 의료 기술을 통해 구현된다. 자강(自强), 자립(自立), 공생(共生) 가치는 AI 기반 24시간 정밀 건강 관리와 웨어러블 기기를 통한 실시간 생체신호 분석으로 자강을, 유전체 분석 기반 초개인화 의료와 개인 맞춤형 치료법으로 자립을, AI 주치의와 자율주행차 등 첨단 기술을 통한 사회적 연결 강화로 공생을 실현한다. 이러한 접근은 K-시니어들이 신체적 자신감을 회복하고, 독립적이고 활기찬 노년 생활을 영위하며, 사회적 고립을 방지할 수 있도록 돕는다.

홀리 에이징은 더욱 심층적인 접근을 제시한다. 생물학적 차원에서는 개인 유전체 정보와 실시간 생체 데이터 분석을 통해 맞춤형 신약 개발, 정밀 약물요법, 줄기세포 치료, 유전자 편집 등으로 세포 수준의 역노화를 관리한다. 정신적 차원에서는 뇌 가소성 증진 프로그램과 BCI 기술을 개인별 인지 패턴에 맞춰 최적화하여 치매 예방부터 창의적 사고 능력 향상까지 정신적 젊음을 유지시킨다. 영적 차원에서는 의식의 디지털화 기술을 통해 평생 경험과 지혜를 디지털 유산으로 보존하고, 이를 후세대와 공유할 수 있는 플랫폼을 제공하여 삶의 마지막 순간을 새로운 존재 형태로의 승화 과정으로 전환시킨다.

박 고문의 이러한 접근은 단순한 수명 연장을 넘어 삶의 질적 향상과 존재의 의미 완성에 초점을 맞춘다. 이는 노화를 생명의 정교한 전략이자 숭고한 가치 실현 과정으로 승화시키는 실질적 동력이 되고 있다.

K-시니어와 전국민 컨시어지 의료의 혁명적 만남

한강의 기적을 일군 K-시니어 세대는 이제 초고령화 시대의 새로운 지평을 열고 있다. 호미에서 반도체로, 독재에서 민주주의로의 파란만장한 여정을 겪은 이들은 나이를 거스르는 활력으로 의료 혁명을 주도하고 있다. 이들의 특별함은 단순히 경제적 성취에만 있지 않다. 급격한 사회 변화를 경험하며 습득한 뛰어난 적응력과 학습 능력, 그리고 새로운 기술에 대한 개방적 자세가 컨시어지 의료의 성공을 위한 핵심 요소가 되고 있다.

K-시니어들의 뛰어난 기술 수용성은 특히 주목할 만하다. 이들은 스마트폰 보급률 90% 이상을 기록하며, 온라인 쇼핑, 디지털 뱅킹, 화상 통화 등 디지털 기술을 적극적으로 활용한다. 이러한 디지털 리터러시는 웨어러블 기기를 통한 실시간 건강 모니터링, AI 기반 건강 상담, 원격 의료 서비스 등 K-컨시어지 의료의 핵심 기술들을 효과적으로 활용할 수 있는 기반이 된다.

더욱 중요한 것은 이들의 건강에 대한 투자 의지다. K-시니어들은 단순히 오래 사는 것이 아니라 '건강하게 오래 사는 것'에 높은 가치를 두며, 이를 위해 적극적으로 투자할 의지와 능력을 갖추고 있다. 이는 고품질의 맞춤형 의료 서비스에 대한 강력한 수요를 창출하고, 관련 산업의 성장을 촉진하는 동력이 되고 있다.

제노시스바이오연구소는 이들의 뛰어난 적응력과 기술 수용성을 인식하고, K-시니어뿐만 아니라 전 연령층을 아우르는 포괄적 서비스 모델을 설계했다. 합리적 가격 정책을 통해 경제적 부담을 최소화하면서도 과학적으로 검증된 고품질 제품을 제공한다. 이는 건강 관리를 소수의 특권이 아닌 모든 국민의 권리로 만들려는 의지의 표현이다.

한국의 첨단 디지털 인프라는 이러한 비전 실현의 핵심 기반이다. 세계 최고 수준의 5G 네트워크, 광범위한 IoT 인프라, 발달된 전자의료기록 시스템 등은 실시간 건강 데이터 수집과 분석, 원격 의료 서비스 제공을 위한 최적의 환경을 제공한다. 또한 한국의 우수한 의료 인력과 첨단 의료 기술은 K-컨시어지 의료의 질적 수준을 보장하는 기반이 되고 있다.

K-컨시어지 의료는 K-시니어들에게 단순한 의료 서비스를 넘어 제2의 청춘을 열어주는 열쇠가 되었다. 무병장수라는 옛 선인들의 소망이 현대 의학과 만나 초개인화된 의료 서비스, 실시간 건강 모니터

링, 의료진과 환자를 긴밀히 연결하는 기술의 융합으로 구현되고 있다. 이들은 더 이상 의료 서비스의 수동적 수혜자가 아니라, 자신의 경험과 지혜를 바탕으로 의료 혁명을 주도하는 적극적 주체가 되었다.

K－시니어들과 K－컨시어지 의료의 만남은 개개인의 건강을 소중히 여기며 맞춤형 케어를 제공하는 정신을 구현하고 있다. 이들의 요구와 피드백은 의료 기술 발전의 나침반이 되고 있으며, 이는 마치 오래된 나무가 새 순을 틔우는 것과 같은 모습이다.

혁신적 기술 구현과 산업 생태계 조성

K－컨시어지 의료는 다양한 첨단 기술의 융합을 통해 구현되고 있다. 핵심 기술인 초개인화는 개인의 유전정보, 생활습관, 환경 등을 종합적으로 고려한 맞춤형 의료 서비스를 제공한다. 실시간 모니터링 기술은 웨어러블 기기와 스마트 센서를 통해 수집되는 생체 신호를 24시간 분석하여 이상 징후를 조기에 감지한다. AI 기반 진단 시스템은 의료 영상 분석, 병리 슬라이드 판독, 유전체 데이터 분석 등 전문적인 영역에서 의료 전문가의 진단과 치료 결정을 보조한다.

이러한 기술 발전은 새로운 산업 생태계를 만들어내고 있다. 의료기기, 바이오테크, 빅데이터 분석, 인공지능 등 다양한 분야의 기업들이 컨시어지 의료 시장에 진입하고 있으며, 이는 경제 성장의 새로운 동력이 되고 있다. 특히 의료 데이터 분석가, 건강 관리 코치, 원격 의료 전문가, 디지털 헬스케어 플랫폼 개발자 등 새로운 직업군의 등장은 청년 일자리 창출에도 기여하고 있다.

정부 차원에서도 이러한 변화에 적극 대응하고 있다. 전 국민 휴먼 디지털 트윈 구축을 위한 특별법 제정, 국가 주도형 데이터 플랫폼 구축, AI 의료 기술 연구 개발 지원, PA 제도 개선 등 종합적인 정책 지원이 이루어지고 있다. 이는 K-컨시어지 의료가 단순한 민간 서비스를 넘어 국가적 의료 혁신 프로젝트로 발전할 수 있는 기반을 제공하고 있다.

미래를 향한 전망과 글로벌 리더십

K-컨시어지 의료는 의료 공백 지역과 필수 의료 분야 위기에 대한 혁신적 해법을 제시한다. AI 기반 원격 건강 모니터링과 숙련된 진료 보조인력이 운영하는 스마트 지역 거점 의료센터를 통해 의사 수 대폭 증원 없이도 의료 접근성을 혁신적으로 확대한다. 응급 의료에서는 AI가 환자 중증도를 정확히 분류하고 최적의 치료 우선순위를 결정하며, 소아과와 산부인과에서는 성장 발달 이상 징후 조기 감지와 분만 예측을 통한 맞춤형 관리를 가능하게 한다.

예측 기반의 능동적 건강 관리는 불필요한 질병 발생을 최소화하고 건강 수명을 획기적으로 연장시킨다. 시공간 제약 없는 원격 의료 서비스는 의료 이용 편의성을 극대화하고, 효율적인 진료와 질병 예방 중심 시스템은 의료비 절감에도 크게 기여한다. 실제로 컨시어지 의료를 도입한 의료기관들에서는 환자의 응급실 방문이 20~30% 감소하고, 입원 기간이 평균 15% 단축되는 등 구체적인 성과가 나타나고 있다.

한국은 독보적인 의료 기술과 첨단 IT 인프라, 그리고 K-시니어들의 높은 기술 수용성을 바탕으로 전 세계 고령화 사회의 표준 모델을 제시할 잠재력을 가지고 있다. 이미 K-pop, K-drama, K-뷰티가 세계를 매료시킨 것처럼, 'K-의료'가 글로벌 헬스케어 시장을 선도할 날이 머지 않았다. 한국형 휴먼 플랫폼 혁명 모델은 K-시니어의 뛰어난 기술 수용성과 첨단 디지털 인프라를 활용하여 홀리 에이징 철학을 전 세계로 확산시킬 수 있는 강력한 동력이 되고 있다.

물론 이 과정에서 해결해야 할 과제들도 존재한다. 의료 형평성 문제, 개인정보 보호, AI 알고리즘의 편향성, 의료 책임 소재 등에 대한 사회적 합의와 제도적 보완이 필요하다. 하지만 K－시니어들의 적극적 참여 의지와 정부의 강력한 정책 지원, 그리고 한국의 기술적 역량이 결합된다면 이러한 도전들을 충분히 극복할 수 있을 것이다.

새로운 의료 문화

컨시어지 의료와 K－시니어 세대의 만남은 우연이 아닌 필연적 혁명의 시작이다. 이는 단순한 의료 혁신을 넘어 한국 사회의 새로운 르네상스를 예고하며, 경험의 지혜와 첨단 기술의 결합이 만들어낸 새로운 의료 문화의 결정체다. 첨단 기술과 풍부한 인생 경험이 손을 맞잡은 이 조합은, 마치 한 시대의 거장들이 새로운 무대에 오른 듯한 장관을 연출하고 있다.

컨시어지 의료는 K－시니어들과 함께 생애 전 주기 파트너로 기능하며, K－시니어의 생물학적 젊음 유지, 정신적 활력 증진, 영적 성숙 완성을 통합 관리한다. 이는 죽음을 향한 쇠퇴가 아닌 완성을 향한 진화로서의 노화를 실현하며, 존엄과 의미가 충만한 진정한 백세시대를 창조해 나가고 있다.

우리는 지금 역사의 한 장면을 목격하고 있다. 경제 발전과 민주화를 이끌어낸 K－시니어들이 이제는 의료 혁명을 주도하고 있다. 그들의 적응력, 학습 능력, 그리고 건강에 대한 투자 의지는 컨시어지 의료의 성공을 보장하는 핵심 요소다. 이는 단순히 의료 서비스의 변화를 넘어 우리 사회의 새로운 미래를 열어가는 거대한 물결이다. 한때 그들이 일군 '한강의 기적'은 이제 '건강한 노년의 기적'으로 진화하고 있으며, K－시니어들과 함께하는 컨시어지 의료는 대한민국의 새로운 도약을 위한 또 하나의 혁명이 되고 있다.

차례

PART 9 한국형 컨시어지 의료의 미래

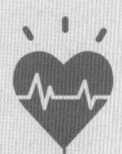

컨시어지 의료의 개념과
글로벌트렌드

의료 서비스의 패러다임이 변하고 있다. 과거 '하나의 크기가 모두에게 맞는' 접근 방식은 이제 '맞춤형 정장' 같은 개인화된 의료 서비스로 진화하고 있다. 이 변화의 중심에 컨시어지 의료가 있다. 마치 고급 호텔의 컨시어지가 투숙객의 모든 요구를 세심하게 충족시키듯, 컨시어지 의료는 환자 개개인의 건강을 총체적으로 관리한다.

"시간은 금이다"라는 격언이 있듯이, 현대인의 바쁜 일상에서 건강 관리에 할애할 수 있는 시간은 제한적이다. 컨시어지 의료는 이런 현실을 반영해, 24시간 접근 가능한 의료 서비스를 제공함으로써 환자의 시간과 편의성을 최우선으로 고려한다. 이는 단순히 질병 치료를 넘어, 예방과 웰빙에 초점을 맞춘 전인적 접근법이다.

글로벌 의료 시장에서 컨시어지 의료는 이제 단순한 트렌드를 넘어 하나의 혁명으로 자리 잡고 있다. 실리콘밸리의 스타트업부터 전통적인 의료 기관까지, 많은 이들이 이 새로운 모델을 채택하고 있다. 이는 마치 개인 맞춤형 영양제가 대량 생산된 종합비타민을 대체하고 있는 것과 유사한 현상이다.

그러나 모든 혁신이 그렇듯, 컨시어지 의료 역시 도전과 기회를 동시에 안고 있다. 이 새로운 의료 모델이 어떻게 발전하고, 우리의 건강과 의료 시스템을 어떻게 변화시킬지 주목해볼 만하다. 의료의 미래가 어떤 모습일지, 그 청사진의 한 조각을 컨시어지 의료를 통해 엿볼 수 있을 것이다.

1
컨시어지 의료의 개념

컨시어지 의료는 현대 의료 서비스의 패러다임을 획기적으로 변화시키는 혁신적인 접근 방식으로 주목받고 있다. 이는 단순히 질병을 치료하는 데 그치지 않고, 개인의 전반적인 건강과 웰빙을 포괄적으로 관리하는 맞춤형 의료 서비스를 제공한다. 마치 고급 호텔의 컨시어지가 투숙객의 모든 요구를 세심하게 돌보듯, 컨시어지 의료는 환자 개개인의 건강 상태, 생활 습관, 유전적 특성을 종합적으로 고려하여 전인적 케어를 실현한다.

컨시어지 의료의 핵심은 개인화와 예방에 있다. 전통적인 의료 시스템이 질병이 발생한 후 치료에 중점을 두었다면, 컨시어지 의료는 질병 발생 이전부터 개인의 건강 상태를 면밀히 모니터링하고 관리한다. 이러한 접근 방식은 질병의 조기 발견과 예방을 가능케 하며, 결과적으로 의료비용 절감과 삶의 질 향상이라는 두 마리 토끼를 동시에 잡을 수 있게 한다.

컨시어지 의료의 특징 중 하나는 24시간 접근 가능한 의료 서비스다. 환자들은 언제든지 자신의 담당 의사와 연락할 수 있으며, 필요에 따라 신속한 진료와 상담을 받을 수 있다. 이는 의료 서비스의 접근성을 극대화하고, 환자의 불안과 불편을 최소화하는 데 크게 기여한다.

특히 만성질환자나 복잡한 건강 문제를 가진 환자들에게 이러한 서비스는 큰 도움이 될 수 있다. 예를 들어, 심장질환 환자가 밤중에 갑작스러운 흉통을 느낄 때, 즉시 담당 의사와 연락하여 적절한 조치를 받을 수 있다.

또한, 컨시어지 의료는 포괄적인 건강 관리를 제공한다. 단순히 질병 치료에 국한되지 않고, 영양, 운동, 스트레스 관리, 수면 등 건강에 영향을 미치는 모든 요소를 종합적으로 고려한다. 이를 통해 환자의 전반적인 웰빙을 증진시키고, 장기적인 건강 개선을 도모한다. 예를 들어, 고혈압 환자의 경우 약물 처방뿐만 아니라 식단 조절, 운동 계획, 스트레스 관리 전략 등을 포함한 종합적인 건강 관리 계획을 수립하고 실행한다.

컨시어지 의료의 또 다른 중요한 측면은 개인화된 의료 계획이다. 각 환자의 유전적 특성, 생활 습관, 환경 요인 등을 종합적으로 분석하여 맞춤형 건강 관리 계획을 수립한다. 이는 '일률적인' 접근 대신 '개별화된' 접근을 통해 의료의 효과성을 극대화한다. 예를 들어, 같은 당뇨병 환자라도 한 사람은 식이 조절에 중점을 두고, 다른 사람은 운동 요법에 집중하는 등 개인의 특성과 선호도에 맞는 관리 계획을 세울 수 있다.

한편, 컨시어지 의료는 최신 기술을 적극적으로 활용한다. 웨어러블 디바이스, 원격 모니터링 시스템, 인공지능 기반 분석 도구 등을 통해 환자의 건강 상태를 실시간으로 추적하고 분석한다. 이를 통해 잠재적인 건강 문제를 조기에 감지하고, 적시에 개입할 수 있다. 예를 들어, 심장질환 환자의 경우 웨어러블 심전도 모니터를 통해 24시간 심장 리듬을 모니터링하고, 이상 징후 발생 시 즉시 의료진에게 알림이 가도록 할 수 있다.

국민 주치의를 위한 보편적 컨시어지 의료

컨시어지 의료의 효과성에 대해 Mandel 등(2020)은 주목할 만한 연구 결과를 발표했다.[2) 컨시어지 의료는 전통적인 의료 서비스 모델을 혁신적으로 변화시키는 접근 방식으로, 개인화된 케어와 즉각적인 접근성을 특징으로 한다. 이 연구는 응급실 환경에서 컨시어지 의료 모델의 적용 효과를 조사했으며, 이는 컨시어지 의료의 잠재적 이점을 이해하는 데 중요한 통찰을 제공한다.

Mandel 등 연구의 주요 결과와 의미는 다음과 같다. 컨시어지 의료 모델을 적용한 결과, '도착에서 의사 진료까지의 시간(Door to Doctor Time)'이 크게 감소했다. 이는 환자가 더 빠르게 필요한 치료를 받을 수 있음을 의미한다. 연구는 컨시어지 모델이 응급실 내 환자 흐름을 개선시켰음을 보여준다. 이는 전반적인 응급실 운영 효율성 향상으로 이어질 수 있다. 비록 이 연구에서 직접적으로 측정되지는 않았지만, 대기 시간 감소와 신속한 치료는 일반적으로 환자 만족도 향상과 연관된다. 컨시어지 모델은 의료 자원의 더 효율적인 활용을 가능케 했다. 이는 특히 자원이 제한된 환경에서 중요한 의미를 갖는다. 이 연구는 컨시어지 의료 원칙이 응급 의료 환경에서도 성공적으로 적용될 수 있음을 보여준다. 이는 컨시어지 의료의 적용 범위가 일차 진료를 넘어 확장될 수 있음을 시사한다.

컨시어지 의료의 또 다른 장점은 의사-환자 관계의 강화다. 전통적인 의료 시스템에서는 의사와 환자가 짧은 진료 시간 동안만 만나는 경우가 많았지만, 컨시어지 의료에서는 의사가 환자의 건강 상태를 지

---

2) Mandel AL, Bove T, Parekh AD, Datillo P, Bove J Jr, Bove L, Bove JJ, Birkhahn RH. The Impact of a Concierge Medicine Model on Door to Doctor Time and Patient Flow in an Urban Emergency Department. Open Access Emerg Med. 2020 Feb 11;12:13-18. doi: 10.2147/OAEM.S228291. PMID: 32104109; PMCID: PMC7023859.

속적으로 모니터링하고 관리한다. 이를 통해 의사는 환자의 건강 이력과 생활 습관을 더 깊이 이해할 수 있고, 환자는 의사에 대한 신뢰를 쌓을 수 있다. 이러한 강화된 관계는 치료의 순응도를 높이고, 건강 결과를 개선하는 데 기여할 수 있다.

컨시어지 의료는 또한 의료 시스템의 효율성을 높일 수 있다. 예방적 접근과 조기 개입을 통해 심각한 건강 문제의 발생을 줄일 수 있으며, 이는 결과적으로 응급실 방문이나 입원 빈도를 줄이는 데 도움이 된다. 이는 의료 시스템의 부담을 줄이고, 의료 자원을 더 효율적으로 사용할 수 있게 한다.

그러나 컨시어지 의료에도 한계와 도전 과제가 존재한다. 가장 큰 문제는 비용이다. 고도로 개인화된 서비스와 24시간 접근성을 제공하기 위해서는 상당한 비용이 소요되며, 이는 결과적으로 의료 서비스의 가격을 높이는 요인이 된다. 이로 인해 컨시어지 의료가 경제적 여유가 있는 일부 계층에게만 제한될 수 있다는 우려가 제기된다. 이는 의료 서비스의 형평성 문제를 야기할 수 있으며, 사회적 불평등을 심화시킬 수 있는 잠재적 위험이 있다.

또한, 의료진의 부담 증가도 중요한 이슈다. 24시간 환자와 소통하고 개별화된 케어를 제공해야 하는 의사들의 업무 강도가 높아질 수 있으며, 이는 장기적으로 의료진의 번아웃으로 이어질 수 있다. 의사들이 적은 수의 환자만을 담당하게 되면 의사 부족 문제가 더욱 심화될 수 있다는 우려도 있다. 이를 해결하기 위해서는 의료진의 업무 부담을 적절히 조절하고, 충분한 휴식과 지원을 제공하는 시스템이 필요하다.

데이터 보안과 프라이버시 문제도 간과할 수 없다. 컨시어지 의료는 환자의 광범위한 개인 정보와 의료 데이터를 다루기 때문에, 이에 대한 철저한 보안과 관리가 요구된다. 데이터 유출이나 오용의 위험을 최소화하기 위한 강력한 보안 시스템과 엄격한 규제가 필요하다. 특히 웨어러블 디바이스나 원격 모니터링 시스템을 통해 수집되는 실시간 건강 데이터의 보안은 더욱 중요한 이슈가 될 수 있다.

컨시어지 의료의 또 다른 도전 과제는 의료의 '과잉화' 가능성이다. 24시간 의사와 연락할 수 있고, 지속적인 모니터링이 이루어지다 보니 불필요한 검사나 치료가 이루어질 수 있다는 우려가 있다. 이는 의료 비용의 증가로 이어질 수 있으며, 때로는 환자에게 불필요한 스트레스를 줄 수 있다. 따라서 적절한 의학적 판단과 가이드라인이 중요하며, 환자 교육을 통해 의료 서비스의 적절한 이용을 도모해야 한다.

세계 컨시어지 의료 시장에서 주목받는 기업으로는 MD2와 원 메디컬(One Medical)이 있다. MD2는 럭셔리 컨시어지 의료 서비스의 선구자로, 고소득층을 대상으로 극도로 개인화된 의료 서비스를 제공한다. 의사 1명당 담당 환자 수를 50명 이내로 제한하여 최상의 케어를 보장한다. MD2의 회원들은 연중무휴 24시간 담당 의사와 직접 연락할 수 있으며, 필요시 의사의 자택 방문 서비스도 받을 수 있다. 이러한 프리미엄 서비스는 높은 연회비를 지불할 수 있는 부유층을 주요 고객으로 하고 있다.

원 메디컬은 기술 기반의 컨시어지 의료 서비스를 제공하며, 편리한 앱 기반 예약 시스템과 상시 가상 케어 서비스로 많은 회원을 확보하고 있다. 원 메디컬은 MD2와는 달리 보다 폭넓은 고객층을 대상으로 하며, 상대적으로 저렴한 연회비로 서비스를 제공한다. 이들은 일차 의료와 디지털 헬스를 결합한 모델을 통해 편의성과 접근성을 높이고 있다. 회원들은 앱을 통해 실시간으로 의사와 상담할 수 있으며, 필요할 때 신속하게 대면 진료를 예약할 수 있다.

이외에도 포워드 헬스(Forward Health)와 파슬리 헬스(Parsley Health) 등이 새로운 형태의 컨시어지 의료 서비스를 선보이고 있다. 포워드 헬스는 인공지능과 첨단 기술을 활용한 건강 모니터링 및 예방 중심의 서비스를 제공하며, 파슬리 헬스는 기능의학을 기반으로 한 통합적 건강 관리 서비스를 제공한다.

이러한 기업들의 성장은 컨시어지 의료에 대한 수요가 증가하고 있음을 보여준다. 그러나 동시에 이들 기업의 서비스가 주로 고소득층을 대상으로 한다는 점에서 의료 서비스의 불평등 심화에 대한 우려도 제기되고 있다.

컨시어지 의료의 미래는 기술의 발전과 밀접하게 연관되어 있다. 인공지능, 빅데이터, 사물인터넷(IoT) 등의 기술이 발전함에 따라, 개인화된 의료 서비스의 품질과 효율성이 더욱 향상될 것으로 예상된다. 예를 들어, 인공지능을 활용한 건강 예측 모델은 개인의 건강 리스크를 더욱 정확하게 평가하고, 예방 전략을 수립하는 데 도움을 줄 수 있다.

또한, 원격 의료 기술의 발전은 컨시어지 의료의 접근성을 높일 수 있다. 이는 특히 의료 서비스에 대한 접근이 제한적인 농촌 지역이나 의료 인프라가 부족한 지역에서 큰 의미를 가질 수 있다. 환자들은 물리적 위치에 구애받지 않고 전문의의 진료를 받을 수 있게 되며, 이는 의료 서비스의 질을 전반적으로 향상시킬 수 있다.

유전체 분석 기술의 비약적인 발전은 개인 맞춤형 의료, 이른바 '컨시어지 의료'를 새로운 차원으로 끌어올릴 것으로 전망된다. 제노시스 바이오연구소는 이 분야의 선구자로, 개인의 유전적 특성을 정밀히 분석하여 질병 예방과 치료를 위한 최적화된 전략을 수립함으로써 의료의 효과성을 획기적으로 높이고 있다. 특히 제노시스의 혁신적인 '매일

건강비결' 플랫폼은 개인의 DNA 데이터를 활용해 디지털 트윈을 생성하고, 이를 바탕으로 초개인화된 건강 예측과 맞춤형 솔루션을 제공한다. 이 플랫폼은 질병 발생 위험도를 정밀히 예측하며, 개인에게 최적화된 영양소 섭취, 운동 계획, 생활 습관 조언 등을 제시함으로써 예방 중심의 건강 관리에 새로운 패러다임을 제시한다.

그러나 이러한 기술 혁신은 윤리적, 사회적 과제를 동반한다. 개인의 유전 정보와 세밀한 건강 데이터가 부적절하게 활용될 경우, 프라이버시 침해나 법적·윤리적 논란으로 이어질 수 있다. 이에 제노시스 바이오연구소는 데이터 보호의 중요성을 깊이 인식하고, 민감한 의료 및 유전체 정보를 안전하게 관리하기 위해 최고 수준의 보안 시스템 구축과 엄격한 규제 준수에 지속적으로 투자하고 있다. 제노시스는 기술 혁신뿐 아니라 개인정보 보호와 윤리적 책임을 핵심 가치로 삼아, 신뢰할 수 있는 맞춤형 의료 서비스를 제공하며 사회적 신뢰를 구축하는 데 힘쓰고 있다.

컨시어지 의료의 확산은 의료 시스템 전반에 영향을 미칠 것으로 예상된다. 전통적인 의료 기관들도 점차 개인화된 서비스와 예방적 접근을 강화하는 방향으로 변화할 가능성이 높다. 이는 의료의 질을 전반적으로 향상시키는 긍정적인 효과를 가져올 수 있지만, 동시에 의료 비용의 상승을 초래할 수도 있다.

정책 입안자들과 보건 당국은 컨시어지 의료의 확산에 따른 다양한 이슈들을 고려해야 할 것이다. 의료 서비스의 형평성을 보장하면서도 혁신을 장려하는 균형 잡힌 정책이 필요할 것이다. 예를 들어, 컨시어지 의료의 일부 요소를 공공 의료 시스템에 통합하여 더 많은 사람이 혜택을 받을 수 있도록 하는 방안을 고려할 수 있다.

의료 교육 시스템도 컨시어지 의료의 확산에 맞춰 변화해야 할 것이다. 미래의 의료진들은 첨단 기술을 활용한 건강 모니터링, 예방 의학, 개인화된 치료 계획 수립 등에 대한 교육을 받아야 할 것이다. 또한, 의사－환자 관계의 중요성이 더욱 강조되면서, 의사소통 기술과 공감 능력에 대한 교육도 강화될 필요가 있다.

보험 산업도 컨시어지 의료의 영향을 받을 것으로 예상된다. 예방적 접근과 개인화된 케어가 강조되면서, 보험사들은 이러한 서비스를 보장하는 새로운 형태의 보험 상품을 개발할 가능성이 있다. 또한, 지속적인 건강 모니터링을 통해 얻어지는 데이터를 활용하여 보다 정확한 리스크 평가와 보험료 책정이 가능해질 수 있다.

Mandel 등(2020)의 연구는 컨시어지 의료 모델이 의료 서비스의 효율성과 질을 향상시킬 수 있는 잠재력을 가지고 있음을 보여준다. 그러나 이 모델의 광범위한 적용을 위해서는 비용 효율성, 의료 형평성, 그리고 다양한 의료 환경에서의 적용 가능성에 대한 추가 연구가 필요하다. 컨시어지 의료는 의료 서비스의 미래를 형성하는 중요한 요소가 될 수 있지만, 그 과정에서 모든 환자에게 공평한 혜택이 돌아갈 수 있도록 하는 것이 중요한 과제가 될 것이다.

따라서 향후 더 다양한 집단을 대상으로 한 장기 추적 연구가 필요할 것으로 보인다. 또한, 컨시어지 의료의 비용 대비 효과성, 의료 형평성에 미치는 영향, 의료진의 업무 만족도 변화 등 다양한 측면에 대한 추가 연구가 이루어져야 할 것이다.

그러나 컨시어지 의료가 의료 서비스의 새로운 표준이 되기 위해서는 여러 도전 과제를 해결해 나가야 한다. 비용 문제와 접근성 개선, 의료진의 업무 부담 완화, 데이터 보안 강화, 윤리적 이슈 해결 등이 주요한 과제가 될 것이다. 또한, 컨시어지 의료의 혜택이 일부 계층에 국한되지 않고 사회 전반에 골고루 분배될 수 있도록 하는 정책적 노력도 필요할 것이다.

미래의 의료는 개인화, 예방, 참여, 예측이라는 키워드로 요약될 수 있다. 컨시어지 의료는 이러한 미래 의료의 비전을 실현하는 데 중요한 역할을 할 것으로 기대된다. 그러나 이를 위해서는 의료계, 정책 입안자, 기술 기업, 보험사, 그리고 환자들의 협력이 필수적이다. 함께 노력한다면, 우리는 더 건강하고 행복한 사회를 만들어 나갈 수 있을 것이다.

2
컨시어지 의료의 트렌드

컨시어지 의료는 현대 의료 서비스의 새로운 패러다임으로 빠르게 자리잡고 있다. 이는 단순히 질병 치료를 넘어, 개인의 전반적인 건강과 웰빙을 포괄적으로 관리하는 맞춤형 의료 서비스를 의미한다. "예방이 치료보다 낫다"는 오래된 격언이 컨시어지 의료의 핵심 철학을 잘 대변한다.

컨시어지 의료의 주요 특징은 24시간 의사 접근성, 연장된 진료 시간, 예방적 케어 강조, 개인화된 건강 계획, 그리고 포괄적 케어 조정 등이다. 이러한 특징들은 환자 중심의 의료 서비스를 제공하며, 이는 결과적으로 환자 만족도 향상과 더 나은 건강 결과로 이어질 수 있다.

예방적 케어의 중요성은 컨시어지 의료의 핵심 요소 중 하나다. Hadaye 등(2018)의 연구는 성인 예방접종에 대한 인식과 실천에 관해 중요한 통찰을 제공한다.[3] 이 연구는 많은 학생이 성인 예방접종의 중요성을 인식하고 있었지만, 실제 접종률은 상대적으로 낮았음을 보여

---

3) Hadaye RS, Shastri S, Lavangare SR. A cross−sectional study to assess the awareness and practices related to adult immunization among nursing students in a metropolitan city. J Educ Health Promot. 2018 Oct 29;7:129. doi: 10.4103/jehp.jehp_55_18. PMID: 30505857; PMCID: PMC6225393.

주었다. 이는 지식과 실천 사이의 격차를 보여주며, 예방적 의료 서비스의 중요성과 함께 이를 실천으로 옮기는 것의 어려움을 시사한다.

컨시어지 의료의 트렌드는 글로벌 의료 시장에서 점점 더 뚜렷해지고 있다. 특히 미국에서는 MD2, One Medical, Forward Health 등의 기업이 이 분야를 선도하고 있다. 이들 기업은 고도로 개인화된 의료 서비스와 24시간 접근성을 제공하며, 이는 높은 연회비를 지불할 수 있는 고객층을 타겟으로 한다.

컨시어지 의료의 미래는 기술의 발전과 밀접하게 연관되어 있다. 인공지능, 빅데이터, 사물인터넷(IoT) 등의 기술이 발전함에 따라, 개인화된 의료 서비스의 품질과 효율성이 더욱 향상될 것으로 예상된다. 예를 들어, 인공지능을 활용한 건강 예측 모델은 개인의 건강 리스크를 더욱 정확하게 평가하고, 예방 전략을 수립하는 데 도움을 줄 수 있다.

원격 의료 기술의 발전은 컨시어지 의료의 접근성을 높일 수 있다. 이는 특히 의료 서비스에 대한 접근이 제한적인 농촌 지역이나 의료 인프라가 부족한 지역에서 큰 의미를 가질 수 있다. 환자들은 물리적 위치에 구애받지 않고 전문의의 진료를 받을 수 있게 되며, 이는 의료 서비스의 질을 전반적으로 향상시킬 수 있다.

이와 함께 환자들이 의료기관을 방문하는 동선을 최소화해야 한다. 환자의 불편함과 더불어 의료 관련 감염의 기회를 줄이기 위한 것이다. 특히 환자가 검사를 위해 오랫동안 병원에 머물거나 대기하는 시간은 가급적 줄여야 한다. 외국의 예를 들면, 미국의 CCL(Central Clinical Labs)은 방문 형태의 검체 채취와 영상 검사를 제공하고, 그 결과를 각종 의료기관에 제공함으로써 환자의 편의와 안전을 극대화하고 있다.

유전체 분석 기술의 발전은 컨시어지 의료의 개인화 수준을 한 단계 더 높일 것으로 예상된다. 개인의 유전적 특성에 기반한 초개인화 질병 예방 및 치료 전략을 수립할 수 있게 되면, 의료의 효과성이 크게 향상될 수 있다.

그러나 컨시어지 의료의 확산에는 여러 도전 과제도 존재한다. 가장 큰 문제는 비용이다. 고도로 개인화된 서비스와 24시간 접근성을 제공하기 위해서는 상당한 비용이 소요되며, 이는 결과적으로 의료 서비스의 가격을 높이는 요인이 된다. 이로 인해 컨시어지 의료가 경제적 여유가 있는 일부 계층에게만 제한될 수 있다는 우려가 제기된다. 그러나 동시에 이 문제를 다룰 때 의료 소비자의 선택권과 자유도 고려해야 한다.

의료에 대한 자기 관여도가 높고, 비용 지출 의지가 높은 개인이 자신의 건강에 더 많은 자원을 투입하고자 하는 것은 개인의 권리이며, 이를 제한하는 것은 일종의 의료 역차별이 될 수 있다. 능력 있는 사람들이 자신의 삶의 질을 높이기 위해 의료에 더 많은 지출을 하고자 하는 의료 소비자로서의 권리를 존중해야 한다는 주장도 타당성이 있다.

이러한 관점에서 컨시어지 의료의 발전 방향은 두 가지 트랙으로 나아갈 수 있다. 하나는 고급화된 프리미엄 서비스로, 경제적 여유가 있고 자신의 건강에 적극적으로 투자하고자 하는 이들을 위한 것이다. 다른 하나는 기본적인 컨시어지 의료 서비스를 보편화하여 더 넓은 인구 집단에게 제공하는 것이다.

이를 위해 정부와 의료계는 협력하여 컨시어지 의료의 핵심 요소들(예: 예방 중심 접근, 개인화된 건강 관리 계획 등)을 공공 의료 시스템에 점진적으로 도입할 수 있다. 동시에 민간 영역에서는 더욱 고도화된 프리미엄 서비스를 개발하여 제공할 수 있다. 이러한 이원화 전략을 통해 의료 서비스의 질적 향상과 형평성을 동시에 추구할 수 있을 것이다.

컨시어지 의료의 미래는 기술 혁신을 통한 서비스 고도화와 함께 의료 형평성 문제를 해결하기 위한 사회적 노력이 병행되어야 한다. 동시에 의료 소비자의 선택권과 자유도 존중받아야 한다. 이를 통해 컨시어지 의료는 더 나은 의료 서비스를 원하는 이들의 요구를 충족시키면서도, 전반적인 의료 서비스의 질을 향상시키는 촉매제 역할을 할 수 있을 것이다.

의료진의 부담 증가도 중요한 이슈다. 24시간 환자와 소통하고, 개별화된 케어를 제공해야 하는 의사들의 업무 강도가 높아질 수 있으며, 이는 장기적으로 의료진의 번아웃으로 이어질 수 있다. 의사들이 적은 수의 환자만을 담당하게 되면, 의사 부족 문제가 더욱 심화될 수 있다는 우려도 있다.

데이터 보안과 프라이버시 문제도 간과할 수 없다. 컨시어지 의료는 환자의 광범위한 개인정보와 의료 데이터를 다루기 때문에 이에 대한 철저한 보안과 관리가 요구된다. 특히 웨어러블 디바이스나 원격 모니터링 시스템을 통해 수집되는 실시간 건강 데이터의 보안은 더욱 중요한 이슈가 될 수 있다.

컨시어지 의료의 트렌드는 단순히 의료 서비스 모델의 변화를 넘어, 건강과 웰빙에 대한 사회적 인식의 변화를 반영한다. "건강은 단순히 질병이 없는 상태가 아니라 완전한 신체적, 정신적, 사회적 웰빙 상태"라는 세계보건기구(WHO)의 정의가 점점 더 현실화되고 있는 것이다.

이러한 트렌드는 의료 산업 전반에 영향을 미치고 있다. 전통적인 의료 기관들도 점차 개인화된 서비스와 예방적 접근을 강화하는 방향으로 변화하고 있다. 많은 병원이 환자 경험을 개선하기 위해 디지털 기술을 도입하고 있으며, 만성질환 관리 프로그램을 강화하고 있다.

보험 산업 역시 이러한 변화에 대응하고 있다. 일부 보험사는 컨시어지 의료 서비스를 보장하는 새로운 형태의 보험 상품을 개발하고 있다. 또한 웨어러블 디바이스를 통한 건강 데이터 수집과 이를 활용한 개인화된 보험료 책정 등의 시도도 이루어지고 있다.

제약 산업에서도 컨시어지 의료의 영향을 볼 수 있다. 개인화된 의약품, 즉 환자의 유전적 특성이나 생활 습관을 고려한 맞춤형 약물 개발이 활발히 이루어지고 있다. 이는 약물의 효과를 극대화하고 부작용을 최소화하는 데 기여할 수 있다.

기술 기업들의 헬스케어 시장 진출도 주목할 만하다. 애플, 구글, 아마존 등 대형 기술 기업들이 건강 관련 서비스와 제품을 출시하고 있다. 이들은 자사의 기술력을 바탕으로 건강 데이터 수집, 분석, 그리고 이를 활용한 개인화된 건강 관리 서비스를 제공하고 있다.

컨시어지 의료의 확산은 의료 교육에도 변화를 요구하고 있다. 미래의 의료진들은 첨단 기술을 활용한 건강 모니터링, 예방 의학, 개인화된 치료 계획 수립 등에 대한 교육을 받아야 할 것이다. 또한, 의사─환자 관계의 중요성이 더욱 강조되면서, 의사소통 기술과 공감 능력에 대한 교육도 강화될 필요가 있다.

그러나 이러한 변화와 함께 새로운 윤리적, 법적 문제들도 제기되고 있다. 개인의 건강 데이터를 누가 소유하고, 어떻게 사용할 수 있는지에 대한 논의가 필요하다. 또한, 인공지능이 의료 결정에 관여하게 될 경우 그 책임 소재를 어떻게 규정할 것인지도 중요한 문제다.

컨시어지 의료는 의료 서비스의 미래를 형성하는 중요한 트렌드로 자리 잡고 있다. 이는 개인화, 예방, 편의성을 중시하는 현대인의 요구를 반영하며, 기술의 발전과 함께 더욱 진화할 것으로 보인다. 그러나 이러한 변화가 모든 이에게 혜택을 줄 수 있도록 하는 것이 중요한 과제가 될 것이다. "모든 이에게 건강을"이라는 목표를 달성하기 위해, 컨시어지 의료의 이점을 어떻게 더 넓은 인구 집단에 적용할 수 있을지에 대한 지속적인 연구와 정책적 노력이 필요할 것이다.

컨시어지 의료는 국가 및 지역별로 다양한 비즈니스 모델을 통해 발전하고 있다. 북미, 특히 미국에서는 가장 성숙하고 다양한 모델이 존재하며, 주로 회원제 기반으로 운영되고 있다. 유럽에서는 공공 의료 시스템과의 균형을 중요시하며, 일부 국가에서는 컨시어지 의료가 공공 의료 시스템의 보완적인 역할을 수행하고 있다. 중동에서는 고소득층과 외국인 거주자를 중심으로 시장이 빠르게 성장하고 있으며, 문화적 특성을 고려한 서비스와 의료 관광과의 연계가 특징이다. 일본에서는 전통적인 의료 시스템과 서구식 개인화 의료 서비스의 융합 형태로 발전하고 있으며, 한국에서는 아직 초기 단계이지만 기업 임직원 대상 건강 관리 프로그램, 프리미엄 건강 검진센터 등의 형태로 운영되고 있다.

국가별, 지역별 컨시어지 의료 비즈니스 모델

- **북미(특히 미국)**: 컨시어지 의료의 발상지로, 가장 성숙하고 다양한 모델이 존재한다. 주로 회원제 기반으로 운영되며, 개인 맞춤형 건강 관리, 24시간 의사 접근성, 예방 및 웰니스 프로그램 등을 제공한다. One Medical, PartnerMD 등이 대표적인 기업이다.

- **유럽**: 북미 모델과 유사하지만, 공공 의료 시스템과의 균형을 중요시한다. 일부 국가에서는 컨시어지 의료가 공공 의료 시스템의 보완적인 역할을 수행하며, 의료 접근성을 높이는 데 기여하고 있다.

- **아시아**: 경제 성장과 함께 컨시어지 의료에 대한 관심이 증가하고

있다. 특히 중국, 인도 등 신흥국에서는 고소득층을 중심으로 수요가 증가하고 있으며, 맞춤형 건강 관리, 해외 의료 연계 등 다양한 서비스가 제공되고 있다.

- **한국**: 아직 초기 단계이지만, 의료 기술 발전과 건강에 대한 관심 증가로 컨시어지 의료 시장이 점차 성장하고 있다. 주로 기업 임직원 대상 건강 관리 프로그램, 프리미엄 건강 검진센터 등의 형태로 운영되고 있다.

컨시어지 의료의 핵심 트렌드로는 개인화 및 맞춤형 의료 서비스 강화, 기술 기반 의료 서비스 확대, 예방 및 웰니스 중심의 건강 관리 강조, 의사−환자 관계 개선 등이 있다. 이러한 트렌드는 환자 중심의 의료 서비스를 제공하고, 의료의 질을 향상시키는 데 기여하고 있다.

미래에 컨시어지 의료는 기술 융합 가속화, 의료 접근성 및 경제성 향상, 예방 및 웰니스 서비스 강화, 의료 시스템과의 협력 강화, 맞춤형 의료 서비스 확대, 글로벌 의료 시장 확대 등의 방향으로 발전할 것으로 예상된다. 이러한 발전은 의료 서비스의 질을 향상시키고, 더 많은 사람이 혜택을 누릴 수 있도록 할 것이다.

컨시어지 의료는 현재 의료 시스템의 한계를 극복하고, 환자 중심의 맞춤형 서비스를 제공하는 혁신적인 접근 방식이다. 이는 단순히 질병 치료를 넘어, 개인의 전반적인 건강과 웰빙을 포괄적으로 관리하는 메타 의료 서비스를 제공하는 것을 목표로 한다. 24시간 의사 접근성, 연장된 진료 시간, 예방적 케어 강조, 개인화된 건강 계획, 포괄적 케어 조정 등이 주요 특징이다.

예방적 케어의 중요성은 컨시어지 의료의 핵심 요소 중 하나다. Hadaye 등(2018)의 연구에서 나타난 것처럼, 예방적 의료 서비스에 대한 인식과 실천 사이의 격차를 줄이는 것이 중요한 과제다. 컨시어지 의료는 이러한 격차를 줄이고, 예방적 케어를 강화하는 데 기여할 수 있다.

기술의 발전은 컨시어지 의료의 미래를 형성하는 핵심 동력이다. 인공지능, 빅데이터, 사물인터넷(IoT) 등 첨단 기술들이 개인화된 의료 서비스의 품질과 효율성을 크게 향상시키고 있다. 원격 의료 기술은 의료 서비스의 접근성을 획기적으로 높이며, 유전체 분석 기술은 개인 맞춤형 질병 예방과 치료 전략 수립을 현실화하고 있다.

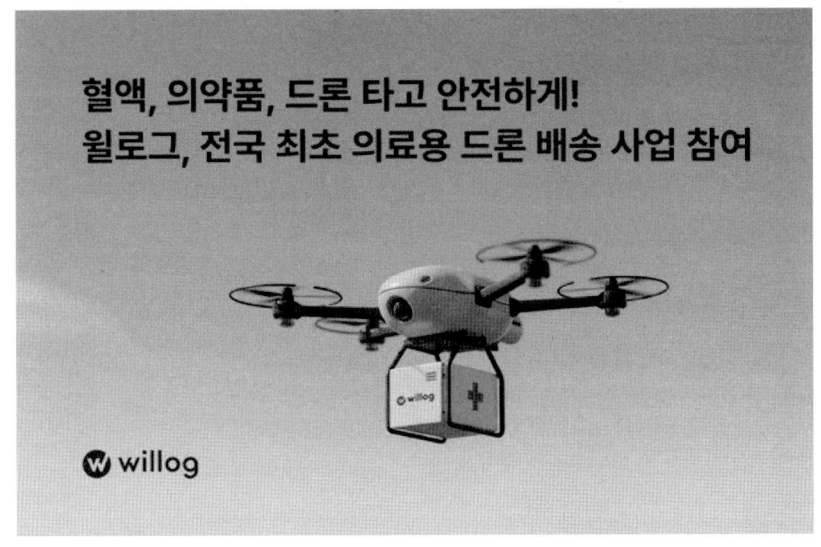

출처: 벤처스퀘어 뉴스 기사 https://www.venturesquare.net/960573

이러한 기술 혁신의 구체적 사례로, 국토교통부는 2024년부터 K-드론배송 서비스를 166개 지역으로 확대하여 의료품 운송을 포함한 다양한 공공서비스를 지원하고 있다. 또한, 물류기업 윌로그는 '2025

드론실증도시 구축사업'의 일환으로 도심 내 실시간 의료 물자 배송 프로젝트를 진행 중이다.

특히, 응급 상황에서 이러한 드론 기술의 활용 가능성은 주목할 만하다. 검사 장비가 갖춰지지 않은 지역에서 심장 표지자나 전해질 검사 같은 응급 검체 검사가 필요할 때, 드론을 통해 검체를 검사실로 신속히 이송할 수 있다면 환자는 신속한 진단 결과를 바탕으로 적절한 치료를 받을 수 있을 것이다.

컨시어지 의료의 미래 발전 방향은 더욱 정교하고 개인화된 형태로 진화할 것으로 예상된다. 첫째, 인공지능과 빅데이터 기술의 발전으로 개인의 유전 정보, 생활 습관, 환경 요인 등을 종합적으로 분석하여 질병 발생 가능성을 예측하고, 이에 따른 맞춤형 예방 전략을 수립할 수 있을 것이다. 예를 들어, 웨어러블 기기를 통해 실시간으로 수집되는 생체 데이터와 개인의 유전체 정보를 AI가 분석하여 심장병 발생 위험을 예측하고, 이에 맞는 운동 처방과 식단 조절을 제안할 수 있다.

둘째, 가상현실(VR)과 증강현실(AR) 기술을 활용한 원격 진료와 치료가 보편화될 것이다. 의사는 환자의 3D 홀로그램을 통해 마치 실제로 대면하는 것처럼 진찰할 수 있고, 환자는 집에서도 전문의의 정밀한 진단을 받을 수 있게 될 것이다. 또한, VR 기술을 이용한 심리 치료나 재활 치료도 가능해질 것이다.

셋째, 나노 기술과 로봇공학의 발전으로 초미니 의료 로봇이 체내를 순환하며 질병을 진단하고 치료하는 시대가 올 수 있다. 이러한 기술은 조기 진단과 정밀 치료를 가능하게 하여 컨시어지 의료의 핵심 가치인 예방과 개인화된 치료를 한 단계 더 발전시킬 것이다.

넷째, 블록체인 기술을 활용한 개인 의료 정보 관리 시스템이 구축될 것이다. 이를 통해 환자는 자신의 의료 데이터에 대한 완전한 통제권을 가지게 되며, 필요에 따라 다양한 의료 서비스 제공자와 안전하게 정보를 공유할 수 있게 될 것이다.

다섯째, 유전자 편집 기술의 발전으로 개인의 유전적 취약점을 보완하는 맞춤형 유전자 치료가 가능해질 수 있다. 이는 선천적 질병의 예방과 치료에 혁명적인 변화를 가져올 것이다.

이러한 글로벌 트렌드를 선도하는 혁신적인 접근법으로, 제노시스바이오연구소 권순용 고문이 제시한 'K-컨시어지 의료'와 '전국민 휴먼 디지털 트윈 구축' 방안이 주목받고 있다. 이 제안은 AI와 첨단 디지털 의료 기술을 융합하여 개인별 맞춤형 건강 관리 서비스를 제공하는 차세대 컨시어지 의료 모델을 제시한다.

K-컨시어지 의료의 핵심은 전국민을 대상으로 한 휴먼 디지털 트윈 구축이다. 이는 개인의 유전체 정보, 의료 영상, 검사 결과, 생활 습관 데이터 등을 통합하여 가상 공간에 개인별 디지털 복제본을 생성하는 시스템이다. AI는 이 데이터를 분석하여 질병 발생 위험도를 예측하고, 맞춤형 예방 및 치료 계획을 제시한다.

특히, 주목할 점은 진료보조인력(PA)의 역할 강화를 통해 의사 수부족 문제를 해결하고자 하는 접근법이다. PA는 디지털 의료 기술 활용을 지원하고, 지역사회 기반 건강 관리 허브 역할을 수행하여 의료 접근성을 높인다. 이를 통해 의료 공백 지역과 응급의료, 소아과, 산부인과 등 필수 의료 분야의 인력 부족 문제를 해결할 수 있다는 전망이다.

권 고문은 이러한 시스템이 단계적으로 구축되어야 한다고 강조한다. 먼저 법적·제도적 기반을 마련하고, 영아와 65세 이상 고령층을 대상으로 시범 사업을 실시한 후 점진적으로 전 국민으로 확대하는 방안을 제시했다. 이를 통해 예측 기반의 능동적 건강 관리, 의료비 절감, 의료 불균형 해소 등을 달성할 수 있을 것으로 기대된다.

이러한 K-컨시어지 의료 모델은 기존의 컨시어지 의료가 주로 고소득층을 대상으로 한 프리미엄 서비스에 국한되었던 한계를 뛰어넘어, 전 국민을 대상으로 한 포용적 의료 서비스 모델을 제시한다는 점에서 혁신적이다. 이는 컨시어지 의료의 새로운 패러다임을 제시하며, 전 세계 의료계가 주목하는 미래 지향적 모델로 평가받고 있다.

의료에 대한 자기 관여도가 높고, 비용 지출 의지가 높은 개인이 자신의 건강에 더 많은 자원을 투입하고자 하는 것은 개인의 권리이며, 이를 제한하는 것은 일종의 의료 역차별이 될 수 있다. 능력 있는 사람들이 자신의 삶의 질을 높이기 위해 의료에 더 많은 지출을 하고자 하는 의료 소비자로서의 권리를 존중해야 한다는 주장도 타당성이 있다.

이러한 관점에서 컨시어지 의료의 발전 방향은 두 가지 트랙으로 나아갈 수 있다. 하나는 고급화된 프리미엄 서비스로, 경제적 여유가 있고 자신의 건강에 적극적으로 투자하고자 하는 이들을 위한 것이다. 다른 하나는 기본적인 컨시어지 의료 서비스를 보편화하여 더 넓은 인구 집단에게 제공하는 것이다.

이를 위해 정부와 의료계는 협력하여 컨시어지 의료의 핵심 요소들(예: 예방 중심 접근, 개인화된 건강 관리 계획 등)을 공공 의료 시스템에 점진적으로 도입할 수 있다. 동시에 민간 영역에서는 더욱 고도화된 프리미엄 서비스를 개발하여 제공할 수 있다. 이러한 이원화 전략을 통해 의료 서비스의 질적 향상과 형평성을 동시에 추구할 수 있을 것이다.

의료진의 부담 증가도 중요한 이슈다. 24시간 환자와 소통하고, 개별화된 케어를 제공해야 하는 의사들의 업무 강도가 높아질 수 있으며, 이는 장기적으로 의료진의 번아웃으로 이어질 수 있다. 의사들이 적은 수의 환자만을 담당하게 되면 의사 부족 문제가 더욱 심화될 수 있다는 우려도 있다.

데이터 보안과 프라이버시 문제도 간과할 수 없다. 컨시어지 의료는 환자의 광범위한 개인정보와 의료 데이터를 다루기 때문에, 이에 대한 철저한 보안과 관리가 요구된다. 특히 웨어러블 디바이스나 원격 모니터링 시스템을 통해 수집되는 실시간 건강 데이터의 보안은 더욱 중요한 이슈가 될 수 있다.

컨시어지 의료의 미래는 기술 혁신을 통한 서비스 고도화와 함께 의료 형평성 문제를 해결하기 위한 사회적 노력이 병행되어야 한다. 동시에 의료 소비자의 선택권과 자유도 존중받아야 한다. 이를 통해 컨시어지 의료는 더 나은 의료 서비스를 원하는 이들의 요구를 충족시키면서도, 전반적인 의료 서비스의 질을 향상시키는 촉매제 역할을 할 수 있을 것이다. 특히 권순용 고문이 제시한 K-컨시어지 의료 모델은 이러한 미래 비전을 현실화할 수 있는 구체적이고 실현 가능한 로드맵을 제시함으로써, 컨시어지 의료의 새로운 패러다임을 선도하는 혁신적 접근법으로 평가받고 있다.

3
컨시어지 의료의 발전단계

컨시어지 의료의 역사는 현대 의료 시스템의 진화와 환자 중심 의료로의 회귀를 보여주는 흥미로운 여정이다. "옛 것이 새것이 된다"는 말처럼, 컨시어지 의료는 과거 의사와 환자 간의 긴밀한 관계를 현대적으로 재해석한 혁신적 모델이라 할 수 있다.

태동과 초기 발전(1990년대 말~2000년대)

1990년대 말, 미국 의료 시스템의 구조적 문제들이 표면화되기 시작했다. 짧은 진료 시간, 의사와 환자 간의 단절, 예방 의료의 부족 등이 주요 이슈로 대두되는 가운데, 1996년 시애틀의 Howard Maron과 Scott Hall 두 의사가 MD2라는 이름으로 최초의 컨시어지 의료 서비스를 시작했다. "적은 수의 환자에게 더 많은 시간과 관심을 쏟자"라는 그들의 아이디어는 의료계에 신선한 변화의 바람을 일으켰다.

초기에는 높은 비용으로 인해 '부자들을 위한 의료 서비스'라는 비판을 받았지만, 의사와 환자 모두에게 만족스러운 결과를 가져왔다. 의사들은 업무 스트레스가 줄어들고 환자와 더 깊이 있는 관계를 맺을 수 있었으며, 환자들은 개인화된 의료 서비스와 향상된 접근성을 경험할 수 있었다.

2000년대 들어, 컨시어지 의료는 급속한 성장세를 보였다. 의료 시스템의 문제점에 대한 인식이 확산되면서 더 나은 의료 서비스를 찾는 환자들의 수요가 증가했고, 이에 따라 다양한 형태의 컨시어지 의료 모델이 등장했다.

기술 융합과 혁신(2010년대 이후)

2010년대 이후, 컨시어지 의료는 첨단 기술과의 융합을 통해 새로운 차원으로 진화했다. 원격 의료, 건강 데이터 분석, 웨어러블 기기 등을 활용하여 환자에게 더욱 편리하고 효율적인 서비스를 제공하기 시작했다. 원메디컬과 같은 혁신 기업들은 온라인 플랫폼과 오프라인 진료를 결합한 새로운 서비스 모델로 주목받았다.

이 시기 컨시어지 의료는 단순한 서비스 개선을 넘어 의료 패러다임의 전환을 이끌었다. '시간'에 대한 인식 변화가 대표적이다. 전통적으로 의사의 시간이 희소 자원으로 여겨졌다면, 이제는 환자의 시간과 편의성이 중요한 가치로 부각되었다. 또한, 예방 의학의 중요성이 재조명되면서 "백 년 동안 아프지 않는 1년의 건강이 1년 동안 아프지 않는 백 년의 건강보다 낫다"는 예방 중심의 접근이 확산되었다.

한국형 컨시어지 의료의 독특한 발전

한국의 컨시어지 의료는 의료 관광과의 결합을 통해 독특한 발전 경로를 걸었다. 대형 병원들의 VIP 진료 센터와 프리미엄 검진센터가 해외 환자들을 위한 특화 서비스로 확장되면서, 한국 의료의 국제화와 고급화를 동시에 추구하는 전략을 구사했다. 발달된 IT 인프라를 바탕으로 첨단 기술과 의료 서비스의 융합도 활발히 이루어지고 있다.

새로운 패러다임, K-컨시어지 의료 제시

이러한 발전 과정에서 제노시스바이오연구소 권순용 고문이 제시한 'K-컨시어지 의료'와 '전국민 휴먼 디지털 트윈 구축' 모델은 컨시어지 의료의 새로운 패러다임을 제시하고 있다. 이 혁신적 접근법은 기존 모델의 한계였던 의료 형평성 문제를 근본적으로 해결하는 방안을 제시한다.

AI와 첨단 디지털 기술을 활용한 개인별 맞춤형 건강 관리, 진료보조인력(PA)의 역할 강화를 통한 의사 수 부족 문제 해결, 그리고 전국민을 아우르는 포용적 의료 서비스 모델을 통해 컨시어지 의료의 혜택을 대중화할 수 있는 현실적 해법을 제시하고 있다.

현재의 도전과 미래 전망

현재 컨시어지 의료는 여전한 성장세를 유지하면서도 여러 과제에 직면해 있다. 의료 형평성 문제, 데이터 보안과 프라이버시 이슈, 의료진의 업무 부담, 전통적 의료 시스템과의 조화로운 공존 등이 주요 과제로 꼽힌다.

그러나 인공지능, 빅데이터, 유전체학 등의 기술 발전은 더욱 정교한 개인화 의료를 가능하게 하며, 가상현실(VR)과 증강현실(AR) 기술은 원격 진료의 새로운 지평을 열고 있다. 이러한 기술적 진보는 컨시어지 의료의 효율성을 높이고 비용을 낮출 수 있는 가능성을 제시한다.

보편적 의료 서비스로의 진화

AI 기술은 의료 분야에서 전례 없는 혁신을 이끌고 있다. 생성형 AI의 등장으로 의료 진단과 치료 계획 수립에서 인간 의사와 견줄 만한 정확도를 보이는 AI 시스템들이 속속 등장하고 있다. 특히 의료 영상 분석 분야에서 AI는 이미 인간 전문의를 뛰어넘는 성능을 보여주며, 방사선학, 병리학, 안과학 등에서 혁신적인 진단 도구로 자리 잡고 있다.

딥러닝 기반의 약물 개발 AI는 신약 개발 기간을 기존 10~15년에서 3~5년으로 단축시키는 성과를 보이고 있으며, 자연어 처리 기술의 발전으로 방대한 의학 문헌과 임상 데이터를 실시간으로 분석하여 최신 치료 가이드라인을 제공하는 AI 어시스턴트들이 일상적인 진료에 활용되고 있다. 더 나아가 대화형 AI는 환자와의 상담에서 공감적 소통을 수행하며, 24시간 건강 모니터링과 상담 서비스를 제공하고 있다.

또한, 유전체 분석 기술의 비약적인 발전으로 개인의 전체 게놈 분석 비용이 획기적으로 낮아지면서, 개인별 유전적 특성에 기반한 맞춤형 의료가 현실화되고 있다. 폴리제닉 스코어(Polygenic Score) 분석을 통해 개인의 질병 발생 위험도를 정밀하게 예측할 수 있게 되었으며, 약물유전학(Pharmacogenomics) 기술로 개인별 최적 약물과 용량을 미리 결정할 수 있는 시대가 열렸다.

웨어러블 기기와 IoT 센서 기술의 발전으로 심박수, 혈압, 혈당, 수면 패턴, 스트레스 지수 등 생체 정보를 실시간으로 모니터링하는 것이 일상화되었다. 이러한 연속적인 생체 데이터는 AI 알고리즘과 결합되어 질병의 조기 징후를 포착하고, 개인별 생활습관 개선 방안을 실시간으로 제안하고 있다.

특히, 주목할 만한 것은 '디지털 트윈' 기술의 의료 분야 적용이다. 개인의 생물학적, 생리학적, 행동학적 데이터를 종합하여 가상공간에 개인별 건강 모델을 구축함으로써, 다양한 치료법의 효과를 사전에 시뮬레이션하고 최적의 치료 전략을 수립할 수 있게 되었다.

AI 기술과 초개인화 의료 기술의 융합은 컨시어지 의료를 보편적 의료의 세계로 이끌고 있다. "작은 물방울이 바위를 뚫는다"는 말처럼, 이러한 기술들은 점진적이면서도 지속적으로 전통적 의료 시스템의 패러다임을 변화시키고 있다.

이러한 보편적 기술화의 배경에서 제노시스바이오연구소 권순용 고문이 제시한 K‒컨시어지 의료 모델은 AI 기술과 초개인화 의료의 잠재력을 최대한 활용한 혁신적 접근법으로 평가된다. 권 고문의 K‒컨시어지 의료 모델이 성공적으로 구현된다면, 한국은 AI 기술과 초개인화 의료를 기반으로 한 세계 최초의 전국민 컨시어지 의료 시스템을 구축하는 국가가 될 것이다. 이는 단순한 의료 서비스 개선을 넘어 인류의 건강 관리 방식 자체를 혁신하는 역사적 전환점이 될 수 있다.

현재 세계 각국이 AI 의료 기술 개발에 막대한 투자를 하고 있지만, 대부분 개별 기술이나 특정 질환에 국한된 접근을 하고 있다. 반면 K‒컨시어지 의료 모델은 AI 기술을 통합적으로 활용하여 전 생애주기에 걸친 포괄적 건강 관리 시스템을 구축하려는 혁신적 비전을 제시하고 있다. 이 모델의 성공은 전 세계 의료계에 새로운 표준을 제시할 것이며, 특히 의료 자원이 부족한 개발도상국에는 선진국 수준의 의료 서비스를 제공할 수 있는 현실적인 솔루션을 제공할 수 있을 것이다.

AI 기술과 초개인화 의료 기술의 발전 속도를 고려할 때, 향후 5~10년 내에 의료 분야는 현재와는 완전히 다른 모습으로 변화할 것으로 예상된다. 양자 컴퓨팅의 의료 분야 적용, 뇌‒컴퓨터 인터페이스를 통한 신경계 질환 치료, 나노 로봇을 이용한 체내 정밀 진단과 치료 등 SF 영화에서나 볼 수 있었던 기술들이 현실화될 전망이다.

이러한 미래 의료 기술들과 권순용 고문의 K‒컨시어지 의료 모델이 결합된다면, 질병이 발생하기 전에 미리 예방하고, 발생하더라도 증상이 나타나기 전에 조기 발견하여 치료하는 '예측‒예방‒정밀 의료' 시대가 열릴 것이다.

진정한 성공은 이러한 혁신적 기술들이 소수의 특권층만을 위한 서비스가 아닌, 모든 국민이 혜택을 누릴 수 있는 보편적 의료 서비스로 자리 잡는 것이다. AI 기술의 놀라운 확장성과 비용 효율성을 고려할 때, 이러한 비전은 더 이상 먼 미래의 꿈이 아닌 현실 가능한 목표가 되었다.

K－컨시어지 의료 모델의 성공적 구현을 통해 한국이 AI 기반 초개인화 의료의 글로벌 리더가 되고, 전 세계 인류가 더 건강하고 행복한 삶을 영위할 수 있는 새로운 의료 패러다임을 선도하기를 기대한다.

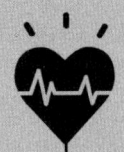

PART

2

K-시니어를 위한
보편적 컨시어지 의료

두 혁신의 역사적 만남

대한민국은 지금 두 개의 거대한 혁신이 교차하는 역사적 순간에 서 있다. 하나는 전쟁과 가난을 딛고 '한강의 기적'을 일궈낸 K-시니어 세대의 등장이고, 다른 하나는 AI와 초개인화 기술이 가져온 의료 혁명이다. 이 두 혁신의 만남은 단순한 우연이 아니라, 인류 의료사에 새로운 장을 열 수 있는 필연적 조우다.

K-시니어는 한국 현대사의 살아 있는 신화다. 해방의 여명부터 1965년 베이비붐의 황혼까지를 아우르는 이들은 세계 최빈국에서 선진국으로, 군사 독재에서 민주주의로, 농업 국가에서 IT 강국으로 대한민국을 변모시킨 주역들이다. 파독 광부와 간호사로 시작해 반도체와 조선업의 세계 1위를 달성하기까지, 그들의 도전 정신과 적응력은 '불가능을 가능으로' 바꾸는 기적을 연출했다.

동시에, AI 기술의 발전은 의료 분야에서 전례 없는 혁신을 가져오고 있다. 생성형 AI가 인간 의사와 견줄 만한 진단 정확도를 보이고, 딥러닝이 신약 개발 기간을 10~15년에서 3~5년으로 단축시키며, 유전체 분석과 웨어러블 기기가 개인별 맞춤형 의료를 현실화하고 있다. 특히 제노시스바이오연구소 권순용 고문이 제시한 K-컨시어지 의료 모델은 이러한 기술들을 통합하여 전국민 대상의 보편적 컨시어지 의료 시스템 구축이라는 혁신적 비전을 제시하고 있다.

"온고지신(溫故知新)"의 정신으로, K-시니어의 경험과 지혜를 첨단 의료 기술과 융합한다면, 우리는 세계가 주목하는 새로운 의료 패러다임을 만들어 낼 수 있다. 이는 단순히 K-시니어만을 위한 것이 아니라, 전 세계 고령화 사회가 직면한 의료 문제의 혁신적 해법이 될 수 있다.

1
K-시니어, 컨시어지 의료의 이상적 파트너

1.1 평생 학습자로서의 K-시니어

K-시니어의 놀라운 특징 중 하나는 끊임없는 학습 의지와 기술 적응력이다. "구관이 명관이다"라는 말이 무색하게, 이들은 흑백 TV에서 스마트폰까지, 손편지에서 SNS까지의 기술 변화를 모두 체험하고 적응해 왔다. 이러한 적응력은 컨시어지 의료의 핵심 요소인 '환자의 능동적 참여'와 완벽하게 부합한다.

컨시어지 의료는 의료진과 환자 간의 긴밀한 협력을 전제로 한다. 환자는 자신의 건강 상태를 지속적으로 모니터링하고 업데이트해야 하며, 의료진은 이를 바탕으로 맞춤형 케어를 제공한다. K-시니어들의 평생에 걸친 학습 경험은 이러한 새로운 의료 패러다임을 받아들이는 데 큰 강점이 된다.

예를 들어, 70대 K-시니어가 스마트워치를 착용하고 혈압과 심박수를 실시간으로 모니터링하며, AI 건강 어시스턴트와 일상적으로 대화하는 모습은 이제 낯선 풍경이 아니다. 이들은 새로운 건강 관리 앱을 배우는 것을 두려워하지 않으며, 오히려 자신의 건강을 더 잘 관리할 수 있는 도구로 적극 활용하고 있다.

1.2 경제력을 바탕으로 한 의료 혁신의 동력

K-시니어 세대의 상당한 경제력은 고품질 맞춤형 의료 서비스에 대한 현실적 수요를 창출한다. 이들은 '한강의 기적'을 일궈낸 경제적 성과의 주요 수혜자로서, 건강에 대한 투자를 주저하지 않는다. 이러한 경제력은 컨시어지 의료 산업의 성장을 촉진하고, 궁극적으로는 기술의 대중화와 비용 절감으로 이어져 보편적 컨시어지 의료의 기반을 마련한다.

실제로 K-시니어들은 건강검진, 맞춤형 영양 상담, 개인 트레이너, 웰니스 프로그램 등에 적극적으로 투자하고 있다. 이들의 이러한 소비 패턴은 헬스케어 산업의 혁신을 촉진하며, 새로운 기술과 서비스의 개발을 유도하고 있다. "큰 바위도 작은 망치로 계속 두드리면 깨진다"는 말처럼, K-시니어들의 지속적인 수요는 의료 기술의 발전과 비용 효율성 향상을 이끌어내고 있다.

1.3 건강에 대한 높은 관심과 예방 의식

K-시니어 세대는 과거 어려웠던 시절의 경험으로 인해 건강의 소중함을 누구보다 잘 알고 있다. 이들의 89.5%가 만성 질환을 앓고 있고, 73%가 복합 이환자라는 현실은 역설적으로 이들의 건강 관리에 대한 높은 의식을 보여준다. 이들은 단순히 질병을 치료하는 것을 넘

어, 적극적으로 건강을 관리하고 질병을 예방하려는 강한 의지를 가지고 있다.

이러한 예방 중심적 사고는 컨시어지 의료의 핵심 철학과 일치한다. 컨시어지 의료는 질병이 발생한 후 치료하는 기존의 접근법에서 벗어나, 개인의 건강 상태를 지속적으로 모니터링하고 위험 요소를 사전에 관리하는 예방적 접근을 강조한다. K-시니어들의 이러한 의식은 컨시어지 의료 시스템의 성공적 안착을 위한 이상적 조건을 제공한다.

2

AI 기술이 열어가는 K-시니어 맞춤형 의료 혁신

2.1 생성형 AI와 K-시니어의 소통 혁명

생성형 AI의 등장은 K-시니어와 의료진 간의 소통 방식을 근본적으로 변화시키고 있다. 과거 의료진과의 짧은 진료 시간 동안 모든 것을 설명하고 이해하기 어려웠던 K-시니어들은 이제 24시간 언제든 AI 의료 어시스턴트와 대화할 수 있다. 이러한 AI는 K-시니어들의 언어 습관과 문화적 배경을 이해하며, 복잡한 의학 용어를 쉽게 설명하고, 개인별 건강 상태에 맞는 맞춤형 조언을 제공한다.

특히, 주목할 만한 점은 한국어의 높임법과 존댓말 문화를 이해하는 AI의 등장이다. K-시니어들은 자신을 존중하고 예의를 갖춰 대화하는 AI에게 더 큰 신뢰감을 느끼며, 자신의 건강 문제를 솔직하게 털어놓는다. 이는 더 정확한 진단과 효과적인 치료 계획 수립으로 이어진다.

또한, 생성형 AI는 K-시니어들의 과거 병력과 생활 패턴을 종합적으로 분석하여 개인별 건강 위험도를 예측하고, 이에 맞는 예방 조치를 제안한다. 예를 들어, 과거 중노동에 시달렸던 K-시니어의 관절 건강을 위한 맞춤형 운동 프로그램을 설계하거나, 스트레스가 많았던 시기의 경험을 바탕으로 정신 건강 관리 방안을 제시하는 식이다.

2.2 딥러닝과 K-시니어의 복합 질환 관리

K-시니어들의 73%가 복합 이환자라는 현실은 기존 의료 시스템에 게는 큰 도전이지만, AI 기술에게는 오히려 빛을 발할 수 있는 기회다. 딥러닝 알고리즘은 여러 질환 간의 복잡한 상호작용을 분석하고, 각 환자에게 최적화된 종합적 치료 계획을 수립할 수 있다.

예를 들어, 당뇨병, 고혈압, 골다공증을 동시에 앓고 있는 K-시니 어의 경우, AI는 각 질환에 대한 약물의 상호작용을 분석하고, 부작용 을 최소화하면서 치료 효과를 극대화할 수 있는 약물 조합을 찾아낸 다. 또한, 각 질환에 대한 운동 요법이 상충되지 않도록 통합적인 운동 프로그램을 설계하고, 식단 관리에서도 모든 질환을 고려한 최적의 영 양 계획을 제시한다.

더 나아가, 딥러닝은 K-시니어들의 일상 활동 패턴을 분석하여 질 병의 조기 악화 징후를 포착한다. 평소보다 걸음 수가 줄어들거나, 수 면 패턴이 변화하거나, 음성 톤이 달라지는 등 미세한 변화도 놓치지 않고 감지하여 의료진에게 알린다. 이는 응급 상황을 예방하고, 질병 의 진행을 늦추는 데 크게 기여한다.

2.3 유전체 분석과 K-시니어의 개인화 의료

K-시니어 세대는 한국 현대사의 다양한 환경적 스트레스를 겪으며 살아온 독특한 유전적, 후성유전학적 특성을 가지고 있다. 전쟁과 기근, 급격한 산업화로 인한 환경 변화, 극심한 스트레스 등은 이들의 유전자 발현에 영향을 미쳤고, 이는 현재의 건강 상태와 질병 위험도에 반영되어 있다.

현재 개인 전체 게놈 분석 비용이 낮아지면서, K-시니어들을 위한 맞춤형 유전체 분석이 현실화되고 있다. 이를 통해 개인별 질병 위험도를 정밀하게 예측하고, 약물 반응성을 미리 파악하여 부작용을 최소화할 수 있다.

특히, 폴리제닉 스코어(Polygenic Score) 분석을 통해 K-시니어들의 알츠하이머 질환, 심혈관 질환, 암 발생 위험도를 정밀하게 계산하고, 이에 맞는 예방 전략을 수립할 수 있다. 또한, 약물유전학 (Pharmacogenomics) 정보를 활용하여 개인별 최적 약물과 용량을 결정함으로써 치료 효과를 극대화하고 부작용을 최소화할 수 있다.

K-시니어들의 특별한 역사적 경험은 후성유전학적 변화로도 전해진다. 예를 들어, 전쟁과 기근을 경험한 세대의 유전자 발현 패턴은 후손들과는 다른 특성을 보일 수 있으며, 이러한 정보는 더욱 정밀한 맞춤형 의료를 가능하게 한다.

3

K-시니어 일상 속 건강관리

3.1 24시간 생체 모니터링과 K-시니어의 안전망

K-시니어들에게 웨어러블 기기는 단순한 기술적 도구를 넘어 생명을 지키는 안전망 역할을 한다. 심박수, 혈압, 혈당, 수면 패턴, 스트레스 지수 등을 24시간 실시간으로 모니터링하는 기기들은 K-시니어들의 건강 상태 변화를 즉시 감지하고, 필요 시 의료진이나 가족에게 자동으로 알림을 전송한다.

특히, K-시니어들이 자주 경험하는 돌연한 건강 악화나 응급 상황에서 이러한 기술의 가치는 더욱 빛을 발한다. 심방세동, 급성 심근경색, 뇌졸중의 전조 증상 등을 AI가 미리 감지하여 골든타임 내에 적절한 조치를 취할 수 있도록 돕는다. "한 치의 망설임이 천 리 길을 좌우한다"는 말처럼, 이러한 조기 감지 시스템은 K-시니어들의 생명을 구하는 결정적 역할을 한다.

또한, 넘어짐 감지 기능은 K-시니어들의 큰 관심사인 낙상 사고를 예방하고 대응하는 데 핵심적 역할을 한다. AI가 K-시니어의 보행 패턴과 균형 상태를 분석하여 낙상 위험도를 예측하고, 실제 낙상이 발생했을 때는 즉시 응급 서비스를 호출한다.

3.2　스마트 홈과 K-시니어의 독립적 생활

IoT 기술의 발전은 K-시니어들의 독립적인 생활을 지원하는 스마트 홈 환경을 구현하고 있다. 집 안 곳곳에 설치된 센서들은 K-시니어의 일상 활동 패턴을 파악하고, 이상 징후를 감지한다. 예를 들어, 평소와 다르게 화장실에 오래 머물거나, 냉장고를 열지 않는 등의 패턴 변화를 통해 건강 이상이나 응급 상황을 추정할 수 있다.

스마트 약통은 K-시니어들이 복용해야 하는 여러 약물을 시간에 맞춰 정확히 복용할 수 있도록 돕는다. AI는 각 K-시니어의 복용 패턴을 학습하여 최적의 복용 시간을 제안하고, 약물 간 상호작용을 모니터링하여 위험을 사전에 알린다. 스마트 조명과 온도 조절 시스템은 K-시니어의 수면 패턴과 생체 리듬을 최적화한다. 나이가 들면서 변화하는 수면 패턴에 맞춰 조명의 색온도와 밝기를 자동으로 조절하고, 실내 온도와 습도를 개인의 건강 상태에 맞게 유지한다.

3.3　음성 인터페이스와 K-시니어의 직관적 상호작용

K-시니어들에게 가장 자연스러운 소통 방식은 음성이다. AI 음성 어시스턴트는 K-시니어들이 복잡한 조작 없이도 건강 상태를 확인하고, 의료 조언을 받을 수 있도록 돕는다. "혈압이 어떻게 되나요?", "오늘 약을 다 먹었나요?", "병원 예약을 잡아주세요" 같은 자연스러운 대화를 통해 모든 건강 관리 업무를 처리할 수 있다.

특히, 한국어의 미묘한 뉘앙스와 방언을 이해하는 AI의 등장은 K-

시니어들의 접근성을 크게 향상시킨다. 지역별 사투리나 세대별 언어 습관을 이해하는 AI는 K-시니어들에게 더욱 친숙하고 신뢰할 만한 의료 파트너가 된다. 음성 분석 기술은 K-시니어의 건강 상태를 음성 톤, 말하는 속도, 호흡 패턴 등을 통해 파악할 수 있다. 우울증, 인지 기능 저하, 호흡기 질환 등의 초기 징후를 음성 변화를 통해 감지하여 조기 진단과 치료에 기여한다.

4
디지털 트윈과 K-시니어의 미래 건강 시뮬레이션

4.1　K-시니어 개인별 건강 디지털 트윈 구축

디지털 트윈 기술은 K-시니어 한 명 한 명의 생물학적, 생리학적, 행동학적 데이터를 종합하여 가상 공간에 개인별 건강 모델을 구축한다. 이는 단순한 데이터 수집을 넘어, K-시니어의 과거 병력, 생활 습관, 유전적 특성, 환경적 요인 등을 모두 고려한 종합적인 건강 프로필을 의미한다.

K-시니어들의 독특한 역사적 경험은 이러한 디지털 트윈에 특별한 가치를 부여한다. 전쟁과 기근을 겪은 세대, 급격한 산업화를 체험한 세대, 극도의 스트레스 상황을 극복한 세대로서의 경험은 모두 개인별 건강 모델에 반영되어 더욱 정밀한 예측과 치료 계획을 가능하게 한다.

예를 들어, 과거 중노동에 시달렸던 K-시니어의 경우, 관절과 근골격계의 특별한 취약성이 디지털 트윈에 반영되어 맞춤형 관절 건강 관

국민 주치의를 위한 보편적 컨시어지 의료

리 프로그램이 설계된다. 또한, 과거의 영양 결핍 경험이 현재의 대사 패턴에 미치는 영향도 모델에 포함되어 개인별 영양 관리 계획을 수립하는 데 활용된다.

4.2 가상 치료 시뮬레이션과 최적 치료법 선택

디지털 트윈의 가장 큰 장점은 다양한 치료법의 효과를 사전에 시뮬레이션할 수 있다는 것이다. K-시니어들이 새로운 약물을 복용하기 전에, 가상 공간에서 해당 약물의 효과와 부작용을 미리 예측할 수 있다. 이는 특히 여러 약물을 동시에 복용하는 복합 이환자인 K-시니어들에게 매우 중요한 기능이다.

수술이 필요한 K-시니어의 경우, 디지털 트윈을 통해 수술의 성공 가능성, 회복 기간, 예상되는 합병증 등을 미리 시뮬레이션할 수 있다. 이를 통해 K-시니어와 가족들은 더 정확한 정보를 바탕으로 치료 결정을 내릴 수 있다.

또한, 재활 치료나 물리치료 프로그램도 디지털 트윈을 통해 최적화할 수 있다. K-시니어 개인의 체력 수준, 관절 상태, 인지 능력 등을 종합적으로 고려하여 가장 효과적이면서도 안전한 재활 프로그램을 설계한다.

4.3 예측적 건강 관리와 선제적 개입

디지털 트윈은 K-시니어의 건강 상태를 지속적으로 시뮬레이션하여 미래의 건강 위험을 예측한다. 현재의 생활 패턴이 지속될 경우 6개월 후, 1년 후의 건강 상태가 어떻게 변할지를 예측하고, 이를 개선하기 위한 구체적인 조치를 제안한다.

예를 들어, 현재의 식습관과 운동 패턴이 지속될 경우 당뇨병 위험이 3개월 후 20% 증가할 것으로 예측되면, AI는 즉시 식단 조절과 운동 프로그램을 제안한다. 이러한 선제적 개입을 통해 질병의 발생을 아예 예방하거나, 발생하더라도 그 정도를 크게 완화할 수 있다.

특히, K-시니어들이 우려하는 치매와 인지 기능 저하에 대해서도 디지털 트윈은 강력한 예측 도구가 된다. 일상적인 인지 활동 패턴, 사회적 활동 수준, 신체 활동량 등을 종합 분석하여 인지 기능 저하 위험을 조기에 감지하고, 이를 예방하기 위한 맞춤형 인지 훈련 프로그램을 제공한다.

5
K-컨시어지 의료의
보편적 구현 전략

5.1 국민건강보험과의 융합을 통한 접근성 확보

K-시니어를 위한 보편적 컨시어지 의료의 핵심은 기존의 국민건강보험 체계와의 매끄러운 통합이다. 대한민국의 국민건강보험은 이미 전 국민을 대상으로 하는 보편적 의료 시스템의 기반을 제공하고 있으며, 여기에 AI와 디지털 기술을 접목하면 세계 최초의 보편적 컨시어지 의료 시스템 구축이 가능하다.

이를 위해서는 건강보험 급여 체계의 혁신적 개편이 필요하다. 기존의 질병 치료 중심 급여에서 예방과 건강 관리 중심 급여로의 전환, AI 진단과 상담 서비스에 대한 급여 인정, 웨어러블 기기와 디지털 헬스케어 서비스에 대한 보험 적용 등이 핵심 과제다.

K-시니어들의 경제력을 활용한 단계적 접근도 중요하다. 초기에는 경제적 여유가 있는 K-시니어들을 대상으로 프리미엄 컨시어지 의료 서비스를 제공하고, 이를 통해 축적된 데이터와 노하우를 바탕으로 서

비스를 점진적으로 대중화하는 전략이 효과적이다. "높은 곳에서 낮은 곳으로 물이 흐르듯", 혁신적 의료 서비스도 초기 어댑터에서 시작해 점차 전체 인구로 확산되는 것이 자연스러운 과정이다.

5.2 의료진과 AI의 협력 체계 구축

보편적 컨시어지 의료의 성공은 의료진과 AI 간의 효과적인 협력 체계 구축에 달려 있다. AI가 인간 의사를 대체하는 것이 아니라, 의료진의 진단과 치료 능력을 극대화하는 도구로 활용되어야 한다. 특히, K−시니어의 복잡한 건강 상태를 다루기 위해서는 인간 의사의 경험과 판단력이 여전히 필수적이다.

AI는 방대한 데이터 분석과 패턴 인식에 특화되어 있어 K−시니어의 건강 상태 모니터링과 위험 예측에 탁월한 능력을 발휘한다. 반면, 인간 의사는 K−시니어와의 공감적 소통, 복잡한 윤리적 판단, 창의적 치료 계획 수립 등에서 AI가 따라올 수 없는 능력을 보여준다.

이러한 협력 체계에서 의료진의 역할은 더욱 전문화되고 고도화된다. 일상적인 모니터링과 데이터 분석은 AI가 담당하고, 의료진은 복잡한 진단과 치료 계획 수립, 환자와의 심도 있는 상담, 응급 상황 대응 등에 집중할 수 있다. 이는 의료진의 업무 효율성을 높이면서도 K−시니어들에게 더 질 높은 의료 서비스를 제공할 수 있게 한다.

5.3 지역사회 기반 통합 케어 네트워크

K−시니어를 위한 보편적 컨시어지 의료는 병원 중심의 기존 의료 체계를 넘어, 지역사회 전체를 아우르는 통합 케어 네트워크를 구축해

야 한다. 이는 의료기관, 요양 시설, 지역 보건소, 약국, 피트니스센터, 복지센터 등을 하나의 통합된 건강 관리 생태계로 연결하는 것을 의미한다.

AI 플랫폼은 이러한 다양한 기관들 간의 정보 공유와 협력을 조율하는 역할을 한다. K-시니어가 어느 기관을 이용하든 일관된 건강 관리 서비스를 받을 수 있도록 하며, 각 기관의 전문성을 최대한 활용하여 종합적인 케어를 제공한다.

예를 들어, 병원에서 진단받은 당뇨병 K-시니어의 경우, 병원의 치료 계획이 지역 약국의 복약 지도, 피트니스센터의 운동 프로그램, 복지센터의 영양 상담 프로그램과 자동으로 연계된다. AI는 각 기관에서 제공되는 서비스들이 서로 시너지를 낼 수 있도록 조율하고, K-시니어의 건강 상태 변화에 따라 실시간으로 케어 계획을 업데이트한다.

6
K-시니어 컨시어지 의료의
사회경제적 파급효과

6.1 새로운 산업 생태계의 창출

K-시니어를 위한 보편적 컨시어지 의료는 전혀 새로운 산업 생태계를 창출한다. 이는 단순히 기존 의료 산업의 확장이 아니라, 의료와 IT, 바이오와 웰니스, 제조업과 서비스업이 융합된 혁신적 산업 클러스터의 형성을 의미한다.

웨어러블 기기 제조업체, AI 소프트웨어 개발사, 유전체 분석 기업, 디지털 헬스케어 플랫폼 제공 업체, 맞춤형 영양식품 제조사, 재활 로봇 개발사 등 다양한 기업들이 K-시니어 컨시어지 의료 생태계에 참여하게 된다. 이는 수많은 새로운 일자리를 창출하고, 대한민국의 새로운 성장 동력이 될 수 있다.

특히, K-시니어들의 경험과 전문성을 활용한 새로운 직업 분야도 등장한다. K-시니어 헬스케어 컨설턴트, 시니어 웰니스 코치, 디지털 헬스케어 멘토 등의 역할을 통해 K-시니어들 스스로가 이 새로운 산

국민 주치의를 위한 보편적 컨시어지 의료

업의 주역이 될 수 있다. "경험은 가장 훌륭한 스승이다"라는 말처럼, K-시니어들의 살아 있는 경험은 그 어떤 교육이나 훈련보다 값진 자산이 된다.

6.2 의료비 절감과 경제적 효율성 향상

보편적 컨시어지 의료의 구현은 장기적으로 국가 의료비 지출을 크게 절감할 수 있다. 예방 중심의 건강 관리와 조기 진단을 통해 중증 질환으로의 진행을 막고, AI를 활용한 효율적 의료 서비스 제공으로 의료 자원의 낭비를 줄일 수 있다.

K-시니어들의 건강한 노화는 개인적 차원뿐만 아니라 사회적 차원에서도 큰 경제적 가치를 창출한다. 건강한 K-시니어들은 더 오래 사회에서 활동할 수 있고, 이는 노동력 부족 문제 해결과 경제 활력 유지에 기여한다. 또한 요양비와 간병비 등 사회적 부담도 크게 줄일 수 있다.

AI 기술의 활용은 의료 서비스의 비용 효율성을 획기적으로 향상시킨다. 한 명의 의사가 AI의 도움으로 더 많은 환자를 더 정확하게 진료할 수 있고, 원격 진료를 통해 지리적 제약을 넘어 의료 서비스를 제공할 수 있다. 이는 의료 인력 부족 문제의 현실적 해결책이 될 수 있다.

6.3 글로벌 의료 선도국가로의 도약

K-시니어를 위한 보편적 컨시어지 의료의 성공적 구현은 대한민국을 글로벌 의료 선도국가로 위상을 높이는 계기가 될 수 있다. 전 세

계가 고령화 문제에 직면한 상황에서, 한국이 개발한 K−컨시어지 의료 모델은 다른 국가들에게 중요한 벤치마크가 될 것이다.

특히, 아시아 지역의 고령화가 진행 중인 국가에게는 한국의 경험과 기술이 매우 유용한 솔루션이 될 수 있다. 이는 의료 한류의 새로운 물결을 일으키고, 한국의 의료 기술과 서비스를 해외로 수출하는 새로운 기회를 창출할 수 있다.

K−시니어들의 글로벌 네트워크도 이러한 의료 한류 확산에 중요한 역할을 할 수 있다. 전 세계에 퍼져 있는 한인 K−시니어들을 통해 K−컨시어지 의료의 우수성이 전파되고, 이는 현지 의료 시장 진출의 교두보 역할을 할 수 있다.

국민 주치의를 위한 보편적 컨시어지 의료

7
미래 전망: K-시니어가 이끄는 의료 혁명

7.1 5G와 6G 시대의 실시간 의료 서비스

초고령 사회 진입에 따라 주민의 건강 유지를 양적·질적으로 극대화하기 위해서는 무엇보다 의료 시스템의 혁신적 개조가 전제되어야 한다. 고령 환자의 원활한 의료 접근성 보장, 와상 환자 발생 방지를 통한 활동성 증진, 그리고 삶의 질 향상을 지원하는 능동적 의료 체계 구축이 핵심이다. 이러한 원칙들은 초고령 사회에 적합한 컨시어지 의료의 기본 토대가 되어야 한다. 실제로 일본과 스칸디나비아 지역이 이런 의료 체계를 선제적으로 구축하여 세계 최장수 지역으로 부상한 것은 시사하는 바가 크다.

7.1 장애 없는 의료(Barrier-free Medicine)

환자의 의료 접근에는 어떠한 장애도 존재해서는 안 된다. 공간적·시간적 접근성이 모두 보장되어야 하며, 이를 위해 사이버 공간에서의 원격의료와 현실 공간에서의 이동성 지원이 자유롭게 허용되어야 한다. 의료 시설로의 이송 경로와 시설 내 동선에서 환자가 불편을 겪지 않도록 하는 시설적 체계 구축이 필수적이다.

환자의 의료 접근이 어려운 경우에는 의료진이 직접 찾아가는 왕진 의료 체계를 활성화해야 한다. 재택 의료 활성화는 불필요한 병원 입원을 줄여 의료비를 절감할 뿐만 아니라, 환자가 익숙한 거주 공간에서 치료받을 수 있도록 하여 소외감과 고독감을 덜어주고 삶의 질을 향상시킨다.

진료 과정에서도 장애가 있어서는 안 된다. 전문과목의 제한적 접근이 아닌 팀 접근을 통해 환자의 다양한 질병 패턴을 포괄적으로 진료하고 치료할 수 있는 전인적 진료 체계 구축이 중요하다. 또한 자원봉사자 모집과 교육, 다양한 문화를 수용할 수 있는 교육 훈련 체계 마련도 필요하다. 이처럼 의료 접근성, 이동성, 전인적 치료 및 교육 훈련에 장애가 없는 의료 체계 구축은 고령사회 컨시어지 의료의 근간이 된다.

사례 1
찾아가는 의료: 사쿠병원과 와카쓰키 도시카즈의 감동 스토리

일본의 나가노현이 최고 건강 장수 지역으로 도약한 배경에는 한 명의 불세출 영웅과 특별한 의료 전통이 있다. 1945년 3월, 도쿄대학교 의과대학을 졸업한 와카쓰키 도시카즈(若槻俊一, 1910~2006) 의사가 나가노현 사쿠종합병원 외과 의장으로 부임하면서 역사가 시작되었다.

혁신적 의료 철학의 탄생

와카쓰키 의사는 험준한 산악 지형으로 인해 환자들이 병원에 쉽게 오기 어려운 현실을 목격하고 1940년대 후반부터 본격적인 왕진 의료를 시작했다. 그는 "치료는 예방을 못 이긴다"는 슬로건 아래 도쿄대학에서 배운 선진적 의료 개념을 현실에 적용했다. 1959년에는 일본 최초로 지역 주민 전체를 대상으로 하는 현대식 건강 검진 제도를 실시하며 예방 중심의 보건의료 개념을 확립했다.

다른 의사들과 차별화된 점은 환자를 찾아가 질병만 보는 것이 아니라 가족관계, 주거 환경, 생활 양식, 식습관 등을 종합적으로 관찰하고 문제점을 파악하여 간단하고 효율적인 해결 방법을 개발해 주민들에게 생활 교육을 실시한 것이었다.

눈 속에서 피어난 신뢰의 꽃

와카쓰키 의사가 뿌린 컨시어지 의료의 씨앗은 세월이 흘러 깊은 신뢰의 꽃으로 피어났다. 필자가 나가노현에서 직접 경험한 일화가 이를 잘 보여준다. 어느 눈이 많이 내리는 겨울날, 박상철 교수는 100세가 넘는 환자를 왕진하러 산골 마을에 갔다. 놀랍게도 환자의 집 100여 미터 앞부터는 눈이 깨끗이 치워져 있었다. 마을 주민들이 왕진 의사가 안전하게 환자에게 갈 수 있도록 미리 눈을 치워둔 것이었다. 그 정성스러운 배려 속에서 왕진 의사에 대한 깊은 존경심을 느낄 수 있었다.

더욱 감동적이었던 것은 100세가 넘는 그 환자의 간절한 바람이었다. "저는 의사님 앞에서 죽고 싶어요." 이 한마디에는 평생에 걸쳐 형성된 환자와 컨시어지 의사 간의 두터운 신뢰가 고스란히 담겨 있었다. 단순한 의료 서비스를 넘어 인생의 동반자로서 함께해 온 의사에 대한 절대적 믿음의 표현이었다.

지속되는 전통과 유산

와카쓰키 의사의 혁신적 활동은 나가노현이 일본 최고의 장수·건강 지역이 되는 데 결정적으로 기여했다. 그가 구축한 왕진+진료+원격의료가 융합된 사쿠형 재택 의료 모델은 일본 전국으로 확산되었고, 현재도 나가노 지역 병원 의사들은 자발적으로 일주일에 하루씩 왕진 의료에 나서는 전통을 이어가고 있다. 이것이 바로 통섭적 컨시어지 의료의 시작이었으며, 환자와 의료진 간의 깊은 신뢰를 바탕으로 한 진정한 의료 공동체의 모범 사례가 되었다.

7.2 와상 환자 없는 의료(Bed-ridden Free Medicine)

노인병원이나 요양원의 심각한 문제 중 하나는 만성 퇴행성 질환으로 장기간 입원하는 환자에게 발생하는 욕창이다. 그러나 스칸디나비아의 노인병원들은 욕창 환자가 없음을 자부하고 있다. 특별한 경우를 제외하고는 장기 환자를 병실 침대에 제한하지 않고 적극적으로 움직일 수 있도록 지원하는 시스템을 운영하고 있기 때문이다.

고령 환자들이 스스로 또는 도움을 받아서라도 움직일 수 있도록 모든 수단과 방법을 동원하고 있다. 와상 환자와 욕창이 없어지면 환자의 회복이 빨라지고 생존력이 증진될 뿐만 아니라 삶의 질이 높아지고 인간으로서의 존엄성도 유지된다. 이를 위한 의료적·시설적·사회적 지원 프로그램을 발전시켜야 한다.

이러한 목적을 위해 과학기술을 적극 활용하여 인간 중심적 의료기술을 개발하고, 지역 친화적이며 고령 친화적인 노인 활동성 강화 프로그램으로 확대해야 한다.

사례 2
활동성 부여 의료: 스웨덴 노인병원

스칸디나비아 의료 현장을 살펴보기 위해 노르웨이 오슬로 근교의 백 년 넘는 역사를 가진 디아콘예메츠(Diakonhjemmets) 노인병원을 방문했다. 가장 놀라운 점은 진료 체계의 핵심이 의사 중심에서 환자 중심으로 전환되어 있다는 것이었다.

특히 주목할 점은 환자를 처음 대하는 의료진이 작업 치료사라는 것이다. 우선 환자의 이동성과 활동성 문제를 파악하고 처치한 다음 본격적인 진료를 시작하는 시스템을 갖추고 있었다. 임상간호사는 의사, 간호사, 작업 치료사, 심리상담사, 사회복지사로 이루어진 환자 치료팀의 중심이 되어 치료를 이끌어간다. 환자의 삶의 질 개선을 최우선으로 하여 활동성 증진을 강화함으로써 와상 환자를 최소화하는 의료체계는 초고령사회 컨시어지 의료의 중요한 목표다.

7.3 삶의 질 향상을 우선하는 의료 체계 정립

진료와 치료, 낮병동, 중환자 관리는 물론, 지속적 개호를 위한 요양원, 왕진 의료센터, 치매센터, 장기 개호 시설 등의 운영은 기존의 전통적 의료 체계다. 여기에 더해 효율적인 응급 치료, 적절한 의료 서비스, 의료 부작용 최소화, 질병 예방 보장 등이 우선적으로 확보되어야 한다. 초고령사회 병원에서는 지역 주민의 건강 장수를 추구하기 위해 운동, 영양 등의 생활 지도는 물론, 질병 예방과 치료를 돕는 건강 교육, 그리고 호스피스 활동도 병행해야 한다.

무엇보다 고령자들이 원활하게 보고, 듣고, 느끼고, 움직일 수 있도록 지원하는 의료 서비스와 더불어 생활 공간을 최적의 상태로 유지할 수 있도록 도움으로써 생의 마지막 순간까지 인간다운 가치를 향유하고 존엄성을 누릴 수 있도록 보장하여 삶의 질을 극대화하는 것이 중요하다. 이것이 바로 '삶의 질 보장 장수의료(QOL−ensured longevity medicine)'다.

사례 3
건강증진 의료: 봉사와 신뢰

일본 나가노현은 1950년대까지 일본에서 가난하고 수명이 짧은 지역이었으나, 2004년부터 남성 장수도 1위를 기록하더니, 최근에는 여성 장수도도 최고 수준에 이를 만큼 장수도가 크게 향상되었다. 놀라운 사실은 주민 장수도가 일본 최고 수준임에도 불구하고 지역 의료보험 비용 지출이 일본 최저 수준이라는 점이다.

나가노현이 추진한 주민들의 '워크 앤 토크(Walk and Talk)' 운동은 개인의 건강 유지뿐만 아니라 지역사회 주민 간의 관계도 증진시켰다. 의료계의 적극적 참여로 이루어진 재택 의료의 보편화는 병원 입원율을 급감시켜 의료 경비 지출을 최소화했다. 그 결과, 나가노는 일본 최고 건강 장수 도시로 선정되었다.

재택 의료와 주민 건강 교육 및 사회적 관계 개선 노력을 의료계와 지역사회가 지속적으로 실천해 온 결과는 저비용 장수사회의 가능성을 세상에 보여주었다. 이러한 신개념의 컨시어지 의료는 궁극적으로 환자와 의료진의 신뢰 관계를 높여 치료 효과를 증진시키고 지역사회에 안정을 가져다주며 저비용 건강 장수 사회를 구현하는 토대가 된다. 단순한 의료 서비스를 넘어 주민의 삶의 질 개선을 병행하는 통섭적이고 전인적인 의료야말로 초고령사회 컨시어지 의료의 궁극적 목표다.

8
도전과 과제: 보편적 컨시어지 의료 실현을 위한 과제들

8.1 개인정보 보호와 데이터 보안

K－시니어를 위한 보편적 컨시어지 의료의 실현에서 중요한 과제는 개인정보 보호와 데이터 보안이다. K－시니어들의 민감한 건강 정보가 AI 시스템과 클라우드에 저장되고 분석되는 과정에서 개인정보 유출이나 악용의 위험이 있다.

이를 해결하기 위해서는 블록체인 기술을 활용한 분산형 데이터 저장, 동형암호화를 통한 암호화된 상태에서의 데이터 처리, 연합 학습을 통한 개인정보 비노출 AI 학습 등의 첨단 보안 기술이 필요하다. 또한 개인정보 활용에 대한 투명한 동의 절차와 개인의 데이터 통제권 보장도 중요하다.

K－시니어들의 디지털 리터러시 수준을 고려한 직관적이고 이해하기 쉬운 개인정보 관리 인터페이스도 필요하다. 복잡한 개인정보 처리 방침을 K－시니어들이 쉽게 이해할 수 있도록 설명하고, 자신의 정보

가 어떻게 활용되는지를 투명하게 공개해야 한다.

8.2 디지털 격차와 접근성 문제

모든 K－시니어가 동일한 수준의 디지털 기기 활용 능력을 가지고 있지는 않다. 경제적 여건, 교육 수준, 거주 지역 등에 따라 디지털 격차가 존재하며, 이는 보편적 컨시어지 의료 서비스의 공평한 제공에 장애가 될 수 있다.

이를 해결하기 위해서는 K－시니어 맞춤형 디지털 교육 프로그램의 확대, 저소득층을 위한 디지털 기기 지원, 간편하고 직관적인 사용자 인터페이스 개발 등이 필요하다. 특히 음성 인터페이스와 터치 기반 인터페이스를 결합하여 K－시니어들이 가장 편리하게 사용할 수 있는 접근 방법을 제공해야 한다.

또한, 디지털 기기 사용이 어려운 K－시니어들을 위한 대안적 서비스 경로도 마련해야 한다. 전화 상담, 대면 서비스, 가족이나 돌봄 제공자를 통한 간접 서비스 등 다양한 접근 방법을 병행하여 누구도 소외되지 않는 보편적 서비스를 실현해야 한다.

8.3 의료진의 역할 변화와 적응

AI 기술의 도입으로 의료진의 역할이 크게 변화하게 되며, 이에 대한 의료진의 적응과 재교육이 필요하다. 특히 K－시니어를 전문으로 하는 의료진들은 AI와의 협업 방법을 익히고, 새로운 기술을 효과적으로 활용할 수 있는 능력을 갖춰야 한다.

의료진들이 AI 기술을 단순한 도구가 아닌 파트너로 인식하고, AI의 분석 결과를 바탕으로 더 나은 의료 서비스를 제공할 수 있도록 하는 교육과 훈련이 중요하다. 또한 AI가 제공하는 정보의 한계를 이해하고, 인간 의사만이 할 수 있는 영역에 더욱 집중할 수 있도록 역할의 재정의가 필요하다.

K–시니어들과의 소통에서도 의료진의 역할이 더욱 중요해진다. AI가 제공하는 복잡한 의료 정보를 K–시니어들이 이해할 수 있도록 쉽게 설명하고, 불안감을 해소하며, 치료 과정에서 정서적 지지를 제공하는 것은 여전히 인간 의료진만이 할 수 있는 고유한 역할이다.

8.4 규제와 법적 프레임워크의 정비

AI 의료 기술의 발전 속도에 맞춰 관련 규제와 법적 프레임워크의 정비가 시급하다. AI 진단의 책임 소재, 의료 AI의 승인 절차, 원격 진료의 법적 기준, 개인정보 보호 규정 등 다양한 법적 이슈들이 해결되어야 한다.

특히, K–시니어를 대상으로 하는 의료 서비스의 특수성을 고려한 별도의 규제 기준도 필요할 수 있다. 인지 기능이 저하된 K–시니어의 의료 결정 능력, 가족의 대리 동의 범위, 응급 상황에서의 AI 판단 권한 등 복잡한 윤리적·법적 문제들이 있다.

국제적인 표준과의 조화도 중요하다. K–컨시어지 의료 모델이 글로벌 시장으로 확산되기 위해서는 국제적으로 통용될 수 있는 기준과 규격을 만족해야 한다. 이를 위해 국제 의료 기구들과의 협력과 표준화 작업이 필요하다.

K-시니어와 함께 여는 의료의 새로운 지평

K-시니어를 위한 보편적 컨시어지 의료는 단순한 의료 서비스 개선을 넘어, 인류 건강 관리 방식의 패러다임 전환을 의미한다. 전쟁과 가난을 딛고 '한강의 기적'을 일궈낸 K-시니어들의 불굴의 정신과 첨단 AI 기술의 만남은, 고령화 시대의 의료 문제에 대한 혁신적 해답을 제시하고 있다.

이 여정에서 우리가 배운 것은, 기술만으로는 진정한 의료 혁신을 이룰 수 없다는 사실이다. K-시니어들의 경험과 지혜, 그들의 적응력과 학습 의지, 그리고 건강에 대한 높은 관심이 있었기에 AI 기술이 진정한 가치를 발휘할 수 있었다. "사람이 꽃보다 아름답다"는 말처럼, 가장 첨단 기술도 결국 사람을 위해, 사람과 함께할 때 그 진가를 발휘한다.

K-시니어를 위한 보편적 컨시어지 의료의 성공적 구현은 대한민국을 세계 의료계의 리더로 만들 것이다. 이는 K-팝, K-드라마에 이은 새로운 한류의 물결, 즉 'K-메디컬'의 시대를 열 것이다. 전 세계가 고령화 문제에 직면한 상황에서, 한국이 개발한 솔루션은 인류 공동의 자산이 될 것이다.

하지만 이 모든 것의 중심에는 K-시니어가 있다. 그들은 단순히 의료 서비스의 수혜자가 아니라, 새로운 의료 패러다임을 만들어가는 적극적 참여자이자 동반자다. 그들의 피드백과 경험이 AI를 더욱 똑똑하게 만들고, 그들의 요구와 기대가 의료 기술의 발전 방향을 제시한다.

"오래된 나무가 새 가지를 뻗듯", K-시니어들은 자신들이 평생 쌓아온 적응력을 바탕으로 컨시어지 의료라는 새로운 영역에서도 빛을 발할 준비가 되어 있다. 그들과 함께라면, 우리는 질병이 없는 세상은 아닐지라도, 질병을 두려워하지 않는 세상을 만들어갈 수 있을 것이다.

국민 주치의를 위한 보편적 컨시어지 의료

K-시니어를 위한 보편적 컨시어지 의료는 현재 진행형이다. 매일 새로운 기술이 개발되고, 새로운 서비스가 시작되며, 새로운 가능성이 열리고 있다. 이 역사적 여정에서 우리 모두는 동참자이자 증인이다. K-시니어들이 건강하고 활기찬 노년을 보내는 것을 보며, 우리는 우리 자신의 미래도 희망적으로 그려볼 수 있다.

 "한 사람이 꿈을 꾸면 꿈에 불과하지만, 모두가 함께 꾸면 현실이 된다"는 말처럼, K-시니어와 의료진, 기술자와 정책가, 그리고 우리 모두가 함께 꾸는 건강한 미래의 꿈은 반드시 현실이 될 것이다. 그 꿈의 중심에 K-시니어를 위한 보편적 컨시어지 의료가 있고, 그 꿈을 현실로 만들어가는 것이 바로 우리 시대의 소명이다.

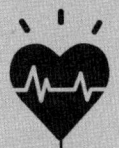

PART

3

새로운 가능성을 열고
있는 컨시어지 의료

대한민국은 이미 첨단 의료 기술과 우수한 의료진을 바탕으로 세계적인 의료 강국으로 자리 잡았다. 이러한 역량 덕분에 의료 관광이 활성화되며 외국인 환자들을 위한 컨시어지 의료 서비스가 일찍이 발전해왔다. 이제 이러한 최상의 의료 서비스가 내국인, 특히 K-시니어들의 일상적인 건강 관리 옵션으로 확대되며, 누구나 보다 편리하고 질 높은 의료 혜택을 누릴 수 있는 시기가 도래했다.

컨시어지 의료 서비스는 고급 호텔의 컨시어지가 투숙객의 모든 요구를 세심하게 챙기듯, K-시니어의 건강을 총체적으로 관리하는 혁신적인 시스템이다. 이는 질병 치료를 넘어, 질병 발생 이전부터 건강을 최적화하는 것을 목표로 한다.

AI와 웨어러블 기기의 발전은 '초개인화 의료 시대'를 열었다. 개인의 유전체 정보, 생활 습관, 환경 요인 등을 종합적으로 분석하여 맞춤형 건강 솔루션을 제공한다. 웨어러블 기기는 24시간 실시간으로 건강 상태를 모니터링하며, AI는 이 데이터를 즉각 분석하여 필요 시 적절한 조치를 제안한다.

주목할 만한 점은 이러한 첨단 서비스가 이제 더 폭넓은 선택지로 제공된다는 것이다. 기술의 발전과 대중화로 인해 많은 이들이 합리적인 비용으로 기본적인 컨시어지 의료 서비스를 받을 수 있게 되었다. 동시에, 자신의 건강을 위해 더 많은 투자를 할 의사가 있는 이들을 위한 프리미엄 서비스도 등장했다. 이는 과거 의료 관광객들에게만 제공되던 특별한 서비스가 이제는 모든 K-시니어들의 선택지가 되었음을 의미한다.

프리미엄 컨시어지 의료 서비스는 더욱 세밀하고 포괄적인 건강 관리를 제공한다. 더 빈번한 건강 체크업, 더 정밀한 유전체 분석, 개인 전담 의료진 배정, 고급 웨어러블 기기 제공 등이 포함될 수 있다. 이는 '건강'이라는 가치에 높은 우선순위를 두는 K-시니어들에게 매력적인 옵션이 될 수 있다.

의학, 한방, 건강기능식품, 물리치료 등 다양한 분야의 통합적 접근도 이 서비스의 특징이다. 이는 K-시니어의 건강을 다각도로 관리할 수 있게 한다. 챗봇 기반의 명의 상담 서비스는 의료 서비스의 접근성을 획기적으로 향상시켰다. 이제 K-시니어는 언제 어디서나 최고의 의료진과 실시간으로 소통할 수 있게 되었다.

'구슬이 서 말이라도 꿰어야 보배'라는 말처럼, 컨시어지 의료 서비스는 이러한 기술들을 유기적으로 연결하여 K-시니어의 건강과 삶의 질을 실질적으로 향상시키는 새로운 패러다임을 제시하고 있다.

이는 단순한 의료 서비스의 진화가 아니다. AI와 웨어러블 기기가 주도하는 초개인화 의료, 그리고 이를 다양한 수준으로 제공하는 컨시어지 의료 서비스의 등장은 K-시니어의 삶 전체를 아우르는 혁명적 변화의 시작이다. 과거 해외 의료 관광객들을 위해 개발된 최고급 의료 서비스가 이제는 모든 K-시니어들을 위해 준비되고 있다.

이제 K-시니어는 자신의 필요와 선호에 따라 맞춤형 건강 관리를 선택할 수 있게 되었으면 한다. 더 긴, 더 건강한, 그리고 더 풍요로운 삶을 영위하는 것이 모든 이의 선택지가 된 것이다. 이것이 바로 컨시어지 의료 서비스가 그리는 미래이며, 의료 강국 대한민국에서 이미 그 미래를 향해 달려가고 있다.

1
컨시어지 의료의 핵심 가치

컨시어지 의료 서비스는 현대 의료 시스템의 진화된 형태로, 개인화된 건강 관리와 최상의 의료 서비스를 결합한 혁신적인 접근 방식이다. 이는 단순히 질병을 치료하는 것을 넘어, 개인의 전반적인 웰빙을 목표로 하는 포괄적인 건강 관리 시스템을 의미한다. 컨시어지 의료의 핵심 가치는 초개인화, 접근성, 예방, 그리고 메타헬스적 접근에 있다.

초개인화는 컨시어지 의료의 가장 중요한 특징이다. 이는 기존의 개인화 개념을 한 단계 더 발전시킨 것으로, 각 개인의 유전적 특성, 생활 습관, 환경 요인뿐만 아니라 실시간으로 변화하는 생체 정보, 행동 패턴 등을 모두 고려하여 극도로 세밀한 맞춤형 건강 관리 계획을 수립한다. 이는 최신 기술의 발전, 특히 AI와 빅데이터 분석 기술, IoT 기기의 발전으로 가능해졌다. 초개인화된 서비스는 개인의 건강 데이터를 실시간으로 수집하고 분석함으로써, 그 순간에 가장 적합한 의료 서비스와 건강 관리 방법을 제시할 수 있다.

접근성 향상은 컨시어지 의료의 또 다른 핵심 가치다. 전통적인 의료 시스템에서는 의료 서비스를 받기 위해 병원을 방문해야 했지만, 컨시어지 의료에서는 언제 어디서나 필요한 의료 서비스에 접근할 수 있다. 원격 진료, 24시간 건강 모니터링, 실시간 의료 상담 등의 서비스를 통해 시간과 장소의 제약 없이 최상의 의료 서비스를 받을 수 있게 되었다.

예방 중심의 접근은 컨시어지 의료의 또 다른 특징이다. 질병이 발생한 후 치료하는 것보다, 질병의 발생을 미리 예방하는 것이 더 효과적이고 비용 효율적이라는 인식이 확산되면서, 컨시어지 의료는 건강 위험 요인을 사전에 식별하고 관리하는 데 초점을 맞추고 있다. 이를 위해 정기적인 건강 검진, 생활 습관 개선 프로그램, 스트레스 관리 등 다양한 예방적 접근 방식을 활용한다.

메타헬스(2024)적 접근은 컨시어지 의료의 가장 혁신적인 가치다.[4] 이는 현대 의학, 한방 의학, 대체 의학 등 다양한 의료 접근법을 단순히 통합하는 수준을 넘어, 이들을 유기적으로 결합하고 초월하여 완전히 새로운 차원의 건강 관리 시스템을 구축하는 것을 의미한다. 메타헬스 시스템에서는 의료 서비스뿐만 아니라 영양, 운동, 정신 건강, 사회적 관계, 환경, 교육, 직업 등 삶의 모든 측면이 건강과 연결되어 관리된다.

특히, 주목할 만한 점은, 메타헬스 개념에는 모든 건강 관련 전문가가 하나의 팀을 이루어 서비스를 제공하는 것이 포함된다는 것이다. 이는 한국과 같이 1차 의료가 잘 발달한 국가에서 컨시어지 의료의 새로운 서비스 영역이 될 수 있다. 1차 의료 기관을 중심으로 의사, 간호사, 영양사, 운동 전문가, 심리 상담사 등 다양한 분야의 전문가들이 팀을 이루어 개인의 건강을 총체적으로 관리하는 시스템을 구축할 수 있다. 이는 기존의 분절된 의료 서비스를 넘어, 환자 중심의 통합적이고 연속적인 케어를 가능하게 한다.

이러한 컨시어지 의료의 핵심 가치는 최근의 연구에서도 확인할 수

---

4) 권순용, 강시철, 메타헬스가 온다, Sam & Parkers, 2024.

있다. Grand View Research는 미국의 컨시어지 의료 동향을 연구했다.[5] 이 연구에서는 미국의 컨시어지 의료가 개인화된 서비스와 예방 중심의 접근을 통해 환자 만족도를 높이고 있음을 밝혔다. 연구진은 특히 의사－환자 관계의 개선과 접근성 향상이 컨시어지 의료의 주요 장점이라고 강조했다.

Kim 등(2019)은 한국의 의료 관광과 삶의 질 간의 관계에 대한 연구를 수행했다. 이 연구에서는 의료 관광객들의 의료 서비스 이용과 건강 관련 삶의 질 간의 긍정적인 관계를 밝혔다.[6] 연구진은 특히 개인화된 의료 서비스와 통합적 건강 관리 접근이 의료 관광객들의 만족도와 건강 성과를 높이는 데 기여한다고 주장했다. 이는 메타헬스적 접근의 효과성을 간접적으로 지지하는 결과라고 볼 수 있다.

그러나 이러한 컨시어지 의료의 발전에는 도전과제도 존재한다. 초개인화된 서비스를 위해 수집되는 방대한 개인 정보의 보안과 프라이버시 문제, 메타헬스 시스템 구축을 위한 막대한 비용과 기술적 과제, 그리고 이러한 고도화된 서비스에 대한 접근성과 형평성 문제 등이 그것이다.

"건강은 만병의 근원이요, 만복의 근원이다"라는 말이 있다. 컨시어지 의료는 이 말의 의미를 더욱 깊이 실현하려는 노력이라고 할 수 있다. 초개인화, 접근성 향상, 예방 중심의 접근, 그리고 메타헬스적 접근을 통해, 컨시어지 의료는 개인의 모든 특성과 환경을 고려하고 삶

---

5) Grand View Research, Inc.의 "U.S. Concierge Medicine Market Report" (2024, 2025)

6) Kang, H. Y., Noh, Y. H., & Kim, B. Y. (2021). The Relationship between Healthcare Utilization and Health－Related Quality of Life in Korean Medical Tourism. International Journal of Environmental Research and Public Health, 18(4), 1973.

의 모든 측면을 아우르는 진정한 의미의 전인적 건강을 추구하고 있다. 특히 한국과 같이 1차 의료가 발달한 국가에서는, 다양한 건강 관련 전문가들이 팀을 이루어 제공하는 메타헬스 서비스가 컨시어지 의료의 새로운 영역으로 자리잡을 수 있을 것이다. 이는 의료 서비스의 질을 높이고 환자 중심의 케어를 실현하는 데 크게 기여할 수 있을 것이다.

2
컨시어지 의료와 초개인화 의료

　의료 서비스의 패러다임이 변화함에 따라, 미국의 컨시어지 의료 또는 멤버십 의료와 초개인화 의료가 주목받고 있다. 이 두 개념은 환자 중심의 맞춤형 의료 서비스를 제공한다는 점에서 유사하지만, 그 접근 방식과 깊이에는 차이가 있다.

　멤버십 의료 또는 컨시어지 의료는 환자가 연회비를 지불하고 의사와 직접적이고 지속적인 관계를 유지하는 의료 모델이다. 이 모델에서는 환자들이 24시간 의사와 연락할 수 있고, 긴 진료 시간, 당일 또는 익일 예약, 포괄적인 건강 검진 등의 혜택을 받는다. 이는 주로 서비스의 편의성과 접근성 향상에 초점을 맞추고 있다.

　반면, 초개인화 의료는 첨단 기술을 활용하여 개인의 유전적, 생리적, 환경적 요인을 종합적으로 분석하고, 이를 바탕으로 맞춤형 진단과 치료를 제공하는 접근법이다. 이는 단순히 편의성을 넘어, 의학적 정확성과 효과성을 극대화하는 것을 목표로 한다. 유전체 분석, 빅데이터, 인공지능, 웨어러블 기기 등의 기술이 초개인화 의료의 핵심 요소로 작용한다.

　최근의 연구에서 이러한 의료 모델들의 현황과 전망이 논의되고 있다. Alhawshani와 Khan(2024)의 연구에서는 컨시어지 의료 서비스가

국민 주치의를 위한 보편적 컨시어지 의료

개인 의료에 미치는 영향에 대해 문헌 검토를 수행했다.[7] 이 연구는 컨시어지 의료가 환자 만족도 향상, 의사－환자 관계 개선, 예방적 의료 서비스 증가 등 여러 긍정적인 영향을 미치고 있다고 보고했다. 특히, 만성 질환 관리에 있어 컨시어지 의료 모델이 효과적일 수 있다는 점을 강조했다. 연구진은 또한 이 모델이 의료 질 향상과 의료 비용 절감에도 기여할 수 있다고 전망했다. 다만, 의료 접근성의 형평성 문제와 보험 체계와의 통합 문제 등 컨시어지 의료가 해결해야 할 과제들도 함께 제시했다.

멤버십 의료와 초개인화 의료는 모두 환자 중심의 의료 서비스를 지향한다는 점에서 공통점을 가진다. 그러나 멤버십 의료가 주로 서비스의 편의성과 접근성에 초점을 맞추는 반면, 초개인화 의료는 과학적 정확성과 의학적 효과성을 더욱 강조한다. 멤버십 의료는 현재의 의료 기술을 바탕으로 서비스 품질을 극대화하는 데 중점을 두지만, 초개인화 의료는 첨단 기술을 활용하여 의료의 패러다임 자체를 변화시키려는 시도라고 볼 수 있다.

초개인화 의료의 실현을 위해서는 다양한 기술의 융합이 필요하다. 유전체 분석 기술은 개인의 유전적 특성을 파악하여 질병의 위험도를 예측하고 최적의 치료법을 선택하는 데 중요한 역할을 한다. 빅데이터와 인공지능 기술은 방대한 의료 정보를 분석하여 개인에게 가장 적합한 진단과 치료 방법을 제시한다. 웨어러블 기기와 IoT 기술은 실시간으로 개인의 건강 상태를 모니터링하고, 이상 징후를 조기에 감지하는 데 활용된다.

이러한 의료 모델의 발전은 의료 산업 전반에 큰 변화를 가져오고

---

7) Alhawshani, S., & Khan, S. (2024). A literature review on the impact of 컨시어지 의료services on individual healthcare. Journal of Family Medicine and Primary Care, 13(6), 2183－2186. DOI: 10.4103/ jfmpc.jfmpc_1685_23.

있다. 멤버십 의료 분야에서는 여러 기업들이 선도적인 역할을 하고 있다. MDVIP는 미국 최대의 컨시어지 의료 네트워크로, 전국적으로 1,000명 이상의 의사를 보유하고 있다. 이 회사는 연간 회원제로 운영되며, 포괄적인 건강 검진과 개인화된 건강 관리 계획을 제공한다. MDVIP의 모델은 의사당 환자 수를 600명에서 150~600명으로 줄여, 보다 집중적인 케어를 가능하게 한다.

컨시어지 의료 산업은 최근 빠르게 성장하고 있으며, 다양한 기업들이 혁신적인 서비스 모델을 선보이고 있다. 이 산업의 주요 동향은 기술 기반의 효율적 서비스 제공, 종합적 건강 관리 접근, 의사 지원 서비스, 그리고 고급 맞춤형 의료 서비스로 요약될 수 있다.

초개인화 의료는 컨시어지 의료의 발전된 형태로, 최신 기술과 데이터를 활용하여 개인의 특성과 요구에 맞춘 극도로 정밀한 의료 서비스를 제공하는 것을 목표로 한다. 이러한 초개인화 의료 산업의 동향은 최근 빠르게 진화하고 있으며, 다양한 컨시어지 의료 기업들이 혁신적인 서비스 모델을 개발하고 있다.

One Medical은 초개인화 의료의 선두주자로, 기술 기반의 일차 의료 서비스를 제공하고 있다. 이 회사의 앱을 통한 24/7 가상 진료와 당일 예약 서비스는 개인의 시간과 상황에 맞춘 맞춤형 의료 서비스의 좋은 예이다. 특히 AI 기술을 활용하여 개인의 의료 기록, 생활 습관, 유전 정보 등을 종합적으로 분석하여 개인에게 최적화된 건강 관리 계획을 제시한다. 아마존에 인수된 이후, 이러한 초개인화 서비스는 더욱 정교해질 것으로 예상된다.

PartnerMD는 초개인화 의료의 또 다른 측면을 보여준다. 이 회사는 종합적인 건강 검진과 개인화된 웰니스 프로그램을 제공하는데, 특히 의사와 건강 코치가 팀을 이루어 환자의 전반적인 건강을 관리하는 모델을 채택하고 있다. 이는 단순히 의학적 측면뿐만 아니라 생활 습관, 정신 건강, 영양 등 개인의 모든 건강 관련 요소를 고려한 초개인화 접근법이라고 할 수 있다.

SignatureMD의 경우, 의사들이 초개인화 의료 모델을 쉽게 도입할 수 있도록 지원하는 서비스를 제공한다. 이는 초개인화 의료가 의료 제공자 측면에서도 변화를 요구하고 있음을 보여준다. 의사들은 이를 통해 더 깊이 있는 환자-의사 관계를 구축하고, 각 환자의 특성에 맞는 더욱 정밀한 의료 서비스를 제공할 수 있게 된다.

PinnacleCare는 고급 초개인화 의료 서비스의 극단적인 예를 보여준다. 이 회사는 복잡한 의료 상황에 대한 자문과 최고의 전문의 연결 서비스를 제공하는데, 이는 개인의 특정 의료 상황에 맞춘 극도로 개인화된 서비스라고 할 수 있다. 글로벌 의료 네트워크를 활용하여 개인에게 가장 적합한 치료 옵션을 제시하는 이 모델은 초개인화 의료의 미래를 보여준다.

이러한 기업들의 성장은 초개인화 의료에 대한 수요가 급증하고 있음을 시사한다. 환자들은 자신의 고유한 건강 상태, 생활 방식, 선호도에 맞춘 의료 서비스를 원하고 있으며, 이는 단순히 질병 치료를 넘어 전반적인 웰빙과 삶의 질 향상으로 확장되고 있다.

또한, 의료 제공자들도 이러한 초개인화 모델을 통해 환자에게 더 나은 케어를 제공할 수 있고, 업무 만족도도 높일 수 있다는 점에서 이 모델을 선호하는 경향이 있다. 초개인화 의료는 의사들이 각 환자에게 더 많은 시간과 주의를 기울일 수 있게 하며, 이는 결과적으로 더 정확한 진단과 효과적인 치료로 이어질 수 있다.

그러나 초개인화 의료의 발전에는 몇 가지 도전과제도 존재한다. 개인의 방대한 의료 데이터를 다루는 만큼 데이터 보안과 개인정보 보호가 중요한 이슈가 될 것이며, 이러한 고도화된 서비스에 대한 접근성과 형평성 문제도 고려해야 할 것이다.

결론적으로, 초개인화 의료 산업은 기술의 발전과 함께 빠르게 성장하고 있으며, 향후 의료 서비스의 표준이 될 가능성이 높다. 이는 개인의 건강을 더욱 정밀하게 관리하고, 질병을 예방하며, 치료의 효과를 극대화할 수 있는 혁신적인 접근법이다. 앞으로 초개인화 의료가 더욱 발전하여, 모든 이에게 최적화된 건강 관리 서비스를 제공할 수 있게 되기를 기대해본다.

이러한 기업들의 성장은 개인화되고 접근성 높은 의료 서비스에 대한 수요가 증가하고 있음을 보여준다. 또한, 의사들도 이러한 모델을 통해 환자에게 더 나은 케어를 제공할 수 있고 업무 만족도를 높일 수 있다는 점에서 컨시어지 의료 모델을 선호하는 경향이 있다. 이러한 산업 동향은 앞으로 컨시어지 의료 서비스가 더욱 확대될 것임을 시사한다.

그러나 이러한 의료 모델들의 실현에는 여전히 많은 과제가 남아있다. 멤버십 의료의 경우, 의료 접근성의 불평등 문제가 가장 큰 이슈다. 고액의 연회비를 지불할 수 있는 일부 환자들에게만 혜택이 돌아간다는 비판이 있다. 또한, 기존의 보험 체계와의 조화를 어떻게 이룰 것인지도 중요한 과제다. 일부 보험사들은 컨시어지 의료 서비스를 보험 혜택에 포함시키는 방안을 검토하고 있지만, 아직 광범위하게 적용되지는 않고 있다.

또한, 컨시어지 의료 모델이 확산됨에 따라 일반 의료 서비스의 질이 저하될 수 있다는 우려도 제기되고 있다. 우수한 의사들이 컨시어지 의료로 이동하면서 일반 의료 시스템에 남아있는 의사의 질이 떨어질 수 있다는 것이다. 이는 의료 서비스의 양극화를 더욱 심화시킬 수

국민 주치의를 위한 보편적 컨시어지 의료

있는 문제다.

초개인화 의료의 경우, 비용 문제가 가장 큰 장애물이다. 현재의 기술로는 모든 환자에게 유전체 분석과 AI 기반 진단을 제공하기에는 비용이 너무 높다. 또한, 개인정보 보호와 윤리적 문제도 중요한 이슈다. 개인의 유전 정보와 건강 데이터를 어떻게 안전하게 보관하고 활용할 것인지, 그리고 이로 인해 발생할 수 있는 차별을 어떻게 방지할 것인지에 대한 논의가 필요하다.

'Rome wasn't built in a day'라는 말처럼, 이러한 의료 모델들의 완전한 실현은 시간이 걸릴 것이다. 현재는 특정 영역에서 부분적으로 적용되고 있지만, 앞으로 더 많은 영역으로 확대될 것으로 예상된다. 특히, 기술의 발전과 함께 컨시어지 의료와 초개인화 의료의 경계가 점차 흐려질 것으로 보인다. 예를 들어, AI와 빅데이터 기술을 활용한 개인화된 건강 관리 서비스가 컨시어지 의료의 일부로 제공될 수 있을 것이다.

Alhawshani와 Khan(2024)의 연구는 컨시어지 의료의 현황과 전망을 종합적으로 분석했다는 점에서 의의가 있다. 특히 이 모델이 환자 만족도와 의료 질 향상에 미치는 영향을 체계적으로 검토했다는 점이 돋보인다. 그러나 이 연구는 주로 문헌 검토에 기반하고 있어, 실제 임상 데이터를 통한 실증적 분석이 부족하다는 한계가 있다. 또한, 컨시어지 의료의 장기적인 비용 효과성과 의료 시스템 전반에 미치는 영향에 대한 더 깊은 분석이 필요해 보인다. 향후 연구에서는 컨시어지 의료가 의료 형평성에 미치는 영향, 그리고 이 모델이 전체 의료 시스템의 효율성에 어떤 영향을 미치는지에 대한 더 광범위한 분석이 이루어져야 할 것이다.

결론적으로, 멤버십 의료와 초개인화 의료는 모두 환자 중심의 의료 서비스를 지향하지만, 그 접근 방식과 깊이에는 차이가 있다. 두 모델 모두 미래 의료의 모습을 보여주고 있지만, 이를 실현하기 위해서는 기술적, 경제적, 윤리적 과제들을 해결해야 한다. 앞으로 이러한 의료 모델들이 어떻게 발전하고, 우리의 삶에 어떤 변화를 가져올지 지켜보는 것은 매우 흥미로운 일이 될 것이다. 의료 서비스의 혁신은 계속될 것이며, 이는 궁극적으로 더 나은 환자 케어와 건강 결과로 이어질 수 있을 것이다.

국민 주치의를 위한 보편적 컨시어지 의료

3
해외 컨시어지 의료 모델 탐구와 한국에 주는 시사점

해외 컨시어지 의료 모델은 개인화된 의료 서비스와 예방 중심의 건강 관리를 통해 의료의 질을 높이고 환자 만족도를 증진시키는 혁신적인 접근 방식이다. 이 모델은 미국을 중심으로 발전해 왔으며, 최근에는 유럽과 아시아 등 전 세계로 확산되고 있다. 한국의 의료 시스템에 주는 시사점을 탐구하기 위해 해외 컨시어지 의료 모델을 살펴보는 것은 매우 중요하다.

컨시어지 의료의 핵심은 환자와 의사 간의 긴밀한 관계 형성과 충분한 진료 시간 확보에 있다. 이를 통해 의사는 환자의 건강 상태를 종합적으로 파악하고, 개인의 생활 습관과 환경을 고려한 맞춤형 건강 관리 계획을 수립할 수 있다. 또한, 24시간 의사 접근성을 보장함으로써 응급 상황에 신속하게 대응할 수 있다는 장점이 있다.

Alhawshani와 Khan(2024)는 미국의 컨시어지 의료 동향과 한국에 대한 시사점을 연구했다. 이 연구에서는 미국의 컨시어지 의료가 개인화된 서비스와 예방 중심의 접근을 통해 환자 만족도를 높이고 있음을 밝혔다. 연구진은 특히 의사-환자 관계의 개선과 접근성 향상이 컨시어지 의료의 주요 장점이라고 강조했다. 또한, 한국의 의료 시스템에도 이러한 컨시어지 의료의 장점을 도입할 필요가 있다고 주장했다. 그러나 동시에 의료 형평성 문제와 보험 적용 문제 등 해결해야 할 과제들도 제시했다. 이 연구는 한국의 의료 시스템 발전을 위한 정책적 제언을 제시했다는 점에서 의의가 있다.

3.1 미국의 컨시어지 의료

미국의 컨시어지 의료 산업은 최근 급속히 성장하고 있는 분야로, 개인화된 의료 서비스와 예방적 건강 관리에 중점을 두고 있다. 이 산업의 핵심은 환자들에게 더 나은 접근성, 편의성, 그리고 맞춤형 의료 서비스를 제공하는 것이다. 이러한 트렌드를 주도하고 있는 대표적인 회사들로 One Medical과 PartnerMD를 들 수 있다. 이들 회사의 비즈니스 모델과 서비스 특징을 자세히 살펴보겠다.

One Medical

One Medical은 2007년 Tom X. Lee에 의해 설립된 회사로, 기술 기반의 일차 의료 서비스를 제공하는 혁신적인 기업이다. 이 회사는 전통적인 의료 시스템의 비효율성과 불편함을 해소하고자 하는 미션으로 시작되었다.

One Medical의 비즈니스 모델은 연회비 기반의 구독 서비스다. 회원들은 연간 약 199달러의 회비를 지불하고, 이를 통해 다양한 프리미엄 서비스를 이용할 수 있다. 이 모델은 전통적인 의료 보험 모델과는 다르게, 환자들에게 더 많은 가치를 제공하고 의료진에게는 더 나은 근무 환경을 제공하는 것을 목표로 한다.

주요 서비스

- **24/7 가상 진료**: 회원들은 언제든지 앱을 통해 의료진과 상담할 수 있다. 이는 긴급한 의료 문의나 간단한 건강 상담에 매우 유용하다.

- **당일 예약**: 대부분의 경우, 회원들은 당일 예약을 통해 의사를 만날 수 있다. 이는 전통적인 의료 시스템에서 흔히 발생하는 긴 대기 시간 문제를 해결한다.

- **확장된 진료 시간**: One Medical의 진료소는 일반적인 병원보다 더 긴 시간 동안 운영된다. 이는 바쁜 직장인들이 퇴근 후에도 진료를 받을 수 있게 해준다.

- **편리한 위치**: 회사는 도시 중심부와 주요 업무 지구에 진료소를 위치시켜 접근성을 높였다.

- **통합 디지털 플랫폼**: One Medical의 앱과 웹사이트는 예약, 처방전 갱신, 검사 결과 확인 등 다양한 서비스를 제공한다.

기술 활용

One Medical은 기술을 적극적으로 활용하여 의료 서비스의 효율성을 높이고 있다. 회사의 자체 개발 전자 건강 기록(EHR) 시스템은 의사들이 환자를 더 효과적으로 진료할 수 있게 돕는다. 또한, 인공지능(AI)을 활용하여 환자의 건강 데이터를 분석하고 개인화된 건강 관리 계획을 수립한다.

성과와 성장

One Medical은 2020년 1월 나스닥에 상장되었으며, 이는 회사의 성장과 잠재력을 인정받은 결과였다. 2022년에는 아마존에 39억 달러에 인수되었는데, 이는 아마존이 의료 서비스 분야로의 진출을 본격화하는 신호로 해석되었다. 회사의 회원 수는 지속적으로 증가하고 있으며, 2021년 기준으로 약 62만 명의 회원을 보유하고 있다. 또한, 미국 주요 도시들에 걸쳐 100개 이상의 진료소를 운영하고 있다.

강점

- **기술 활용**: One Medical의 가장 큰 강점은 첨단 기술을 의료 서비스에 접목시킨 점이다. 이를 통해 환자 경험을 개선하고 의료 서비스의 효율성을 높였다.

- **편의성**: 당일 예약, 확장된 진료 시간, 편리한 위치 등은 환자들에게 높은 만족도를 제공한다.

- **예방적 건강 관리**: One Medical은 질병 치료뿐만 아니라 예방적 건강 관리에도 중점을 두고 있어, 장기적인 건강 개선에 도움을 준다.

- **기업 파트너십**: 많은 기업들이 직원 복지의 일환으로 One Medical 멤버십을 제공하고 있어, 안정적인 회원 기반을 확보하고 있다.

약점

- **비용**: 연회비와 추가적인 의료 비용으로 인해 일부 소비자들에게는 부담이 될 수 있다.

- **보험 적용의 한계**: 모든 보험이 One Medical의 서비스를 완전히 커버하지 않을 수 있어 추가 비용이 발생할 수 있다.

- **지역적 한계**: 현재는 주로 대도시 지역에 집중되어 있어, 지방 소도시나 농촌 지역 주민들의 접근성이 제한적이다.

미래 전망

One Medical은 아마존의 인수로 더욱 큰 성장 잠재력을 갖게 되었다. 아마존의 기술력과 자본을 바탕으로 서비스 영역을 확장하고, 더 많은 지역으로 진출할 것으로 예상된다. 특히, 원격 의료 서비스의 확대와 AI를 활용한 개인화 의료 서비스 개발에 주력할 것으로 보인다.

또한, 아마존의 PillPack(온라인 약국)과의 시너지를 통해 통합적인 헬스케어 서비스를 제공할 가능성도 있다. 이는 진료부터 처방, 약 배달까지 원스톱으로 이루어지는 새로운 형태의 의료 서비스 모델을 만들어낼 수 있다.

PartnerMD

PartnerMD는 2003년 Linda Nash에 의해 설립된 컨시어지 의료 회사로, 버지니아 주를 중심으로 운영되고 있다. 이 회사는 종합적인 건강 검진과 개인화된 웰니스 프로그램을 제공하는 것으로 유명하다.

PartnerMD는 연회비 기반의 멤버십 모델을 채택하고 있다. 회원들은 연간 1,500달러에서 2,500달러 사이의 회비를 지불하고, 이를 통해 다양한 프리미엄 의료 서비스를 받을 수 있다. 이 모델은 의사들이 적은 수의 환자를 더 깊이 있게 케어할 수 있도록 하는 것을 목표로 한다.

주요 서비스

- 포괄적 건강 검진: PartnerMD는 매우 상세하고 종합적인 건강 검진 프로그램을 제공한다. 이 검진은 일반적인 건강 검진보다 훨씬 더 광범위하며, 유전자 검사, 영양 분석 등도 포함될 수 있다.

- 개인화된 웰니스 프로그램: 건강 검진 결과를 바탕으로 각 회원에게

맞춤형 웰니스 프로그램을 제공한다. 이는 식이 계획, 운동 처방, 스트레스 관리 등을 포함한다.

- **24/7 의사 접근성**: 회원들은 언제든지 자신의 주치의에게 연락할 수 있다. 이는 응급 상황이나 긴급한 건강 문의에 매우 유용하다.

- **확장된 진료 시간**: 일반적인 의료 기관보다 더 긴 시간 동안 진료를 제공한다.

- **건강 코칭**: PartnerMD의 특징적인 서비스 중 하나로, 전문 건강 코치가 회원의 전반적인 웰니스를 관리하는 데 도움을 준다.

- **여행 의료 지원**: 회원이 여행 중 의료 서비스가 필요할 경우, PartnerMD는 현지 의료진과의 연결을 지원한다.

접근 방식

PartnerMD의 가장 큰 특징은 의사와 건강 코치가 팀을 이루어 환자의 건강을 관리한다는 점이다. 이러한 접근 방식은 질병의 치료뿐만 아니라 예방과 전반적인 웰니스에 중점을 둔 컨시어지 의료의 철학을 잘 보여준다.

의사들은 적은 수의 환자를 담당하기 때문에 각 환자에게 더 많은 시간을 할애할 수 있다. 일반적으로 PartnerMD의 의사들은 400~600 명의 환자를 담당하는데, 이는 일반적인 의료 기관의 의사가 2,000~3,000명의 환자를 담당하는 것과 대조된다.

건강 코치는 의사의 의료적 조언을 바탕으로 환자들이 실제로 건강한 생활 습관을 형성하고 유지할 수 있도록 돕는다. 이들은 영양, 운동, 스트레스 관리, 수면 개선 등 다양한 영역에서 실질적인 가이드를 제공한다.

기술 활용

PartnerMD도 기술을 활용하여 서비스의 질을 높이고 있다. 회사의 온라인 포털을 통해 회원들은 자신의 건강 기록을 확인하고, 의사와 소통하며, 예약을 관리할 수 있다. 또한, 원격 진료 서비스를 제공하여 필요할 때 언제든지 의료진과 상담할 수 있게 한다.

성과와 성장

PartnerMD는 현재 버지니아, 메릴랜드, 조지아, 사우스캐롤라이나 주에 걸쳐 여러 개의 진료소를 운영하고 있다. 회사는 꾸준히 성장하고 있으며, 특히 고소득층과 기업 임원들 사이에서 인기를 얻고 있다.

강점

- 포괄적 건강 관리: PartnerMD의 가장 큰 강점은 의료적 치료와 웰니스 관리를 통합한 포괄적인 건강 관리 서비스를 제공한다는 점이다.

- 개인화된 접근: 적은 수의 환자를 담당함으로써 각 환자에게 매우 개인화된 서비스를 제공할 수 있다.

- 팀 기반 접근: 의사와 건강 코치의 협력은 환자의 건강을 다각도에서 관리할 수 있게 해준다.

- 예방 중심: 질병 예방과 웰니스에 중점을 둔 접근은 장기적인 건강 개선에 효과적이다.

약점

- **높은 비용**: PartnerMD의 서비스는 상대적으로 고가여서 일반 대중의 접근성이 제한적일 수 있다.

- **지역적 한계**: 현재는 특정 지역에만 서비스가 제한되어 있어, 전국적인 접근성이 부족하다.

- **보험 적용의 한계**: 대부분의 서비스가 일반 의료 보험으로 커버되지 않아 추가 비용이 발생할 수 있다.

미래 전망

PartnerMD는 웰니스와 예방 의학에 대한 관심이 높아지면서 더욱 성장할 가능성이 있다. 특히, 고령화 사회에서 종합적인 건강 관리에 대한 수요가 증가할 것으로 예상되어 PartnerMD와 같은 컨시어지 의료 서비스의 수요도 함께 늘어날 것으로 보인다. 향후 PartnerMD는 다음과 같은 방향으로 발전할 것으로 예상된다.

- **디지털 헬스 통합**: 웨어러블 기기와 같은 디지털 헬스 기술을 더욱 적극적으로 도입하여 실시간 건강 모니터링과 데이터 기반의 개인화된 건강 관리를 강화할 것이다.

- **원격 의료 서비스 확대**: COVID-19 팬데믹 이후 원격 의료에 대한 수요가 증가함에 따라, PartnerMD도 이 영역을 더욱 발전시킬 것으로 보인다.

- **기업 파트너십 확대**: 임직원 건강 관리 프로그램의 일환으로 PartnerMD의 서비스를 도입하는 기업들이 늘어날 것으로 예상된다.

- **지역 확장**: 현재 서비스를 제공하고 있는 지역을 넘어 다른 주로의

확장을 모색할 가능성이 있다.

- **특화 서비스 개발**: 특정 건강 문제(예: 심장 질환, 당뇨병 등)에 특화된 프로그램을 개발하여 서비스의 범위를 넓힐 수 있다.

One Medical과 PartnerMD의 사례를 통해 볼 수 있듯이, 미국의 컨시어지 의료 산업은 전통적인 의료 시스템의 한계를 극복하고 환자 중심의 서비스를 제공하는 데 중점을 두고 있다. 이러한 모델은 의료 서비스의 질을 높이고 환자 만족도를 개선하는 데 기여하고 있다. 그러나 이러한 혁신적인 모델들이 직면한 공통적인 과제들도 있다:

- **접근성과 형평성**: 높은 비용으로 인해 이러한 서비스들이 고소득층에게만 제한될 수 있다는 우려가 있다. 이는 의료 서비스의 불평등을 심화시킬 수 있는 잠재적 문제점이다.

- **확장성**: 현재 이러한 서비스들은 주로 대도시 지역에 집중되어 있다. 지방이나 농촌 지역으로의 확장은 여전히 과제로 남아있다.

- **규제 환경**: 의료 서비스에 대한 규제가 엄격한 미국에서, 이러한 새로운 모델들이 기존의 규제 체계와 조화를 이루는 것이 중요한 과제다.

- **의료 보험과의 통합**: 대부분의 컨시어지 의료 서비스가 기존의 의료 보험 시스템과 완전히 통합되지 않아, 환자들에게 추가적인 비용 부담을 줄 수 있다.

- **데이터 보안과 개인정보 보호**: 디지털 기술을 적극 활용함에 따라 환자 데이터의 보안과 개인정보 보호가 중요한 이슈로 대두되고 있다.

이러한 과제들에도 불구하고, 미국의 컨시어지 의료 산업은 계속해서 성장하고 있으며, 의료 서비스의 미래를 선도하고 있다. 이 산업의 발전 방향은 다음과 같이 예측된다.

- **기술 통합의 가속화:** AI, 빅데이터, IoT 등의 기술을 더욱 적극적으로 도입하여 의료 서비스의 효율성과 정확성을 높일 것이다.

- **개인화 의료의 심화:** 유전체 분석, 라이프스타일 데이터 등을 활용한 초개인화 의료 서비스가 더욱 발전할 것이다.

- **원격 의료의 확대:** COVID-19 이후 원격 의료에 대한 수요와 수용도가 높아짐에 따라, 이 영역이 더욱 발전하고 주류화될 것으로 예상된다.

- **예방 의학 강화:** 질병 치료뿐만 아니라 예방과 웰니스에 더욱 초점을 맞춘 서비스가 늘어날 것이다.

- **통합적 건강 관리:** 의료, 영양, 운동, 정신 건강 등을 포괄하는 통합적 건강 관리 접근법이 더욱 보편화될 것이다.

- **가치 기반 의료(Value-based care)로의 전환:** 치료의 양보다는 질과 결과에 기반한 보상 체계가 확산될 것으로 예상된다.

한국 시장에 대한 시사점

미국의 컨시어지 의료 모델이 직접적으로 한국 시장에 진출할 가능성은 현재로서는 낮아 보인다. 이는 한국의 의료 시스템과 규제 환경이 미국과 상당히 다르기 때문이다. 그러나 이들 회사의 혁신적인 접근 방식은 한국의 의료 서비스 발전에 중요한 시사점을 제공한다.

- **디지털 헬스케어 강화:** 한국은 이미 높은 수준의 IT 인프라를 갖추고 있어, 의료 서비스에 디지털 기술을 접목시키는 데 유리한 환

경을 가지고 있다. One Medical과 같은 기술 기반의 의료 서비스 모델을 참고하여 한국형 디지털 헬스케어 서비스를 개발할 수 있다.

- 예방 의학과 웰니스 중심의 접근: PartnerMD의 사례처럼 질병 치료뿐만 아니라 예방과 전반적인 웰니스에 초점을 맞춘 의료 서비스 모델을 개발할 수 있다. 이는 고령화 사회에서 더욱 중요해질 것이다.

- 개인화된 의료 서비스: 한국의 의료 시스템에서도 환자 개개인에 대한 더 깊이 있는 이해와 맞춤형 케어를 제공하는 방향으로 발전할 수 있다.

- 의사-환자 관계의 개선: 컨시어지 의료 모델에서 강조하는 의사와 환자 간의 긴밀한 관계 형성은 한국의 의료 서비스 질 향상에도 적용될 수 있는 부분이다.

- 건강 코칭 서비스: PartnerMD의 건강 코치 시스템을 참고하여, 의사의 의료 서비스를 보완하는 건강 관리 전문가 제도를 도입할 수 있다.

- 기업 복지 프로그램과의 연계: 한국 기업들도 임직원 건강 관리의 일환으로 프리미엄 의료 서비스를 제공하는 방안을 고려해볼 수 있다.

그러나 이러한 모델을 한국에 도입할 때는 다음과 같은 점들을 고려해야 한다.

- 의료 형평성: 고비용의 프리미엄 서비스가 의료 서비스의 불평등을 심화시키지 않도록 주의해야 한다.

- **규제 환경**: 한국의 의료 관련 법규와 규제에 맞는 방식으로 서비스를 구성해야 한다.
- **문화적 차이**: 의료에 대한 인식과 기대가 미국과 다를 수 있으므로, 한국의 문화와 정서에 맞는 방식으로 서비스를 재구성해야 한다.
- **기존 의료 시스템과의 조화**: 한국의 국민건강보험 시스템과 조화를 이루는 방식으로 서비스를 설계해야 한다.

결론적으로, 미국의 컨시어지 의료 산업은 의료 서비스의 혁신적인 모델을 제시하고 있으며, 이는 전 세계적으로 의료 서비스의 미래 방향성을 보여주고 있다. 한국의 의료 서비스 분야도 이러한 글로벌 트렌드를 참고하여, 한국의 실정에 맞는 혁신적인 의료 서비스 모델을 개발할 수 있을 것이다. 이를 통해 의료 서비스의 질을 높이고, 환자 만족도를 개선하며, 궁극적으로는 국민 건강 증진에 기여할 수 있을 것이다.

이러한 변화와 혁신의 과정에서 중요한 것은 의료의 본질적 가치인 환자의 건강과 웰빙을 항상 최우선으로 고려하는 것이다. 기술과 새로운 비즈니스 모델은 이러한 가치를 실현하기 위한 도구일 뿐, 그 자체가 목적이 되어서는 안 될 것이다.

또한, 의료 서비스의 혁신이 특정 계층에게만 혜택을 주는 것이 아니라 사회 전체의 건강 증진에 기여할 수 있도록 하는 것도 중요한 과제다. 이를 위해서는 정부, 의료계, 기업, 그리고 시민사회가 협력하여 혁신적인 의료 서비스 모델을 개발하고 이를 폭넓게 적용할 수 있는 방안을 모색해야 할 것이다.

미국의 컨시어지 의료 산업의 발전 사례는 우리에게 의료 서비스의 새로운 가능성을 보여주고 있다. 이제 우리의 과제는 이러한 혁신적 모델들을 어떻게 우리의 현실에 맞게 적용하고, 더 나은 의료 서비스를 만들어갈 것인가 하는 것이다. 이는 단순히 의료 서비스의 문제가 아니라, 우리 사회의 건강과 삶의 질을 높이는 중요한 과제라고 할 수 있다.

이러한 실제 연구 결과들은 미국의 컨시어지 의료 모델과 유사한 개인화된, 기술 기반의 의료 서비스가 가진 잠재력을 보여주고 있다.

Dorr 등(2008)의 연구는 기술 지원을 받는 다중 질병 관리 프로그램이 노인의 사망률과 입원률을 유의미하게 감소시킬 수 있음을 입증했다.[8] 이는 컨시어지 의료가 추구하는 포괄적이고 개인화된 의료 관리 접근법의 효과를 뒷받침한다. 특히 만성 질환을 가진 노인 환자들에게 이러한 접근법이 매우 효과적일 수 있음을 시사한다.

한편, Ryu 등(2017)의 연구는 디지털 기술을 활용한 개인 건강 기록 시스템이 환자의 자가 건강 관리와 의료진과의 소통을 개선할 수 있다는 것을 보여주었다.[9] 이는 One Medical과 같은 기술 기반 컨시어지 의료 서비스가 추구하는 방향성과 일치하며, 이러한 접근법이 환자 참여와 만족도를 높일 수 있다는 점을 뒷받침한다.

이 두 연구의 결과는 한국의 의료 시스템 개선에도 중요한 시사점을 제공한다. 한국은 이미 우수한 IT 인프라를 갖추고 있어, 이를 활용한

---

8) Dorr, D. A., Wilcox, A. B., Brunker, C. P., Burdon, R. E., & Donnelly, S. M. (2008). The effect of technology−supported, multidisease care management on the mortality and hospitalization of seniors. Journal of the American Geriatrics Society, 66(4), 664−670.

9) Ryu, B., Kim, N., Heo, E., Yoo, S., Lee, K., Hwang, H., ... & Yoo, S. (2017). Impact of an electronic health record−integrated personal health record on patient participation in health care: Development and randomized controlled trial of My Health Keeper. Journal of Medical Internet Research, 19(12), e401.

디지털 헬스케어 서비스의 도입과 확산이 용이할 수 있다. Ryu 등의 연구에서 볼 수 있듯이, 한국에서도 이미 이러한 시도가 이루어지고 있으며 긍정적인 결과를 보이고 있다.

그러나 이러한 혁신적 모델을 도입할 때는 다음과 같은 점들을 고려해야 한다.

① **의료 형평성**: Dorr 등의 연구에서 볼 수 있듯이, 기술 기반의 포괄적 의료 관리는 상당한 효과를 보일 수 있다. 그러나 이러한 서비스가 고비용으로 인해 특정 계층에게만 제한되지 않도록 주의해야 한다.

② **디지털 격차**: Ryu 등의 연구는 디지털 도구의 효과를 보여주지만, 동시에 이러한 도구 사용에 어려움을 겪는 계층(예: 고령층)이 소외되지 않도록 해야 한다.

③ **개인정보 보호**: 디지털 기술을 활용한 의료 서비스는 필연적으로 민감한 개인 건강 정보를 다루게 된다. 이에 대한 철저한 보안 대책이 필요하다.

④ **의료진 교육**: 새로운 기술과 서비스 모델의 도입에 따라 의료진들의 역할과 필요한 스킬도 변화할 것이다. 이에 대한 적절한 교육과 훈련이 필요하다.

결론적으로, 미국의 컨시어지 의료 모델과 이와 유사한 개인화된, 기술 기반의 의료 서비스는 의료의 질을 높이고 환자 참여를 증진시킬 수 있는 잠재력을 가지고 있다. 한국의 의료 시스템도 이러한 글로벌 트렌드를 참고하되, 한국의 실정에 맞게 적용하고 발전시켜 나가야 할 것이다. 이를 통해 모든 국민이 양질의 개인화된 의료 서비스를 받을 수 있는 건강한 사회를 만드는 것이 궁극적인 목표가 되어야 할 것이다.

3.2 영국의 컨시어지 의료

영국의 컨시어지 의료 산업은 전통적인 국민보건서비스(NHS) 시스템과 병행하여 발전해 왔다. 영국의 의료 시스템은 보편적 의료 서비스를 제공하는 NHS를 중심으로 운영되지만, 최근 들어 개인화된 의료 서비스에 대한 수요가 증가하면서 컨시어지 의료 산업이 성장하고 있다.

영국의 컨시어지 의료는 주로 사설 의료 기관을 중심으로 발전하고 있다. 이들 기관은 NHS가 제공하지 않는 추가적인 서비스, 즉 더 긴 진료 시간, 24시간 의사 접근성, 맞춤형 건강 관리 프로그램 등을 제공한다. 또한, 대기 시간 없이 전문의를 만날 수 있고, 고급 의료 시설을 이용할 수 있다는 점에서 고소득층을 중심으로 인기를 얻고 있다.

영국의 컨시어지 의료 산업은 크게 두 가지 형태로 운영된다. 첫 번째는 개인 회원제 의료 서비스로, 연회비를 내고 다양한 의료 서비스를 이용할 수 있는 형태이다. 두 번째는 기업 대상 컨시어지 의료 서비스로, 기업이 직원들의 건강 관리를 위해 계약을 맺는 형태이다.

영국의 컨시어지 의료 산업에서 주목받는 기업 중 하나는 Bupa이다. Bupa는 영국을 넘어 전 세계적으로 운영되는 대형 민간 의료 보험 및 의료 서비스 제공업체다. Bupa의 강점은 광범위한 의료 네트워크와 다양한 건강 관리 프로그램이다. 특히 Bupa의 'Health Assessment' 프로그램은 개인의 건강 상태를 종합적으로 평가하고 맞춤형 건강 관리 계획을 제공하는 컨시어지 의료 서비스의 좋은 예이다.

또 다른 주요 기업으로는 HCA Healthcare UK가 있다. HCA는 영국 내 최대 규모의 민간 의료 서비스 제공업체 중 하나로, 고급 병원 시설과 최첨단 의료 기술을 바탕으로 한 컨시어지 의료 서비스를 제공한다. HCA의 'Private GP Service'는 신속한 예약, 긴 상담 시간, 포괄적인 건강 검진 등을 특징으로 하는 프리미엄 일차 의료 서비스이다.

그러나 영국의 컨시어지 의료 산업은 여전히 윤리적, 사회적 논란의 대상이 되고 있다. 특히 이 서비스가 의료의 형평성을 해칠 수 있다는 우려가 제기되고 있다. 지불 능력에 따라 의료 서비스의 질과 접근성에 차이가 생기는 것은 영국의 보편적 의료 서비스 정신에 위배된다는 비판이 있다.

Iacobucci(2023)는 영국의 컨시어지 의료 서비스의 현황과 그 영향에 대해 연구했다.[10] 이 연구에서는 영국의 컨시어지 의료 서비스가 빠르게 성장하고 있으며, 특히 COVID-19 팬데믹 이후 그 수요가 증가했음을 밝혔다. 연구자는 이러한 서비스가 환자 만족도를 높이고 개인화된 의료를 제공한다는 장점이 있지만, 동시에 의료 불평등을 심화시킬 수 있다는 우려를 제기했다. 또한, NHS 의사들이 사설 컨시어지 의료 서비스로 이동하는 현상이 NHS의 의료 인력 부족 문제를 악화시킬 수 있다고 지적했다. 이 연구는 영국의 의료 정책 입안자들에게 컨시어지 의료의 장단점을 균형 있게 고려할 것을 제안했다.

영국의 컨시어지 의료 산업은 앞으로도 계속 성장할 것으로 예상된다. 인구 고령화, 만성 질환 증가, 개인화된 의료 서비스에 대한 수요 증가 등이 이러한 성장을 뒷받침할 것이다. 그러나 동시에 이 산업이 직면한 윤리적, 사회적 과제들도 해결해 나가야 할 것이다.

"건강은 돈으로 살 수 없다"는 말이 있다. 그러나 컨시어지 의료의 등장은 어느 정도 이 말에 도전하고 있는 것처럼 보인다. 중요한 것은 이러한 서비스가 일부 계층의 특권이 되지 않고, 더 나은 의료 서비스

---

10) Iacobucci, G. (2023). The rise of concierge medicine in the UK: implications for the NHS and health equity. BMJ, 380, p.643.

의 모델로서 전체 의료 시스템을 개선하는 데 기여할 수 있어야 한다는 점이다.

Iacobucci(2023)의 연구는 영국의 컨시어지 의료 산업에 대한 중요한 통찰을 제공하고 있다. 그러나 이 연구에도 몇 가지 한계점이 있다. 첫째, 컨시어지 의료 서비스의 장기적인 건강 성과에 대한 분석이 부족하다. 이 서비스가 실제로 환자의 건강을 개선하는지에 대한 장기적인 데이터 분석이 필요할 것이다. 둘째, 컨시어지 의료 서비스의 비용 효과성에 대한 심층적인 분석이 부족하다. 이 서비스가 전체 의료 시스템의 효율성을 어떻게 변화시키는지에 대한 더 깊은 연구가 필요할 것이다. 마지막으로, 이 연구는 주로 영국의 상황에 초점을 맞추고 있어, 다른 국가의 컨시어지 의료 모델과의 비교 분석이 부족하다. 향후 연구에서는 이러한 한계점들을 보완하여 더욱 포괄적인 분석이 이루어지기를 기대해본다.

3.3 중동의 컨시어지 의료

중동 지역의 컨시어지 의료는 최근 급속히 성장하고 있는 분야로, 이 지역의 독특한 문화적, 경제적 맥락과 결합하여 흥미로운 발전 양상을 보인다. 중동의 컨시어지 의료는 주로 고소득층과 외국인 거주자들을 대상으로 시작되었지만, 점차 그 범위를 넓혀가고 있다.

중동 지역, 특히, 걸프협력회의(GCC) 국가들에서는 높은 소득 수준과 정부의 적극적인 의료 분야 투자로 인해 최첨단 의료 시설과 서비스가 빠르게 발전하고 있다. 이러한 환경에서 컨시어지 의료는 개인화된 프리미엄 의료 서비스에 대한 수요를 충족시키는 중요한 역할을 하고 있다.

중동의 컨시어지 의료 서비스는 몇 가지 특징적인 요소를 가지고 있다. 첫째, 문화적 특성을 고려한 서비스 제공이다. 예를 들어, 성별에 따른 의료진 배정, 종교적 관행을 존중하는 의료 서비스 등이 이에 해당한다. 둘째, 국제적 수준의 의료 서비스 제공이다. 많은 컨시어지 의료 제공자들이 서구의 유명 의료 기관들과 제휴를 맺고 있어, 글로벌 스탠다드의 의료 서비스를 제공하고 있다. 셋째, 의료 관광과의 연계이다. 중동 지역, 특히 두바이나 아부다비와 같은 도시들은 의료 관광의 중심지로 부상하고 있으며, 컨시어지 의료 서비스는 이러한 트렌드와 긴밀히 연결되어 있다.

중동의 컨시어지 의료 시장에서 주목할 만한 기업으로는 Health at Hand를 들 수 있다. 두바이에 본사를 둔 이 회사는 디지털 기술을 활용한 원격 의료 서비스를 제공하고 있다. Health at Hand의 강점은 24/7 실시간 화상 진료 서비스와 개인화된 건강 관리 플랜을 결합한 것이다. 이 회사는 중동 지역의 디지털 헬스케어 시장을 선도하고 있으며, 특히 COVID-19 팬데믹 이후 급속한 성장을 보이고 있다.

또 다른 주요 기업으로는 아스터 DM 헬스케어(Aster DM Healthcare)를 들 수 있다. 이 회사는 중동과 인도에 걸쳐 광범위한 의료 네트워크를 보유하고 있으며, 프리미엄 의료 서비스의 일환으로 컨시어지 의료 서비스를 제공하고 있다. 아스터 DM 헬스케어의 경쟁력은 종합적인 의료 서비스 포트폴리오와 넓은 지역적 커버리지에 있다. 이 회사는 최첨단 의료 기술과 개인화된 환자 케어를 결합하여 중동 의료 시장에서 선도적인 위치를 차지하고 있다.

중동의 컨시어지 의료 분야의 동향과 과제에 대해 깊이 있는 분석을 제공한 연구로 Bicak(2023)의 연구를 들 수 있다.[11] 이 연구는 중동

---

11) Bicak, V. (2023). International medical and health tourism law in Turkey.

지역, 특히 터키의 컨시어지 의료 서비스 발전 과정과 현황을 분석했다. 연구자는 터키의 의료 시스템 변화와 함께 컨시어지 의료의 도입 과정을 역사적 맥락에서 조사했다. 연구 결과, 터키에서 컨시어지 의료는 2000년대 초반부터 도입되기 시작했으며, 주로 고소득층과 의료 관광객들을 대상으로 빠르게 성장했다는 점이 밝혀졌다. 그러나 연구자는 이러한 서비스가 의료 형평성 문제를 야기할 수 있다는 우려도 제기했다. 또한, 컨시어지 의료에 대한 명확한 법적 규제 시스템이 필요성을 강조했다.

중동의 컨시어지 의료는 빠르게 성장하고 있지만, 동시에 여러 과제에 직면해 있다. 첫째, 의료 서비스의 형평성 문제이다. 고비용의 컨시어지 의료 서비스가 의료 불평등을 심화시킬 수 있다는 우려가 있다. 둘째, 규제 환경의 정비이다. 많은 중동 국가들에서 컨시어지 의료에 대한 명확한 규제 시스템이 아직 마련되지 않았다. 셋째, 현지 의료 인력의 역량 강화이다. 최고 수준의 컨시어지 의료 서비스를 제공하기 위해서는 현지 의료진의 지속적인 교육과 훈련이 필요하다.

이러한 과제들에도 불구하고, 중동의 컨시어지 의료는 앞으로도 지속적인 성장이 예상된다. 특히, 디지털 기술의 발전과 함께 원격 의료, AI 기반 개인화 의료 서비스 등이 더욱 확대될 것으로 보인다. 또한, 중동 지역의 의료 관광 산업과의 시너지 효과도 기대된다.

결론적으로, 중동의 컨시어지 의료는 이 지역의 독특한 문화적, 경제적 특성과 결합하여 독자적인 발전 경로를 걸어가고 있다. 고품질의 개인화된 의료 서비스에 대한 수요가 늘어나면서, 이 분야는 앞으로도 중요한 성장 동력이 될 것으로 보인다. 그러나 동시에 의료 서비스의

Bicak Law Firm. Retrieved from.
https://www.bicakhukuk.com[](https://www.bicakhukuk.com/en/international−medical−and−health−tourism−law−in−turkey/)

형평성, 규제, 인력 양성 등의 과제를 해결해 나가는 것이 중요할 것이다.

Tekiner(2020)의 연구는 중동 지역, 특히 터키의 컨시어지 의료 서비스에 대한 귀중한 역사적 통찰을 제공했다. 이 연구는 컨시어지 의료 서비스의 발전 과정과 현재 직면한 과제들을 잘 보여주며, 향후 발전 방향에 대한 중요한 시사점을 제시했다. 그러나 이 연구는 주로 터키에 초점을 맞추고 있어, 중동 전역의 컨시어지 의료 현황을 포괄적으로 이해하는 데는 한계가 있다. 향후 연구에서는 중동의 다양한 국가들을 대상으로 한 비교 연구가 필요할 것이다. 또한, 컨시어지 의료 서비스의 장기적인 임상적, 경제적 효과를 평가하는 연구도 요구된다.

3.4 일본의 컨시어지 의료

일본의 컨시어지 의료는 전통적인 일본 의료 시스템과 서구식 개인화 의료 서비스의 독특한 융합으로 발전해왔다. 일본의 의료 시스템은 보편적 건강보험 제도를 바탕으로 높은 접근성과 형평성을 자랑하지만, 동시에 긴 대기 시간과 짧은 진료 시간 등의 문제점도 안고 있다. 이러한 배경에서 컨시어지 의료는 프리미엄 의료 서비스에 대한 수요를 충족시키는 대안으로 등장했다.

일본의 컨시어지 의료는 주로 도쿄, 오사카 등 대도시를 중심으로 발전하고 있으며, 주요 고객층은 기업 임원, 외국인 거주자, 의료 관광객 등이다. 이 서비스는 일반적으로 연회비 모델을 채택하고 있으며, 24시간 의사 접근성, 종합 건강검진, 맞춤형 건강 관리 계획 등을 제공한다.

일본의 컨시어지 의료 시장에서 주목할 만한 기업으로는 메디칼 노트(Medical Note)를 들 수 있다. 이 회사는 AI 기술을 활용한 개인화 의료 서비스 플랫폼을 운영하고 있다. Medical Note의 강점은 빅데이터와 AI를 활용하여 개인별 맞춤형 건강 정보와 의료 서비스를 제공한다는 점이다. 특히 이 회사의 '의사 매칭' 서비스는 환자의 증상과 선호도에 기반하여 최적의 의사를 추천해주는 기능으로 주목받고 있다.

또 다른 주요 기업으로는 메들리(Medley)를 들 수 있다. 메들리는 온라인 의료 정보 플랫폼 'MEDLEY'를 운영하며, 최근에는 원격 진료 서비스도 제공하고 있다. 이 회사의 경쟁력은 풍부한 의료 정보 데이터베이스와 사용자 친화적인 인터페이스에 있다. Medley는 일본 디지털 헬스케어 시장에서 선도적인 위치를 차지하고 있으며, 특히 COVID-19 팬데믹 이후 원격 의료 서비스 부문에서 급속한 성장을 보이고 있다.

일본의 컨시어지 의료는 전통적인 의료 시스템을 보완하는 역할을 하고 있지만, 동시에 여러 과제에 직면해 있다. 첫째, 의료 형평성 문제이다. 고비용의 컨시어지 의료 서비스가 의료 불평등을 심화시킬 수 있다는 우려가 있다. 둘째, 규제 환경의 정비이다. 일본에서는 아직 컨시어지 의료에 대한 명확한 법적 규제 프레임워크가 마련되지 않았다. 셋째, 전통적인 의료 시스템과의 조화이다. 컨시어지 의료가 기존의 의료 시스템을 어떻게 보완하고 협력할 수 있을지에 대한 고민이 필요하다.

이러한 맥락에서 Kijima 등(2021)의 연구는 일본의 컨시어지 의료 서비스에 대한 중요한 통찰을 제공한다.[12] 이 연구는 일본의 한 대학

---

12) Kijima T, Matsushita A, Akai K, Hamano T, Takahashi S, Fujiwara K, Fujiwara Y, Sato M, Nabika T, Sundquist K, Sundquist J, Ishibashi Y, Kumakura S. Patient satisfaction and loyalty in Japanese primary care: a cross-sectional study. BMC Health Serv Res. 2021 Mar 25;21(1):274. doi: 10.1186/s12913-021-06276-9. PMID: 33766027; PMCID: PMC7992825

병원에서 제공하는 컨시어지 의료 서비스의 효과와 환자 만족도를 조사했다. 연구진은 이 서비스를 이용한 100명의 환자를 대상으로 설문조사와 인터뷰를 실시했다. 연구 결과, 대부분의 환자들이 컨시어지 의료 서비스에 높은 만족도를 보였으며, 특히 의사와의 충분한 상담 시간과 맞춤형 건강 관리 계획을 높이 평가했다. 그러나 연구진은 이러한 서비스의 높은 비용이 접근성을 제한할 수 있다는 점을 지적했다. 또한, 컨시어지 의료 서비스가 일본의 보편적 건강보험 시스템과 어떻게 조화롭게 공존할 수 있을지에 대한 과제도 제시했다.

일본의 컨시어지 의료는 앞으로도 지속적인 성장이 예상된다. 특히, 고령화 사회에서 개인화된 건강 관리에 대한 수요가 늘어나면서, 이 분야의 중요성은 더욱 커질 것으로 보인다. 또한, 디지털 기술의 발전과 함께 AI 기반 개인화 의료 서비스, 원격 의료 등이 더욱 확대될 것으로 예상된다.

그러나 동시에 일본의 컨시어지 의료는 여러 도전에 직면해 있다. 의료 서비스의 형평성 유지, 규제 환경의 정비, 전통적인 의료 시스템과의 조화 등이 주요 과제로 남아있다. 이러한 과제들을 해결하면서 컨시어지 의료가 일본의 의료 시스템을 어떻게 보완하고 발전시킬 수 있을지가 앞으로의 중요한 논점이 될 것이다.

결론적으로, 일본의 컨시어지 의료는 전통적인 의료 시스템의 한계를 보완하고 개인화된 프리미엄 의료 서비스에 대한 수요를 충족시키는 역할을 하고 있다. 그러나 동시에 의료 형평성, 규제, 기존 시스템과의 조화 등의 과제를 해결해 나가야 한다. 일본의 컨시어지 의료가 이러한 과제들을 어떻게 해결하고 발전해 나갈지 지켜보는 것은 앞으로 매우 흥미로운 일이 될 것이다.

Kijima 등(2021)의 연구는 일본의 컨시어지 의료 서비스에 대한 귀중한 실증적 데이터를 제공했다. 이 연구는 컨시어지 의료 서비스의 장점과 한계를 동시에 보여주며, 향후 발전 방향에 대한 중요한 시사점을 제시했다. 그러나 이 연구는 단일 병원의 사례만을 다루고 있어, 일본 전체의 컨시어지 의료 현황을 대표하기에는 한계가 있다. 향후 연구에서는 다양한 지역과 의료 기관을 대상으로 한 더 광범위한 조사가 필요할 것이다. 또한, 컨시어지 의료 서비스의 장기적인 건강 결과와 비용 효율성을 평가하는 연구도 요구된다.

3.5 EU의 컨시어지 의료

유럽연합(EU)의 컨시어지 의료는 미국이나 아시아 국가들과는 다른 독특한 발전 양상을 보이고 있다. EU의 의료 시스템은 대부분 보편적 건강보험을 기반으로 하고 있어, 컨시어지 의료의 도입과 확산에 있어 다양한 도전과 기회를 동시에 마주하고 있다.

EU에서 컨시어지 의료는 주로 '프리미엄 의료 서비스' 또는 '개인화된 의료 케어'라는 이름으로 제공되고 있다. 이는 EU의 의료 시스템이 평등과 접근성을 중요시하는 가치관과 관련이 있다. 따라서 EU의 컨시어지 의료는 기존 의료 시스템을 보완하는 형태로 발전하고 있으며, 주로 추가적인 편의성과 개인화된 서비스에 초점을 맞추고 있다.

EU의 컨시어지 의료 서비스는 국가별로 다양한 형태로 나타나고 있다. 예를 들어, 독일에서는 'IGeL'(Individuelle Gesundheitsleistungen, 개인 건강 서비스)이라는 이름으로 추가적인 의료 서비스가 제공되고 있다. 이는 법정 건강보험이 커버하지 않는 추가적인 검사나 치료를 포함한다. 프랑스에서는 'médecine de confort'(편의 의학)이라는 개념으로 유사한 서비스가 제공되고 있다.

EU의 컨시어지 의료 시장에서 주목할 만한 기업으로는 Babylon Health를 들 수 있다. 영국에 본사를 둔 이 회사는 AI 기반의 원격 의료 서비스를 제공하고 있다. Babylon Health의 강점은 AI 챗봇을 통한 초기 증상 평가와 화상 진료 서비스의 결합이다. 이 회사는 EU 내에서 빠르게 성장하고 있으며, 특히 COVID-19 팬데믹 이후 원격 의료 수요 증가로 인해 더욱 주목받고 있다.

또 다른 주요 기업으로는 닥토립(Doctolib)을 들 수 있다. 프랑스에 기반을 둔 이 회사는 온라인 의사 예약 플랫폼을 운영하고 있으며, 최근에는 원격 진료 서비스도 제공하기 시작했다. 닥토립의 경쟁력은 사용자 친화적인 인터페이스와 광범위한 의사 네트워크에 있다. 이 회사는 프랑스, 독일, 이탈리아 등 EU 주요 국가에서 서비스를 제공하고 있으며, EU의 디지털 헬스케어 시장에서 선도적인 위치를 차지하고 있다.

EU의 컨시어지 의료는 여러 가지 도전에 직면해 있다. 첫째, 의료 형평성 문제이다. 추가 비용을 지불할 수 있는 사람들만 이용할 수 있는 서비스가 의료 불평등을 심화시킬 수 있다는 우려가 있다. 둘째, 규제 환경의 복잡성이다. EU 각국의 의료 규제가 다르기 때문에, 컨시어지 의료 서비스를 EU 전역에서 일관되게 제공하는 것이 어려울 수 있다. 셋째, 기존 의료 시스템과의 통합이다. 컨시어지 의료 서비스가 기존의 보편적 의료 시스템을 어떻게 보완하고 협력할 수 있을지에 대한 고민이 필요하다.

이러한 맥락에서 Agarwal 등(2020)의 연구는 EU의 컨시어지 의료에 대한 중요한 통찰을 제공한다. 이 연구는 EU 내 여러 국가의 컨시어지 의료 서비스 현황과 발전 과정을 분석했다. 연구진은 EU 5개국 (영국, 독일, 프랑스, 이탈리아, 스페인)의 컨시어지 의료 서비스 제공자와 이용자를 대상으로 설문조사와 인터뷰를 실시했다. 연구 결과,

EU에서 컨시어지 의료는 주로 기존 의료 시스템을 보완하는 형태로 발전하고 있으며, 특히 디지털 기술을 활용한 서비스가 급속히 성장하고 있음이 밝혀졌다. 그러나 연구진은 이러한 서비스가 의료 불평등을 심화시킬 수 있다는 우려도 제기했다. 또한, EU의 복잡한 의료 규제 환경이 컨시어지 의료의 확산에 장애가 될 수 있다는 점도 지적했다.

EU의 컨시어지 의료는 앞으로도 지속적인 성장이 예상된다. 특히, 고령화 사회에서 개인화된 건강 관리에 대한 수요가 늘어나면서, 이 분야의 중요성은 더욱 커질 것으로 보인다. 또한, 디지털 기술의 발전과 함께 AI 기반 개인화 의료 서비스, 원격 의료 등이 더욱 확대될 것으로 예상된다.

그러나 동시에 EU의 컨시어지 의료는 여러 도전에 직면해 있다. 의료 서비스의 형평성 유지, 복잡한 규제 환경의 극복, 기존 의료 시스템과의 조화 등이 주요 과제로 남아있다. 이러한 과제들을 해결하면서 컨시어지 의료가 EU의 의료 시스템을 어떻게 보완하고 발전시킬 수 있을지가 앞으로의 중요한 논점이 될 것이다.

결론적으로, EU의 컨시어지 의료는 보편적 의료 시스템의 맥락에서 독특한 발전 경로를 걷고 있다. 기존 시스템의 한계를 보완하고 개인화된 의료 서비스에 대한 수요를 충족시키는 역할을 하고 있지만, 동시에 의료 형평성, 규제, 기존 시스템과의 조화 등의 과제를 해결해 나가야 한다. EU의 컨시어지 의료가 이러한 과제들을 어떻게 해결하고 발전해 나갈지 지켜보는 것은 앞으로 매우 흥미로운 일이 될 것이다.

Azzopardi 등(2016)의 연구는 EU의 컨시어지 의료 서비스에 대한 포괄적인 분석을 제공했다. 이 연구는 EU 내 여러 국가의 상황을 비교 분석함으로써, 컨시어지 의료의 다양한 발전 양상과 공통된 과제들을 파악하는 데 기여했다. 그러나 이 연구는 주로 서유럽 국가들에 초점을 맞추고 있어, EU 전체의 상황을 대표하기에는 한계가 있다. 향후 연구에서는 동유럽 국가들을 포함한 더 광범위한 조사가 필요할 것이다. 또한, 컨시어지 의료 서비스의 장기적인 건강 결과와 비용 효율성을 평가하는 연구도 요구된다.[13]

Kim 외 연구진(2014)의 연구는 한국 1차 의료(Primary Care) 시스템의 문제점, 환자와 의사의 인식 차이, 의료 전달체계의 한계, 환자 선택권, 보상체계 등에 관한 것으로 컨시어지 의료의 도입과 연관된 제도적 환경을 질적으로 분석했다. 한국의 의료 시스템에 컨시어지 의료 모델을 도입할 때의 장단점과 과제에 대해 시사점을 제공한다.[14] 이 연구를 통해 우리는 한국의 의료 환경에서 컨시어지 의료 모델이 가져올 수 있는 이점으로 의료의 질 향상, 환자 만족도 증가, 만성 질환 관리 개선 등을 알 수 있었다. 그러나 동시에 의료 불평등 심화, 의료 비용 증가, 기존 의료 시스템과의 충돌 등의 우려 사항도 알 수 있었다. 연구진은 이러한 문제들을 해결하기 위해 정부의 적절한 규제와 지원, 의료계의 협력, 그리고 사회적 합의가 필요하다고 주장했다. 이 연구는 한국의 의료 환경에서 컨시어지 의료 모델의 적용 가능성과 과제를 종합적으로 분석했다는 점에서 의의가 있다.

13) Azzopardi—Muscat, N., Sorensen, K., Aluttis, C., Pace, R., & Brand, H. (2016). Europeanisation of health systems: A qualitative study of domestic actors in a small state. BMC Public Health, 16, 334. https://doi.org/10.1186/s12889-016-2909-0(https://pubmed.ncbi.nlm.nih.gov/25650138/)

14) Kim, A. M., et al. (2014). Perceptions of primary care in Korea: a comparison of patient and physician focus group discussions. BMC Family Practice, 15, 85.

해외 컨시어지 의료 모델이 한국에 주는 시사점은 다음과 같다.

① 예방 중심의 건강 관리 체계 구축이 필요하다.

한국의 의료 시스템은 질병 치료에 중점을 두고 있지만, 컨시어지 의료 모델은 예방과 웰니스에 더 큰 비중을 둔다. 이는 장기적으로 의료 비용을 절감하고 국민 건강을 증진시킬 수 있는 방안이 될 수 있다.

② 의사-환자 관계의 개선이 필요하다.

한국의 의료 현장에서는 짧은 진료 시간으로 인해 충분한 소통이 이루어지기 어려운 경우가 많다. 컨시어지 의료 모델은 의사와 환자 간의 긴밀한 관계 형성을 통해 이러한 문제를 해결할 수 있는 방안을 제시한다.

③ 기술을 활용한 의료 서비스 접근성 향상이 필요하다.

One Medical과 같은 기업의 사례에서 볼 수 있듯이, 기술을 활용한 원격 진료와 실시간 건강 모니터링은 의료 서비스의 접근성을 크게 향상시킬 수 있다.

④ 메타헬스적 건강 관리 접근이 필요하다.

파트너 MD(PartnerMD)의 사례처럼, 의사뿐만 아니라 다양한 건강 전문가들이 팀을 이루어 환자의 건강을 관리하는 접근 방식은 전인적 건강 관리를 가능하게 한다.

⑤ 의료 서비스의 개인화가 필요하다.

컨시어지 의료 모델은 각 환자의 고유한 건강 상태, 생활 습관, 유전적 요인 등을 고려한 맞춤형 의료 서비스를 제공한다. 이는 치료의 효과성을 높이고 환자 만족도를 증진시킬 수 있다.

그러나 이러한 컨시어지 의료 모델을 한국에 도입할 때는 몇 가지 고려해야 할 사항이 있다.

① 의료 형평성 문제

컨시어지 의료는 일반적으로 높은 비용을 수반하기 때문에, 이를 감당할 수 있는 경제적 여유가 있는 사람들에게만 혜택이 돌아갈 수 있다는 우려가 있다. 따라서 이를 어떻게 더 많은 사람들이 접근할 수 있게 할 것인지에 대한 고민이 필요하다.

② 기존 의료 시스템과의 조화 문제

한국의 의료 시스템은 국민건강보험을 중심으로 운영되고 있다. 컨시어지 의료 모델을 도입할 때, 이를 어떻게 기존 시스템과 조화롭게 운영할 것인지에 대한 고민이 필요하다.

③ 의료 인력의 교육과 훈련 문제

컨시어지 의료는 기존의 의료 서비스와는 다른 접근 방식을 요구한다. 따라서 의사와 의료 인력들에게 새로운 교육과 훈련이 필요할 것이다.

"건강은 가장 값진 보물이다"라는 말이 있다. 컨시어지 의료 모델은 이 보물을 더욱 효과적으로 지키고 관리하는 방법을 제시한다. 한국의 의료 시스템이 이러한 해외 모델의 장점을 적절히 수용하여 더 나은 의료 서비스를 제공할 수 있게 되기를 기대해본다.

Lee와 Cha(2019)의 연구와 Kim 외 연구진(2022)의 연구는 컨시어지 의료 모델에 대한 중요한 통찰을 제공하고 있다. 그러나 이 연구들에는 몇 가지 한계점도 존재한다.

① 두 연구 모두 컨시어지 의료 모델의 경제적 효과에 대한 실증적 분석이 부족하다.

컨시어지 의료 모델이 실제로 의료 비용을 절감하고 건강 성과를 개선하는지에 대한 장기적인 데이터 분석이 필요할 것이다.

② 두 연구 모두 한국의 특수한 의료 환경을 충분히 고려하지 못했다는 한계가 있다.

한국의 국민건강보험 시스템, 의료 전달체계, 의료기관의 특성 등을 고려한 더 깊이 있는 연구가 필요할 것이다.

③ 두 연구 모두 컨시어지 의료 모델의 윤리적 측면에 대한 논의가 부족하다.

의료 형평성 문제, 개인정보 보호 문제 등 컨시어지 의료 모델이 제기할 수 있는 윤리적 문제들에 대한 더 깊이 있는 고찰이 필요할 것이다.

이러한 한계점에도 불구하고, 이 두 연구는 한국의 의료 시스템 발전을 위한 중요한 시사점을 제공하고 있다. 앞으로 이러한 연구들을 바탕으로 한국의 의료 환경에 적합한 컨시어지 의료 모델이 개발되고 적용될 수 있기를 기대해본다.

또 다른 이슈는 컨시어지 의료와 의료 형평성 간의 관계이다. 이는 현대 의료 시스템에서 뜨거운 논쟁 주제다. 한편으로는 의료 서비스의 질적 향상과 개인화된 케어를 추구하는 수요가 있고, 다른 한편으로는 의료 접근성의 평등을 유지해야 한다는 사회적 요구가 있다. 이 두 가지 요구 사이의 균형을 찾는 것이 현재 의료 정책의 큰 과제다.

French 등(2010)의 연구에 따르면, 컨시어지 의료는 의료 서비스의 질을 높이고 환자 만족도를 개선하는 데 기여할 수 있다.[15] 그러나 동시에 이러한 서비스가 고소득층에게만 제한될 경우, 의료 불평등을 심

---

15) French, M. T., Homer, J. F., Klevay, S., Goldman, E., Ullmann, S. G., & Kahn, B. E. (2010). Is the United States ready to embrace concierge medicine?. Population Health Management, 13(4), 177−182.

화시킬 수 있다는 우려도 제기된다. 이는 '두 계층 의료 시스템' (two-tiered healthcare system)을 만들어낼 수 있다는 것이다.

그러나 이에 대한 반론도 있다. French 등은 컨시어지 의료가 오히려 전체 의료 시스템의 질을 향상시킬 수 있다고 주장한다. 그들의 논리는 다음과 같다: 컨시어지 의료를 통해 개발된 혁신적인 의료 서비스와 기술이 시간이 지남에 따라 일반 의료 시스템으로 확산될 수 있다는 것이다. 즉, 컨시어지 의료가 일종의 '테스트베드' 역할을 하여 전체 의료 시스템의 발전을 견인할 수 있다는 주장이다.

이러한 관점에서 보면, 여유가 있는 사람들이 추가 비용을 지불하고 더 나은 의료 서비스를 받는 것이 반드시 부정적인 것만은 아닐 수 있다. 오히려 이를 통해 의료 혁신이 촉진되고, 장기적으로는 모든 사람들이 혜택을 받을 수 있다는 것이다.

Greenfield와 Nelson(2010)의 연구는 이러한 관점을 뒷받침한다.[16] 그들의 연구에 따르면, 컨시어지 의료를 통해 개발된 개인화된 의료 서비스 모델이 점차 일반 의료 시스템에 도입되면서, 전반적인 의료 서비스의 질이 향상되는 경향을 보였다. 특히 예방 의학과 만성 질환 관리 영역에서 이러한 효과가 두드러졌다.

그러나 이러한 '낙수효과'가 실제로 발생하기까지는 상당한 시간이 걸릴 수 있으며, 그 과정에서 의료 불평등이 일시적으로 심화될 수 있다는 점도 간과해서는 안 된다. 따라서 컨시어지 의료의 도입과 확산 과정에서 의료 형평성을 어떻게 유지할 것인가에 대한 고민이 필요하다.

이와 관련하여, Dalen과 Alpert(2017)는 '하이브리드 모델'을 제안한

---

16) Greenfield, G., & Nelson, K. (2010). Recent developments in concierge medicine. Expert Review of Pharmacoeconomics & Outcomes Research, 10(4), 367-369.

국민 주치의를 위한 보편적 컨시어지 의료

다.[17] 이는 기본적인 의료 서비스는 모든 사람에게 동등하게 제공하되, 추가적인 편의성이나 서비스에 대해서는 별도의 비용을 지불하도록 하는 방식이다. 이를 통해 의료의 기본적인 질과 접근성은 유지하면서도, 추가적인 서비스에 대한 수요도 충족시킬 수 있다는 것이다.

한편, 컨시어지 의료에 대한 '역차별' 문제도 제기되고 있다. 이는 추가 비용을 지불할 능력이 있는 사람들이 더 나은 의료 서비스를 받는 것을 제한하는 것이 오히려 차별이 될 수 있다는 주장이다. Alexander 등(2020)의 연구에서는 이러한 관점을 다루고 있다.[18] 그들에 따르면, 의료 서비스도 다른 상품이나 서비스와 마찬가지로 시장 원리에 따라 작동해야 하며, 더 많은 비용을 지불할 의사와 능력이 있는 사람들에게 더 나은 서비스를 제공하는 것이 불공정하지 않다는 주장이 있다.

그러나 이러한 주장에 대해서도 반론이 있다. Scheunemann과 White(2011)는 의료가 다른 상품이나 서비스와는 다른 특수성을 가지고 있다고 지적한다.[19] 의료는 생명과 직결되는 기본적인 권리이며, 따라서 시장 원리만으로 작동해서는 안 된다는 것이다. 이들은 의료 서비스의 질과 접근성에 있어서의 형평성이 사회 정의의 중요한 요소라고 주장한다.

결론적으로, 컨시어지 의료와 의료 형평성 간의 관계는 복잡하고 다면적이다. 한편으로는 의료 서비스의 질적 향상과 혁신을 추구해야 하

---

17) Dalen, J. E., & Alpert, J. S. (2017). Concierge medicine is here and growing!. The American Journal of Medicine, 130(8), 880−881.

18) Alexander, G. C., Kurlander, J., & Wynia, M. K. (2020). Physicians in retainer ("concierge") practice. A national survey of physician, patient, and practice characteristics. Journal of General Internal Medicine, 35(5), 1382−1388.

19) Scheunemann, L. P., & White, D. B. (2011). The ethics and reality of rationing in medicine. Chest, 140(6), 1625−1632.

고, 다른 한편으로는 의료 접근성의 평등을 유지해야 한다. 이 두 가지 목표 사이에서 균형을 찾는 것이 현재 의료 정책의 큰 과제다.

이를 위해서는 다양한 이해관계자들 간의 대화와 타협이 필요할 것이다. 정부, 의료 제공자, 보험사, 그리고 환자들이 함께 논의하여 모두에게 공정하고 지속 가능한 의료 시스템을 만들어가야 한다. 또한, 컨시어지 의료를 통해 개발된 혁신적인 의료 서비스와 기술이 빠르게 일반 의료 시스템으로 확산될 수 있도록 하는 정책적 노력도 필요할 것이다.

마지막으로, 의료 형평성과 의료 서비스의 질 향상이 반드시 상충되는 목표가 아니라는 점을 인식하는 것이 중요하다. 장기적으로 볼 때, 모든 사람이 질 높은 의료 서비스에 접근할 수 있을 때 사회 전체의 건강과 웰빙이 향상될 수 있다. 따라서 컨시어지 의료의 발전과 확산 과정에서 의료 형평성을 어떻게 유지하고 개선할 것인가에 대한 지속적인 고민과 노력이 필요할 것이다.

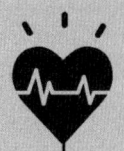

PART

4

K-시니어를 위한 맞춤형
컨시어지 의료의 진화

의료 관광에서 일상 의료로, 혁신적 서비스의 대중화

대한민국 의료계가 맞이한 가장 극적인 변화는 컨시어지 의료 서비스의 대중화다. 과거 해외 부유층과 의료 관광객들만을 위한 특별한 서비스였던 컨시어지 의료가 이제 K-시니어들의 일상적 선택지로 자리 잡고 있다. 이는 단순한 서비스 확산을 넘어, 의료에 대한 근본적 인식 변화를 의미한다.

백세 인생이 현실이 된 지금, K-시니어들은 더 이상 단순히 '오래 사는 것'에 만족하지 않는다. 그들이 추구하는 것은 '어떻게 건강하고 풍요롭게 살 것인가'라는 질적 완성이다. 이러한 패러다임 변화의 중심에 컨시어지 의료 서비스가 있다. 과거 질병 치료 중심의 소극적 의료에서 건강 최적화 중심의 적극적 의료로의 전환은 K-시니어들의 삶의 질을 근본적으로 변화시키고 있다.

1
의료 관광의 유산: K-시니어를 위한 새로운 기회

1.1 글로벌 스탠더드에서 일상 스탠더드로

대한민국은 지난 20여 년간 의료 관광 분야에서 독보적인 성과를 거두어 왔다. 첨단 의료 기술과 합리적 비용, 그리고 세심한 서비스로 연간 수십만 명의 외국인 환자들을 유치하며 세계적인 의료 허브로 자리매김했다. 이 과정에서 축적된 컨시어지 의료 서비스의 노하우가 이제 K-시니어들에게 새로운 기회로 돌아오고 있다.

의료 관광객들을 위해 개발된 원스톱 서비스, 개인 맞춤형 케어 시스템, 다국어 지원 체계, 문화적 배려 등의 경험이 K-시니어 대상 서비스로 발전하고 있다. 특히 외국인 환자들의 복잡하고 다양한 요구에 대응하며 축적된 서비스 설계 능력은 K-시니어들의 개별적 니즈를 충족하는 데 그대로 활용되고 있다.

이러한 전환은 자연스러운 시장 진화의 결과다. 코로나19 팬데믹으로 국제적 이동이 제한되면서 의료 관광 시장이 축소되자, 의료기관들은 내수 시장에 집중하게 되었다. 그 과정에서 기존에 외국인 환자들에게만 제공되던 프리미엄 서비스를 내국인, 특히 구매력과 건강 관심도가 높은 K−시니어들에게 확대 제공하기 시작했다.

1.2 서비스 품질의 상향 평준화

의료 관광 분야에서 축적된 서비스 품질 관리 노하우는 K−시니어 의료 서비스 전반의 품질 향상으로 이어지고 있다. 국제 인증 기준에 맞춰 구축된 서비스 프로세스, 환자 만족도 관리 시스템, 의료진 교육 프로그램 등이 K−시니어 서비스에 그대로 적용되고 있다.

특히 JCI(Joint Commission International) 인증을 받은 국내 의료기관들의 경우, 이미 세계 최고 수준의 환자 안전과 서비스 품질 기준을 갖추고 있다. 이러한 기준이 K−시니어 서비스에 적용되면서, 국내 의료 서비스의 전반적 수준이 크게 향상되고 있다.

또한, 의료 관광 과정에서 발전된 환자 중심의 서비스 철학이 K−시니어 의료에도 뿌리내리고 있다. 의료진이 단순히 질병을 치료하는 것을 넘어, 환자의 전체적인 웰빙과 삶의 질 향상을 고려하는 홀리스틱 접근법이 일반화되고 있다.

1.3 글로벌 네트워크와 K-시니어의 만남

의료 관광을 통해 구축된 글로벌 의료 네트워크는 K−시니어들에게 새로운 기회를 제공하고 있다. 해외 유명 의료기관과의 협력 관계, 국제적 의료진 교류, 최신 치료법에 대한 빠른 접근 등이 K−시니어들에게도 개방되고 있다.

예를 들어, 국내 의료기관들이 미국 메이요클리닉, 독일 샤리테병원, 일본 게이오대학병원 등과 구축한 협력 네트워크를 통해 K-시니어들도 세계 최고 수준의 의료 서비스와 최신 치료법에 접근할 수 있게 되었다. 이는 과거 극소수의 특권층만이 누릴 수 있었던 혜택이 이제 더 많은 K-시니어들에게 확산되고 있음을 의미한다.

또한 원격 진료 기술의 발전으로 해외 명의와의 상담이 일상화되고 있다. K-시니어들은 국내에 거주하면서도 세계적인 전문의의 세컨드 오피니언을 받을 수 있고, 복잡한 질환의 경우 국제적 의료진 간의 협진을 통해 최적의 치료 계획을 수립받을 수 있다.

2
백세인생 시대의 새로운 의료 철학

2.1 질병 치료에서 건강 최적화로

백세 인생 시대를 맞이한 K−시니어들에게 의료는 더 이상 '아플 때 찾는 곳'이 아니다. 이들에게 의료는 '더 건강하고 활기찬 삶을 위한 파트너'로 인식되고 있다. 이러한 인식 변화는 컨시어지 의료 서비스의 철학적 기반이 되고 있다.

전통적인 의료 모델은 질병이 발생한 후 이를 치료하는 사후 대응적 성격이 강했다. 하지만 백세 인생 시대의 의료는 질병 발생 이전부터 건강을 적극적으로 관리하고 최적화하는 예방적, 선제적 성격을 갖는다. 이는 '치료보다 예방이 낫다'는 고전적 지혜의 현대적 구현이다.

K−시니어들은 단순히 병이 없는 상태를 넘어, 신체적, 정신적, 사회적으로 최적의 상태를 유지하고 싶어 한다. 이들에게 건강은 더 이상 개별적 지표의 정상 범위 유지가 아니라, 개인의 잠재력을 최대한 발휘할 수 있는 통합적 상태를 의미한다. 컨시어지 의료는 바로 이러한 K−시니어들의 새로운 건강 개념에 부응하는 서비스 모델이다.

2.2 개인화된 노화 관리의 과학

백세 인생 시대의 핵심 과제는 '성공적 노화(Successful Aging)'의 실현이다. 이는 단순히 오래 사는 것을 넘어, 신체적 기능과 인지 능력을 최대한 유지하면서 삶의 만족도를 높이는 것을 의미한다. K-시니어들은 이러한 성공적 노화를 위해 과학적이고 체계적인 접근을 원하고 있다.

노화는 개인차가 매우 큰 과정이다. 유전적 요인, 생활 습관, 환경적 영향, 과거 병력 등에 따라 노화의 속도와 양상이 크게 달라진다. 따라서 효과적인 노화 관리를 위해서는 개인별 맞춤형 접근이 필수적이다. 컨시어지 의료는 이러한 개인화된 노화 관리를 위한 이상적인 플랫폼을 제공한다.

최신 생명과학 기술을 활용한 생물학적 나이 측정, 텔로미어 길이 분석, 후성유전학적 변화 추적 등을 통해 개인의 노화 상태를 정밀하게 평가할 수 있게 되었다. 이러한 정보를 바탕으로 개인별 노화 속도를 늦추고 건강 수명을 연장하는 맞춤형 전략을 수립할 수 있다.

2.3 능동적 건강 소비자로서의 K-시니어

K-시니어들은 과거 세대와 달리 건강에 대한 능동적 소비자 역할을 수행하고 있다. 이들은 풍부한 정보 접근 능력을 바탕으로 자신의 건강 관리에 적극적으로 참여하며, 의료 서비스 선택에 있어서도 까다로운 기준을 적용한다.

이러한 변화는 컨시어지 의료 서비스의 발전에 중요한 동력이 되고 있다. K-시니어들은 단순히 의료진이 제공하는 서비스를 수동적으로 받아들이는 것이 아니라, 자신의 건강 목표와 가치관에 맞는 서비스를 적극적으로 선택하고 요구한다.

이들은 또한 건강에 대한 투자를 주저하지 않는다. 과거 세대가 건강 관리를 비용으로 인식했다면, K-시니어들은 이를 가장 중요한 투자로 여긴다. 특히 경제적 여유가 있는 K-시니어들은 프리미엄 건강 관리 서비스에 대한 강한 수요를 보이고 있으며, 이는 고품질 컨시어지 의료 서비스 시장의 성장을 이끌고 있다.

3
다양성의 시대, 선택 가능한 컨시어지 의료 스펙트럼

3.1 기본형 컨시어지 의료의 대중화

기술의 발전과 서비스 모델의 혁신으로 인해 기본적인 컨시어지 의료 서비스가 이제 많은 K-시니어들에게 접근 가능한 현실이 되었다. 과거 최고급 서비스로 여겨졌던 개인 건강 관리사, AI 기반 건강 모니터링, 24시간 상담 서비스 등이 이제 합리적인 비용으로 제공되고 있다.

기본형 컨시어지 의료는 핵심적인 건강 관리 요소들을 포함하면서도 비용 효율성을 고려한 서비스 패키지다. 정기적인 종합 건강검진, 만성 질환 관리, 응급 상황 대응, 건강 생활 습관 코칭 등이 포함되며, 디지털 기술을 적극 활용하여 서비스 비용을 낮추고 접근성을 높였다.

특히 AI 챗봇을 활용한 1차 상담 서비스는 기본형 컨시어지 의료의 핵심 요소다. K-시니어들은 언제든지 AI 어시스턴트와 건강 상담을 할 수 있고, 필요시 인간 의료진과의 연결이 자동으로 이루어진다. 이는 의료 접근성을 크게 향상시키면서도 비용을 절감하는 효과적인 모델이다.

또한 웨어러블 기기와 스마트폰 앱을 활용한 일상적 건강 모니터링도 기본형 서비스에 포함된다. 심박수, 혈압, 혈당, 수면 패턴 등의 기본적인 생체 정보가 지속적으로 모니터링되며, 이상 징후 발견 시 즉시 알림과 상담이 제공된다.

3.2 프리미엄 컨시어지 의료의 차별화된 가치

건강에 대한 더 높은 투자 의사가 있는 K-시니어들을 위해서는 프리미엄 컨시어지 의료 서비스가 제공된다. 이는 기본형 서비스의 모든 요소를 포함하면서도, 더욱 정밀하고 포괄적이며 개인화된 서비스를 제공한다.

프리미엄 서비스의 핵심은 '개인 전담 의료팀' 구성이다. 내과, 심장내과, 신경과, 정신건강의학과 등 다양한 전문의들로 구성된 개인 전담팀이 K-시니어 한 명 한 명의 건강을 종합적으로 관리한다. 이는 복잡하고 다양한 건강 이슈를 가진 K-시니어들에게 통합적이고 일관된 케어를 제공할 수 있게 한다.

더욱 정밀한 건강 검진도 프리미엄 서비스의 특징이다. PET-CT, MRI, 고해상도 초음파 등 첨단 영상 진단뿐만 아니라, 전유전체 분석, 액체생검을 통한 조기 암 검진, 치매 위험도 평가를 위한 뇌척수액 검사 등 최신 검사 기법들이 포함된다. 이를 통해 질병의 극조기 발견과 예방이 가능해진다.

개인 맞춤형 건강 솔루션 개발도 프리미엄 서비스의 핵심이다. 개인의 유전적 특성, 대사 패턴, 생활 습관, 환경 요인 등을 종합 분석하여 세상에 하나뿐인 개인 전용 건강 관리 프로그램이 설계된다. 맞춤형 영양 보충제, 개인별 운동 프로그램, 스트레스 관리 방법 등이 과학적 근거를 바탕으로 제공된다.

3.3 럭셔리 컨시어지 의료의 새로운 경험

최상위 계층의 K-시니어들을 위해서는 럭셔리 컨시어지 의료 서비스도 등장하고 있다. 이는 의료 서비스를 넘어 전인적 웰빙 경험을 제공하는 새로운 차원의 서비스다. 럭셔리 서비스의 특징은 '장소의 자유로움'이다. K-시니어의 집, 사무실, 휴양지 등 어디서든 의료진이 직접 방문하여 서비스를 제공한다. 이동식 검진 장비를 활용한 정밀 건강검진, 집에서 받는 물리치료와 재활 서비스, 개인 요리사와 연계된 치료식 제공 등이 포함된다.

세계적 명의와의 직접 연결도 럭셔리 서비스의 핵심이다. 하버드 의대, 존스홉킨스 의대, 메이요클리닉 등 세계 최고 의료기관의 전문의들과 정기적인 화상 상담을 받을 수 있고, 필요시 해외 치료를 위한 모든 절차가 원스톱으로 지원된다.

또한, 의료와 라이프스타일이 완전히 통합된 서비스가 제공된다. 개인 트레이너, 영양사, 정신건강 상담사, 라이프 코치 등이 팀을 이루어 K-시니어의 전인적 웰빙을 책임진다. 이는 건강 관리를 넘어 삶의 질 전체를 최적화하는 통합적 접근이다.

4
동서양 의학의 만남

4.1 한의학과 현대의학의 시너지

K-시니어를 위한 컨시어지 의료에서 주목받는 것 중 하나는 한의학과 현대의학의 통합적 접근이다. 오랜 전통을 가진 한의학의 지혜와 첨단 현대의학의 기술이 만나 새로운 치료 패러다임을 만들어 내고 있다.

한의학의 체질의학적 접근은 개인별 맞춤 의료의 선구적 모델이다. 태양인, 태음인, 소양인, 소음인으로 구분하는 사상체질의학은 개인의 체질적 특성에 맞는 치료와 건강 관리를 제공한다. 이러한 전통적 개인화 의료 개념이 현대의 유전체 의학, 정밀의료와 결합되면서 더욱 과학적이고 효과적인 맞춤형 치료가 가능해지고 있다.

침구 치료의 현대적 활용도 K-시니어들에게 큰 호응을 얻고 있다. 만성 통증 관리, 면역력 증진, 스트레스 완화 등에서 침구 치료의 효과가 과학적으로 입증되면서, 이를 현대의학적 치료와 병행하는 통합 치료 모델이 확산되고 있다. 특히 항암 치료의 부작용 완화, 수술 후 회복 촉진 등에서 한의학적 치료의 가치가 재평가되고 있다.

한약과 현대 약물의 병용 요법도 새로운 가능성을 보여 주고 있다.

개인의 체질과 현재 복용 중인 약물을 종합적으로 고려하여 한약 처방을 조정하고, 서로의 효과를 증진시키면서 부작용은 최소화하는 통합적 약물 요법이 개발되고 있다. 이는 복합 질환을 가진 K-시니어들에게 특히 유용한 접근법이다.

4.2 기능의학의 새로운 관점

기능의학(Functional Medicine)은 질병의 근본 원인을 찾아 해결하는 것을 목표로 하는 새로운 의학적 접근법이다. 증상 중심의 기존 의학과 달리 개인의 생화학적 개별성을 인정하고 영양, 환경, 스트레스 등 다양한 요인들의 상호작용을 고려한다.

K-시니어들의 복잡한 건강 상태를 이해하는 데 기능의학적 접근은 매우 유용하다. 예를 들어, 만성 피로를 호소하는 K-시니어의 경우, 단순히 피로 증상만을 다루는 것이 아니라 미토콘드리아 기능, 호르몬 균형, 장내 미생물, 중금속 독성, 영양 결핍 등 다양한 요인을 종합적으로 평가한다.

장내 미생물 분석을 통한 개인화된 영양 치료도 기능의학의 중요한 영역이다. K-시니어의 장내 미생물 구성을 분석하여 개인별 최적의 식단을 제안하고, 프로바이오틱스와 프리바이오틱스를 맞춤 처방한다. 이는 면역력 증진, 염증 감소, 인지 기능 향상 등 다양한 건강 효과로 이어진다.

중금속 해독, 영양소 최적화, 호르몬 균형 조절 등을 통한 근본적 건강 회복이 기능의학의 핵심이다. 이러한 접근은 K-시니어들이 경험해 온 장기간의 환경적 스트레스와 생활 습관의 누적 효과를 고려한 치료 전략을 제공한다.

4.3 자연치유력 증진의 현대적 구현

K-시니어를 위한 통합 의료에서는 인간이 본래 가지고 있는 자연 치유력을 최대한 활용하는 접근법이 중시된다. 이는 단순히 약물로 증상을 억제하는 것을 넘어, 몸 자체의 회복 능력을 강화하는 것을 목표로 한다.

영양 요법은 자연치유력 증진의 핵심이다. 개인별 영양 상태 분석을 통해 부족한 영양소를 보충하고, 염증을 줄이는 항염 식단을 제공한다. 오메가3 지방산, 비타민 D, 마그네슘, 아연 등 K-시니어에게 중요한 영양소들을 최적화하여 면역력과 전반적 건강 상태를 향상시킨다.

운동 처방도 개인의 체력과 건강 상태에 맞게 정밀하게 설계된다. 근력 운동, 유산소 운동, 균형 감각 훈련, 유연성 향상 운동 등을 개인별로 조합하여 신체 기능을 최적화한다. 특히 낙상 예방을 위한 균형 감각 훈련과 근감소증 예방을 위한 저항 운동이 강조된다.

스트레스 관리와 정신 건강 증진도 자연치유력 강화의 중요한 요소다. 명상, 요가, 호흡법, 바이오피드백 등 다양한 기법을 통해 K-시니어들의 정신적 안정과 스트레스 해소를 돕는다. 이는 면역력 향상과 전반적 건강 상태 개선에 직접적으로 기여한다.

5
AI 명의 시대:
인공지능 의료 상담의 혁명

5.1 24시간 접근 가능한 의료 지식

AI 기반 의료 상담 서비스는 K-시니어들의 의료 접근성을 획기적으로 향상시키고 있다. 과거에는 병원 운영 시간과 의사의 스케줄에 맞춰야 했던 의료 상담이 이제는 24시간 언제든지 가능해졌다. 이는 특히 야간이나 주말에 건강 문제가 발생하기 쉬운 K-시니어들에게 큰 안정감을 제공한다.

AI 명의는 방대한 의학 지식과 최신 연구 결과를 실시간으로 업데이트하며, 이를 바탕으로 정확하고 신뢰할 수 있는 의료 정보를 제공한다. 개별 K-시니어의 과거 병력, 현재 복용 약물, 알레르기 정보 등을 종합적으로 고려하여 개인화된 의료 조언을 제공한다.

특히 복잡한 의학 용어나 검사 결과를 K-시니어들이 이해하기 쉽게 설명하는 능력이 뛰어나다. AI는 개인의 교육 수준과 의학 지식 정도를 파악하여 적절한 수준의 언어로 설명하며, 필요시 그림이나 동영상 등 시각적 자료를 활용하여 이해를 돕는다.

5.2 세계적 명의와의 가상 연결

AI 기술의 발전으로 세계 각국 명의들의 의학적 지식과 임상 경험이 디지털화되어 K-시니어들에게 제공되고 있다. 하버드 의대의 심장 전문의, 메이요클리닉의 신경과 전문의 존스 홉킨스의 종양 전문의 등 세계 최고 수준의 의료진들의 지식과 판단 과정이 AI 시스템에 학습되어 있다.

이를 통해 K-시니어들은 지리적 제약 없이 세계 최고 수준의 의료 조언을 받을 수 있다. 희귀 질환이나 복잡한 질환의 경우, 해당 분야의 세계적 권위자들의 지식을 종합한 AI의 조언을 받을 수 있어 진단과 치료의 정확성이 크게 향상된다.

AI는 또한 다양한 명의들 간의 의견 차이나 논란이 있는 부분도 객관적으로 제시한다. 같은 질환에 대해 서로 다른 치료 접근법을 제시하는 경우, 각각의 장단점과 근거를 균형 있게 설명하여 K-시니어와 주치의가 최적의 치료 방향을 결정할 수 있도록 돕는다.

5.3 실시간 건강 모니터링과 조기 경고

AI 명의 시스템은 K-시니어들의 웨어러블 기기와 연동되어 실시간으로 건강 상태를 모니터링한다. 평소와 다른 생체 신호나 행동 패턴을 감지하면 즉시 분석하여 필요한 조치를 제안한다. 이는 질병의 조기 발견과 응급 상황 예방에 큰 도움이 된다.

예를 들어, 심박수의 미세한 변화를 통해 부정맥을 조기에 감지하거나, 수면 패턴의 변화를 통해 우울증이나 치매의 초기 증상을 포착할 수 있다. 또한 일상 활동량의 급격한 감소를 통해 신체 기능 저하나 질병 진행을 예측할 수 있다.

AI는 이러한 변화들을 개인의 과거 데이터와 비교하고, 유사한 사례들과 매칭하여 위험도를 평가한다. 높은 위험도가 감지되면 즉시 K－시니어와 의료진에게 알림을 보내고, 적절한 대응 방안을 제시한다. 이는 응급실 방문이나 입원의 필요성을 크게 줄이는 효과가 있다.

5.4 개인화된 건강 교육과 행동 변화 유도

AI 명의는 단순히 질병을 진단하고 치료하는 것을 넘어, K－시니어들의 건강한 생활 습관 형성을 돕는 개인 건강 코치 역할도 수행한다. 개인의 건강 상태, 생활 패턴, 선호도 등을 고려하여 맞춤형 건강 교육을 제공한다.

예를 들어, 당뇨병을 가진 K－시니어에게는 혈당 관리 방법, 적절한 식단, 운동법 등을 개인의 생활 패턴에 맞춰 제안한다. 또한 복용 중인 약물과의 상호작용을 고려한 식품 선택 가이드를 제공하고, 혈당 변화에 따른 실시간 조언을 제공한다.

AI는 또한 행동 변화 이론을 바탕으로 K－시니어들이 건강한 습관을 지속할 수 있도록 동기를 부여하고 격려한다. 개인의 성향에 맞는 목표 설정, 단계적 변화 유도, 성취에 대한 적절한 보상 시스템 등을 통해 지속 가능한 건강 관리를 돕는다.

6
물리치료와 재활의 디지털 혁신

6.1 가정 기반 스마트 재활 시스템

K-시니어를 위한 컨시어지 의료에서 물리치료와 재활 서비스의 혁신은 특히 주목할 만하다. 전통적으로 병원이나 재활센터에서만 가능했던 전문적인 물리치료가 이제 K-시니어의 집에서도 고품질로 제공되고 있다.

스마트 재활 시스템은 AI 기반의 동작 분석 기술을 활용하여 K-시니어의 움직임을 실시간으로 모니터링하고 평가한다. 카메라와 센서를 통해 관절의 가동 범위, 근력, 균형 감각 등을 정밀하게 측정하고, 이를 바탕으로 개인별 맞춤형 재활 프로그램을 제공한다.

가상현실(VR)과 증강현실(AR) 기술을 활용한 재활 프로그램은 K-시니어들의 참여도와 지속성을 크게 향상시켰다. 단조로운 반복 운동이 아닌 게임화된 재미있는 활동을 통해 재활을 진행할 수 있어 K-시니어들이 더욱 적극적으로 참여하게 된다.

원격 물리치료사와의 실시간 연결도 이 시스템의 핵심 기능이다. 전문 물리치료사가 화상을 통해 K-시니어의 운동을 관찰하고 실시간으로 피드백을 제공하며, 필요시 운동 강도나 방법을 즉시 조정할 수 있다. 이는 안전하면서도 효과적인 재활을 가능하게 한다.

6.2 로봇 보조 물리치료의 도입

첨단 로봇 기술이 K-시니어의 물리치료에 도입되면서 치료의 정밀성과 효과성이 크게 향상되고 있다. 재활 로봇은 인간 치료사가 제공하기 어려운 정확하고 일관된 치료를 제공할 수 있어, 특히 뇌졸중이나 척수 손상 후 재활에 큰 도움이 되고 있다.

보행 재활 로봇은 K-시니어들의 걸음걸이를 분석하고 교정하는 데 탁월한 효과를 보이고 있다. 로봇이 K-시니어의 다리 움직임을 보조하면서 정상적인 보행 패턴을 학습시키고, 점진적으로 보조 강도를 줄여 나가면서 독립적인 보행 능력을 회복시킨다.

상지 재활 로봇은 어깨, 팔, 손목의 움직임을 정밀하게 제어하여 관절 가동 범위 회복과 근력 강화에 도움을 준다. 특히 정밀한 손가락 움직임이 필요한 일상 동작 훈련에서 로봇의 도움으로 더욱 세밀하고 효과적인 재활이 가능해졌다.

AI와 결합된 재활 로봇은 K-시니어의 진행 상황을 실시간으로 분석하여 최적의 치료 강도와 패턴을 자동으로 조정한다. 이는 과도한 치료로 인한 부상을 예방하면서도 최대한의 치료 효과를 얻을 수 있게 한다.

6.3 예방적 물리치료와 기능 유지

K-시니어를 위한 컨시어지 의료에서는 질병이나 부상 후 재활뿐만 아니라 예방적 물리치료가 크게 강조되고 있다. 이는 근감소증, 골다공증, 낙상 등 노화 관련 위험을 사전에 예방하고 신체 기능을 최대한 오래 유지하는 것을 목표로 한다.

개인별 근력과 균형 감각 평가를 통해 취약한 부분을 미리 파악하고, 이를 강화하는 맞춤형 운동 프로그램을 제공한다. 예를 들어, 낙상 위험이 높은 K-시니어에게는 균형 감각 훈련과 하지 근력 강화 운동을 집중적으로 제공한다.

일상생활 동작 훈련도 예방적 물리치료의 중요한 부분이다. 침대에서 일어나기, 계단 오르내리기, 화장실 이용하기 등 일상적인 동작들을 안전하고 효율적으로 수행할 수 있도록 훈련한다. 이는 K-시니어들의 독립적인 생활 능력 유지에 핵심적인 역할을 한다.

또한, 직업이나 취미 활동과 관련된 특화된 물리치료도 제공된다. 예를 들어, 골프를 즐기는 K-시니어에게는 골프 스윙에 필요한 특정 근육군을 강화하고 관련 부상을 예방하는 운동을 제공한다. 이는 K-시니어들이 좋아하는 활동을 계속 즐길 수 있도록 돕는다.

7
건강기능식품의 개인화 혁명

7.1 유전자 기반 맞춤형 영양 보충

K-시니어를 위한 건강기능식품 분야에서 가장 주목받는 발전은 개인의 유전적 특성을 고려한 맞춤형 보충제의 등장이다. 이는 개인의 유전자 분석을 통해 특정 영양소의 대사 능력, 흡수율, 필요량 등을 정확히 파악하여 개인별 최적화된 영양 보충 전략을 수립할 수 있게 되었음을 의미한다.

이러한 유전자 기반 맞춤형 접근의 실제 적용 사례를 살펴보면, 먼저 비타민 D 대사와 관련된 유전자 변이를 가진 K-시니어의 경우 일반적인 권장량보다 더 많은 비타민 D 보충이 필요할 수 있다. 마찬가지로 엽산 대사에 관여하는 MTHFR 유전자 변이를 가진 경우에는 일반적인 엽산 대신 메틸엽산 형태의 보충이 더 효과적이다.

이와 같은 원리는 오메가-3 지방산에도 적용된다. 개인의 유전적 특성에 따라 EPA와 DHA의 최적 비율이 달라질 수 있어, 유전자 분석을 통해 개인별 최적 비율을 결정하고 이에 맞는 맞춤형 오메가-3 제품을 제공할 수 있다. 더 나아가 항산화 능력과 관련된 유전자 분석을 통해서는 글루타치온, 카탈라제, SOD 등 항산화 효소의 활성도가 유전적으로 결정되는 양상을 파악하여 개인별 항산화 보충제의 종류와 용량을 정밀하게 결정할 수 있다.

이러한 개인화된 영양 보충 패러다임의 혁신적 실현 사례로 제노시스바이오연구소의 코디포닌과 액티핏이 주목받고 있다. 이들 제품은 개인의 대사 특성과 노화 상태에 따라 맞춤형으로 제공되는 차세대 솔루션으로, 세 가지 핵심 성분의 시너지를 통해 개인별 건강 목표에 최적화된 효과를 제공한다.

① 액티포닌®의 개인화된 대사 최적화

코디포닌과 액티핏의 핵심 성분인 액티포닌®은 돌외잎에서 특허 공법으로 추출한 고농축 사포닌 복합체로, 개인의 AMPK 유전자 다형성과 대사 패턴에 따라 차별화된 반응을 보인다. 특히 AMPK (AMP-activated Protein Kinase) 활성화 능력이 유전적으로 낮은 K-시니어의 경우, 액티포닌®을 통해 이 중요한 대사 경로를 활성화함으로써 체지방 감소와 에너지 대사 개선 효과를 극대화할 수 있다. 식약처로부터 체지방 감소 기능성을 공식 인정받고 4개국 특허를 획득한 이 혁신적 성분은 개인의 미토콘드리아 기능 상태에 따라 에너지 생산 효율을 차별적으로 향상시키는 맞춤형 솔루션을 제공한다.

② 코디세핀의 유전적 맞춤형 면역 조절

액티포닌®과 상호보완적으로 작용하는 코디세핀은 동충하초에서 추출한 생리활성물질로, 개인의 면역 유전자 다형성에 따라 면역 조절 효과가 달라진다. 특히 염증 관련 유전자(IL-1β, TNF-α) 발현이 높은 K-시니어의 경우, 코디세핀의 강력한 항염 효과를 통해 만성 염증을 효과적으로 관리할 수 있다. 주목할 점은 최근 울산과학기술원과의 공동 연구에서 48%라는 놀라운 수명 연장 효과가 입증된 것으로, 이는 개인의 텔로미어 길이와 DNA 복구 능력에 따라 노화 지연 효과를 개인화하여 제공할 수 있음을 의미한다.

③ 패션프루트 추출물의 장수 유전자 활성화

이러한 대사 최적화와 면역 조절 효과를 완성하는 세 번째 요소는 패션프루트 씨앗에서 추출한 피세아타놀이다. 이 성분은 개인의 SIRT1 유전자 다형성에 따라 활성화 정도가 다르게 나타나는데, SIRT1 유전자 활성이 낮은 K-시니어의 경우 피세아타놀을 통해 이 '장수 유전자'를 활성화함으로써 세포 노화 지연과 대사 균형 회복 효과를 얻을 수 있다. 레스베라트롤보다 높은 생체이용률을 가진 피세아타놀은 개인의 대사 패턴에 맞춰 미토콘드리아 기능을 최적화하여 앞선 두 성분의 효과를 시너지적으로 증폭시킨다.

④ 액티핏의 미토콘드리아 맞춤형 최적화

액티핏은 이러한 개인화 전략을 미토콘드리아 기능 최적화에 집중적으로 적용한 제품이다. 핵심 성분인 액티포닌®이 개인의 미토콘드리아 DNA 다형성과 기능 상태에 따라 차별화된 효과를 제공하는 방식이 바이오솔빅스의 최신 실험을 통해 과학적으로 입증되었다. 심근세포를 대상으로 한 연구 결과에 따르면, 미토콘드리아의 기저 호흡, 최대 호흡, ATP 생산, 여유 호흡능을 모두 향상시키는 것으로 확인되어, 개인의 미토콘드리아 기능 저하 정도에 따라 맞춤형으로 에너지 생산 능력을 회복시키는 개인화된 치료 접근을 가능하게 한다.

더욱 흥미로운 것은 50μg/ml 농도에서 가장 뚜렷한 개선 효과가 나타났으며, 독소루비신으로 손상된 미토콘드리아 기능을 부분적으로 회복시키는 효과도 확인된 점이다. 이는 개인의 스트레스 노출 정도와 세포 손상 상태에 따라 맞춤형 회복 전략을 수립할 수 있음을 의미하며, 유전자 기반 맞춤형 영양 보충이 단순한 이론이 아닌 실용적 현실로 구현되고 있음을 보여준다.

7.2 내 미생물 기반 프로바이오틱스

K-시니어의 장내 미생물 구성은 면역력, 소화 기능, 인지 능력, 심지어 기분에까지 영향을 미치는 것으로 알려져 있다. 개인별 장내 미생물 분석을 통해 맞춤형 프로바이오틱스를 제공하는 서비스가 컨시어지 의료의 중요한 부분이 되고 있다.

장내 미생물 분석은 대변 검체를 통해 이루어지며, 수백 종의 세균 구성과 비율을 정밀하게 분석한다. 이를 통해 개인에게 부족한 유익균을 파악하고, 과도하게 증식한 유해균을 억제할 수 있는 특정 균주를 선별하여 맞춤형 프로바이오틱스를 제공한다.

K-시니어의 경우 노화로 인해 비피도박테리움과 같은 유익균이 감소하는 경향이 있어, 이를 보충하는 것이 중요하다. 또한 항생제 복용 이력이 있는 K-시니어의 경우, 항생제로 인해 손상된 장내 미생물을 회복시키는 특별한 프로바이오틱스 프로그램이 제공된다.

프리바이오틱스와 포스트바이오틱스를 결합한 통합적 접근도 이루어지고 있다. 유익균의 먹이가 되는 프리바이오틱스와 유익균이 생산하는 유익한 대사산물인 포스트바이오틱스를 함께 제공하여 장 건강 개선 효과를 극대화한다.

7.3 실시간 모니터링 기반 용량 조절

웨어러블 기기와 혈액 검사를 통한 실시간 영양 상태 모니터링을 바탕으로 건강기능식품의 용량을 동적으로 조절하는 시스템이 도입되고 있다. 이는 개인의 현재 상태에 맞는 최적의 보충을 가능하게 한다. 예를 들어, 지속적인 혈당 모니터링 장치를 통해 혈당 변화를 관찰하고, 이에 따라 크롬이나 계피 추출물 등 혈당 조절에 도움이 되는 성분의 용량을 조절할 수 있다. 또한 스트레스 수준에 따라 마그네슘이나 아시와간다 등 스트레스 관리 성분의 용량을 조정한다.

수면 패턴 분석을 통해서도 멜라토닌이나 글리신 등 수면 개선 성분의 필요량을 판단할 수 있다. 웨어러블 기기가 수집한 수면 데이터를 AI가 분석하여 개인별 최적의 수면 보조제 조합을 제안한다. 계절적 변화나 생활 패턴 변화에 따른 조절도 이루어진다. 겨울철에는 비타민 D와 오메가-3의 용량을 늘리고, 운동량이 증가한 시기에는 단백질과 전해질 보충을 강화하는 식으로 상황에 맞는 맞춤형 조절이 가능하다.

8
원격진료와 컨시어지 의료

8.1 원격진료 법제화의 새로운 전환점

2024년 11월 11일, 더불어민주당 전진숙 의원이 발의한 의료법 개정안은 대한민국 원격진료 역사에 새로운 이정표를 세웠다. 이는 22대 국회에서 처음으로 나온 민주당 측 비대면 진료 제도화 법안으로, 소아·청소년, 고령 환자, 취약지 거주자 등을 대상으로 한 초진 비대면 진료 허용과 재진 위주의 제도 설계를 담고 있다.

전진숙 의원은 "비대면 진료는 감염병 확산 방지 외에도 의료기관의 접근이 어려운 사람들에게 양질의 의료 서비스를 제공할 수 있는 장점이 있으므로 이를 적극 활용해 의료공급 취약지역 등의 의료 접근성을 개선할 필요가 있다"라며 발의 배경을 밝혔다. 이러한 법제화 움직임은 더불어민주당의 대선 공약과도 맥을 같이하며, 비대면 진료 추진 과정에서 우려되는 처방전 복사 등 불법 행위를 방지하기 위해 공적 전자처방 전송 시스템 구축 및 활용을 통해 해소하겠다는 의지를 담고 있다.

이러한 급변하는 의료 환경 속에서 제노시스바이오연구소는 단순한 기술 제공자를 넘어, 원격진료의 미래를 완전히 재정의하는 혁신적 솔루션을 제시한다. 특히 제노시스바이오연구소의 가장 큰 차별화 요소는 우리나라 원격진료의 효시인 은평성모병원에서 원격진료를 진두지휘했던 권순용 전 원장이 임원으로 참여하고 있다는 점이다.

① 초지능형 휴먼 디지털 트윈 엔진 - 원격진료의 혁명적 진화

제노시스바이오연구소의 핵심 기술인 초지능형 휴먼 디지털 트윈 엔진(Hyper-Intelligent Human Digital Twin Engine)은 기존의 원격진료 플랫폼과는 차원이 다른 접근 방식을 제시한다. 개인의 생물학적, 생리학적, 행동학적 데이터를 넘어 인지적, 감성적, 사회적 데이터까지 통합하여 가상 공간에 개인의 '초지능형 디지털 복제본'을 생성하는 이 기술은 전 생애주기 건강 변화를 시뮬레이션 및 예측하는 엔진이다.

기존의 디지털 트윈 기술이 DNA 및 액체 생검 데이터에 집중하는 것과 달리, 제노시스는 인간 존재의 다차원적 복잡성을 디지털 트윈에 완벽하게 구현한다. 이는 원격진료에서 가장 큰 한계로 지적되어 온 '환자 상태의 정확한 파악' 문제를 근본적으로 해결하는 혁신적 접근법이다.

제노시스의 다차원 데이터 통합 시스템은 유전체(Germline/ Somatic/ Epigenetic), 단백질체(Proteomics), 대사체(Metabolomics), 미생물체(Microbiome) 등 다중 오믹스 데이터와 더불어, 스마트링/워치/비침습 혈당 기기에서 수집된 실시간 바이오마커를 포함한다. 운동량, 수면의 질, 심박수, 혈중 산소포화도, 혈당 등의 생체 신호뿐만 아니라, 음성/표정/제스처를 통한 감성/인지 데이터, 그리고 환경(미세먼지, 기후, 지역 감염병 추이) 및 사회경제적 데이터까지 통합 분석한다.

이러한 복잡한 비선형적 상호작용을 분석하는 독자적인 AI 모델인 '다중-모달 신경망 기반 생체-환경 상호작용 예측 모델'은 원격진료에서 의료진이 환자의 전체적인 건강 상태를 입체적으로 파악할 수 있게 한다. 최신 거대 언어 모델(LLM)의 고급 추론 및 생성 능력을 활용한 '생성형 AI 기반 개인 맞춤형 건강 시나리오 예측 및 최적화 시스템'은 개인의 디지털 트윈 상에서 수백만 가지의 질병 발병 시나리오를 시뮬레이션하고, 특정 의료 행위, 생활 습관 변화, 건강기능식품 섭취 시의 긍정적/부정적 효과를 예측한다.

② 세계 최초 양자 터널링 기반 비침습 혈당 측정 기술

제노시스바이오연구소의 세계 최초 양자 터널링 기반 비침습 혈당 측정 기술(Quantum Tunneling Non−Invasive Blood Glucose Monitoring)은 원격진료의 정확도를 혁명적으로 향상시키는 핵심 기술이다. 기존의 광학식 또는 마이크로니들 방식의 비침습 혈당 측정 기술이 가진 정확도와 안정성 한계를 극복하기 위해 개발된 이 기술은 양자 터널링 효과를 활용하여 피부를 투과하는 전자기파의 미세한 변화를 감지, 혈중 포도당 농도를 실시간으로 측정한다.

이 기술의 혁신성은 스마트워치와 스마트링에 직접 내장되어 고객에게 채혈의 고통 없이 의료 수준의 정확도를 제공한다는 점에 있다. 전진숙 의원 법안에서 65세 이상 고령자를 초진 비대면 진료 허용 대상에 포함시킨 것은 이러한 기술의 필요성을 시사한다. 고령 당뇨병 환자들의 경우 정확한 혈당 모니터링이 원격진료의 성공 여부를 결정하는 핵심 요소이기 때문이다.

'양자 터널링 효과 기반 비침습 혈당 측정 장치 및 방법'에 대한 특허 기술은 특정 주파수 대역의 전자기파가 피부 조직을 통과할 때, 포도당 분자에 의한 양자 터널링 확률 변화를 정밀하게 측정하고, 이를 혈당 농도로 변환하는 독자적인 센서 설계 및 신호 처리 알고리즘을 포함한다. 또한, '웨어러블 기기 통합형 초소형 양자 터널링 혈당 센서 모듈'은 스마트워치 및 스마트링과 같은 소형 웨어러블 기기에 내장 가능하도록 초소형화된 양자 터널링 센서 모듈 설계 및 제조 기술로, 원격진료의 접근성을 혁명적으로 향상시킨다.

8.2 '챗봇명의' 초지능형 명의 AI 상담 시스템

제노시스바이오연구소의 '챗봇명의' 초지능형 명의 AI 상담 시스템 (Super-Intelligent Master AI Chatbot)은 원격진료의 질적 수준을 혁신적으로 향상시키는 핵심 기술이다. 권순용 박사의 명의 네트워크 임상 지혜를 LLM에 직접 학습시켜, 일반적인 의료 데이터베이스를 활용하는 기존 챗봇(Ada Health, Infermedica 등)의 한계를 뛰어넘어 '명의 수준의 개인화된 상담'을 제공하는 시스템이다.

대한개원의협회가 지적한 바와 같이 "비대면 진료는 진단 및 치료에 한계가 있으며, 현장에서 이뤄지는 '보고, 듣고, 느끼는' 진찰이 어렵다"는 한계를 제노시스의 시스템이 혁신적으로 극복한다. '명의 임상 지혜 정형화 및 LLM 학습 시스템'은 권순용 박사가 구축한 명의 네트워크(정형외과, 내분비내과, 심장내과, 정신과 등)의 수십 년간 축적된 임상 경험, 진단 철학, 환자 상담 스타일, 치료 우선순위 설정 방법 등 '암묵지'를 정형화된 데이터로 변환하고, 이를 LLM에 효율적으로 학습시키는 독자적인 방법론이다.

멀티모달 감성/인지 분석 기반 공감형 상담 엔진은 텍스트, 음성(음성 톤, 억양), 원격 상담 시 표정 및 제스처 등 멀티모달 데이터를 LLM이 통합 분석하여 고객의 감성 상태와 인지적 특성을 파악하고, 이에 맞춰 공감적이고 개인화된 언어로 상담을 진행하는 '생성형 AI 기반 환자 감성 적응형 대화형 상담 시스템'이다.

실시간 바이오마커 연동 예측 기반 스마트 트리아지 시스템은 웨어러블 기기에서 수집된 실시간 바이오마커(심박수, 혈당, 산소포화도 등) 데이터를 '챗봇명의' LLM이 실시간으로 분석하여 증상의 응급성과 중증도를 판단하고, 가장 적절한 의료 서비스(자가 관리, 챗봇 상담, 원격진료 전문의 연결, 대면 진료 예약)로 즉시 연결하는 '실시간 생체 데이터 연동 LLM 기반 지능형 의료 트리아지 및 연계 시스템'이다.

8.3 휴먼 디지털 트윈 기반 미래 건강 예측 플랫폼

제노시스바이오연구소의 휴먼 디지털 트윈 기반 '미래의 나' 건강 예측 및 최적화 플랫폼(Future-Self Health Optimization Platform)은 통합된 다중 오믹스, 실시간 바이오마커, 생활 습관, 환경 데이터를 기반으로 생성된 휴먼 디지털 트윈 상에서 고객의 '미래의 나'를 시뮬레이션하고, 질병 발병 위험도를 예측하며, 개인에게 최적화된 건강 관리 로드맵을 선제적으로 제시하는 플랫폼이다.

전진숙 의원의 법안이 18세 미만과 65세 이상을 초진 허용 대상에 포함시킨 것은 이러한 예측 의료의 중요성을 반영한다. 소아청소년과 고령자는 건강 상태 변화가 빠르고 예측이 어려운 계층으로, 지속적인 건강 모니터링과 예측 기반 관리가 특히 중요하기 때문이다.

'다중-오믹스 및 실시간 바이오마커 융합형 디지털 트윈 건강 상태 예측 모델'은 복합적인 개인 데이터를 기반으로 질병 발생 확률, 노화 속도, 신체 기능 변화 등을 예측하고, 특정 건강 솔루션 적용 시의 긍정적 변화를 디지털 트윈 상에서 시뮬레이션하여 고객에게 시각적으로 제시하는 알고리즘이다.

'초개인화 건강 솔루션 추천 및 피드백 루프 시스템'은 디지털 트윈 예측 결과를 바탕으로 고객에게 가장 효과적인 건강기능식품, 운동 처방, 식단 가이드, 스트레스 관리법 등을 추천하고, 실제 고객의 바이오마커 변화를 통해 추천의 효과를 피드백하여 알고리즘을 지속적으로 고도화하는 시스템이다.

8.4 웨어러블 기기 대량 보급 및 건강보험 연계 전략

제노시스바이오연구소의 보편적 건강 관리를 위한 웨어러블 기기 대량 보급 및 건강보험 연계 기술은 원격진료의 사회적 가치를 실현하는 핵심 전략이다. 고성능의 스마트링 및 스마트워치를 대량 생산하여 저렴한 가격으로 보급할 수 있는 독점적인 제조 기술 및 공급망을 확보하고, 60세 이상 시니어들에게 해당 웨어러블 기기를 건강보험으로 공급할 수 있도록 정부에 정책적 제안을 하는 것이 주요 내용이다.

이는 전진숙 의원 법안의 방향성과 완벽하게 일치한다. 법안이 65세 이상 고령자를 초진 비대면 진료 허용 대상에 포함시킨 것은 고령 인구의 의료 접근성 개선이 시급한 사회적 과제임을 인정한 것이다. 제노시스의 건강보험 연계 웨어러블 기기 보급 전략은 이러한 정책적 방향과 기술적 솔루션을 결합한 혁신적 접근법이다.

'저비용 고효율 웨어러블 바이오센서 모듈 대량 생산 기술'은 스마트링 및 스마트워치에 내장될 다중 바이오마커 센서(심박수, 산소포화도, 운동량, 수면의 질, 양자 터널링 혈당 센서 등) 모듈을 저비용으로 대량 생산하는 제조 공정 및 소재 기술이다. '건강보험 연계형 웨어러블 기기 보급 및 관리 시스템'은 특정 연령층(예: 60세 이상 시니어)을 대상으로 웨어러블 기기를 건강보험 재정으로 보급하고, 해당 기기에서 수집된 건강 데이터를 공공 보건 시스템과 연동하여 예방 의료 및 만성질환 관리에 활용하는 시스템 모델이다.

8.5 텔레메디신의 역사적 발전

텔레메디신의 역사는 1876년 알렉산더 그레이엄 벨이 전화기를 발명함으로써 시작되었다. 의사와 환자 간의 원거리 의사소통이 가능해진 것이 텔레메디신의 초기 형태였다. 현대 원격진료는 1900년대 초 네덜란드에서 전화기를 이용한 심장 리듬 전송으로 시작되었고, 1920년대 유럽에서는 라디오 상담 센터로 전송하는 방식이 사용되었다.

진정한 의료 현장에서의 텔레메디신은 1940년대에 시작되었다. 미국 펜실베이니아에서는 전화선을 통해 엑스레이 영상을 24마일 떨어진 다른 마을로 전송했다는 기록이 있다. 이는 세계 최초의 전자 의료 기록 전송 사례였다. 1950년대에는 텔레비전과 화상 통화 기술을 활용한 원격 진료가 도입되었고, 1980년대 이후에는 컴퓨터 기술의 발전에 힘입어 텔레메디신이 본격적으로 발전하기 시작했다.

8.6 한국의 텔레메디신과 권순용 박사의 개척자적 역할

우리나라 텔레메디신이 본격적으로 자리 잡은 것은 세계 초유의 사건, COVID-19 팬데믹 때문이었다. 2020년 2월 은평성모병원에서는 확진자로 인한 원내 감염이 발생했다. 서울 소재 대학병원 가운데서는 첫 사례였다. 급기야 병원은 폐쇄까지 되었다. 병원이 셧다운되어 하루 3,000명이 넘는 환자들이 갑자기 병원 이용을 못 하게 되었다.

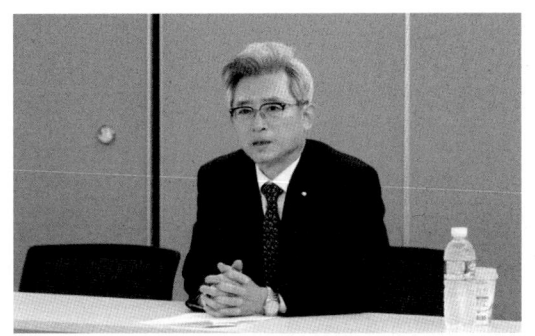

2021년 11월15일 대한디지털헬스학회를 창립 인터뷰에서
원격진료의 중요성을 강조하는 권순용 전 회장

출처: 가톨릭중앙의료원 홍보팀

반자도지동(反者道之動)이라 했던가? 위기 때마다 번뜩이는 역발상의 아이콘, 권순용 전 원장의 기지가 코로나의 역설을 만들기 시작했다. 당시 은평성모병원장이던 권 교수는 환자의 불편함을 덜기 위한 전화 진료라는 대응책을 제시했다. 비상 상황 하에서 바로 실행할 수 있는 유일한 원격진료 수단이 전화밖에 없었던 것이었다. 마침 정부가 한시적으로 비대면 진료를 인정하던 때였기에 곧바로 시행될 수 있었다. 코로나19 상황 속 국내 최초로 비대면 진료가 일사천리로 진행되었다.

은평성모병원은 원격진료 솔루션을 은평구 전역에 보급했고, 우리나라 원격진료 사례 중 절반이 넘는 원격진료 사례를 남겼다. 이에 나아가, 은평성모병원은 과학기술정보통신부로부터 'ICT 규제 샌드박스' 심의를 통과하여 의료 플랫폼 기업 퍼즐에이아이가 주도하는 '퍼즐에이아이 컨소시엄'의 '재외국민 대상 진료 서비스'의 임시 허가를 받았다.

은평성모병원의 전화진료에 대한 만족도는 권순용 전 원장과 박형 열 교수가 이끄는 은평성모병원 정형외과 연구팀의 만족도 조사로 보고되었다. 원격 진료에 관한 SCIE급 국제학술지인 Telemedicine and e-Health에 게재된 보고서에 따르면, 전화 진료에 대한 만족도 조사에서 환자의 80% 이상이 사용의 편리함, 상호작용, 신뢰도, 만족도, 미래 이용 부분에서 긍정적인 답변을 한 데 반해, 의료진의 경우 전반적인 항목에서 50% 이하의 낮은 만족도를 보인 것으로 나타났다.

권 원장은 코로나 팬데믹으로 인해 의료계가 이룩한 또 하나의 커다란 발전은 국민 스스로가 의료행위를 시작했다는 것이라고 본다. 그 당시, 국민 대다수가 코로나 감염 여부를 측정하기 위해 자가 검사 키트를 이용해 현장진료검사(Point-of-Care Testing, POCT)를 했다는 점이다. 이전에는 자신의 타액이나 소변 등을 통해 스스로 POCT를 하는 것을 꺼려 했는데, 코로나 팬데믹으로 인해 POCT와 가까워진 것이다. 이는 앞으로 텔레메디신에 있어 엄청난 자산으로 남을 것이다.

2021년 11월 15일 대한디지털헬스학회를 창립한 권순용 전 회장은 원격진료의 중요성을 강조해왔다. 은평성모병원 건강증진센터는 인공지능 비대면 의료서비스 플랫폼을 활용해 건강검진 고객에 대한 비대면 결과 상담을 시행했다. 보이닥(VOIDOC)은 이미 은평구 신종 코로나바이러스 감염증 자가 격리자, 해외 파견 건설 근로자 등의 건강 상담에 활용되며 편의성을 입증한 바 있다.

8.7 현재 법제화 환경에서의 제노시스의 전략적 우위

현재 진행되고 있는 비대면 진료 법제화 과정에서 제노시스바이오연구소는 다른 어떤 기업보다도 준비된 모습을 보여준다. 전진숙 의원의 법안이 18세 미만과 65세 이상을 초진 비대면 진료 허용 대상에 포함시킨 것은 제노시스의 기술적 강점과 완벽하게 부합한다.

더불어민주당의 대선 공약과 연계된 이번 법제화 움직임은 조원준 수석전문위원이 지적한 바와 같이 "시범사업인데 법적 근거 없이 본사업을 사실상 집행했다는 점이 가장 큰 문제"라는 인식에서 출발한다. 이는 비대면 진료를 제도적 틀 안에서 안전하고 체계적으로 운영하려는 의지를 보여주며, 제노시스의 기술적 솔루션이 이러한 제도적 요구에 부합한다는 점을 시사한다.

특히 전진숙 의원이 법안에서 "기존 원격진료 개념과 혼동을 피하기 위해 비대면 협진 개념을 도입하고, 정보통신기술을 활용한 비대면 진료의 정의와 구체적 허용 범위 등에 관한 사항을 규정함으로써 비대면 진료가 보다 안전하게 이루어질 수 있도록 하려 한다"고 밝힌 것은 제노시스의 안전성 중심 기술 개발 방향과 일치한다.

법안에서 의원급 의료기관을 원칙으로 하고 종합병원·병원급은 중증·희귀질환자 등으로 제한한 것도 제노시스의 접근성 중심 전략과 부합한다. 일차의료 강화를 위한 동네의원 중심의 비대면 진료는 제노시스의 웨어러블 기기 기반 원격 모니터링 시스템이 가장 효과적으로 활용될 수 있는 환경이다.

8.8 제노시스의 차별화된 경쟁 우위

대한개원의협회가 지적한 "세계적으로도 비대면 진료 초진을 극히 제한하는 추세"라는 현실에서 제노시스바이오연구소의 기술적 접근법은 특별한 의미를 갖는다. 의료계가 우려하는 "진료의 질 저하와 국민 건강권 침해" 문제를 기술적으로 해결할 수 있는 솔루션을 제시하기 때문이다.

현재 글로벌 텔레메디신 시장을 선도하는 기업들과 비교할 때, 제노시스바이오연구소의 차별화된 경쟁 우위는 명확하다. 텔라닥(Teladoc)이나 암웰(AmWell Healthcare) 같은 기업들이 주로 화상 상담과 일반적인 원격 진료에 집중하는 반면, 제노시스는 권순용 박사의 실제 원격진료 경험을 바탕으로 한 휴먼 디지털 트윈이라는 완전히 새로운 패러다임을 제시한다.

핏빗(Fitbit)이나 삼성, 애플 등이 웨어러블 기기를 통한 기본적인 건강 데이터 수집에 머물러 있는 반면, 제노시스는 양자 터널링 기반의 세계 최초 기술로 의료 수준의 정확도를 제공한다. 구글이나 마이크로소프트가 플랫폼과 클라우드 서비스에 집중하는 반면, 제노시스는 하드웨어부터 소프트웨어, 그리고 의료 서비스까지 포괄하는 통합 솔루션을 제공한다.

제노시스바이오연구소의 모든 핵심 기술은 특허 신청이 가능한 수준의 독창성과 혁신성을 내포한다. '다중－모달 신경망 기반 생체－환경 상호작용 예측 모델', '생성형 AI 기반 개인 맞춤형 건강 시나리오 예측 및 최적화 시스템', '양자 터널링 효과 기반 비침습 혈당 측정 장치 및 방법', '지식 그래프 기반 명의 임상 추론 모델링 기술' 등은 모두 기존에 존재하지 않는 혁신적 기술들이다.

또한, 제노시스바이오연구소는 단순한 기술 기업을 넘어 사회적 가치를 실현하는 기업으로 자리매김한다. 60세 이상 시니어들에게 웨어러블 기기를 건강보험으로 공급하는 정책 제안은 원격진료의 사회적 효용을 극대화하는 혁신적 접근법이다. 이러한 사회적 가치 중심의 비즈니스 모델은 제노시스만의 독특한 차별화 요소이며, 장기적으로 더 큰 시장 기회를 창출할 수 있다.

제노시스바이오연구소는 원격진료 분야에서 단순한 기술 제공자를 넘어 패러다임 체인저로서의 역할을 수행한다. 초지능형 휴먼 디지털 트윈 엔진, 세계 최초 양자 터널링 기반 비침습 혈당 측정 기술, '챗봇 명의' 초지능형 명의 AI 상담 시스템, 휴먼 디지털 트윈 기반 미래 건강 예측 플랫폼, 그리고 웨어러블 기기 대량 보급 및 건강보험 연계 전략까지, 제노시스의 다섯 가지 핵심 기술은 원격진료의 모든 한계를 극복하는 혁신적 솔루션이다.

전진숙 의원의 의료법 개정안으로 대표되는 현재의 비대면 진료 법제화 과정에서 제노시스바이오연구소는 그 어떤 기업보다도 준비된 모습을 보여준다. 의료계가 우려하는 환자 안전, 진료 질, 환자 상태 파악의 어려움 등 모든 문제에 대해 권순용 원장의 실제 원격진료 경험을 바탕으로 한 구체적이고 실질적인 기술적 해결책을 제시한다.

더불어민주당의 대선 공약과 연계된 법제화 방향, 즉 공적 전자처방 전송 시스템 구축을 통한 안전성 강화 방침도 제노시스의 블록체인 기반 보안 시스템과 완벽하게 일치한다. 또한 사회적 가치 실현을 통해 원격진료의 공공성을 강화하고, 의료 형평성 향상에 기여하는 포괄적 비전을 제시한다.

제노시스바이오연구소는 원격진료의 미래를 선도하는 것을 넘어, 인류의 건강한 미래를 만들어가는 혁신 기업이다. 생체-인지-환경 데이터를 아우르는 초개인화 휴먼 디지털 트윈을 통해 예측 의료의 새 지평을 열고, 세계 최초의 기술들로 원격진료의 한계를 뛰어넘으며, 모든 사람이 언제 어디서나 최고 수준의 의료 서비스를 받을 수 있는 세상을 만들어가고 있다. 따라서 제노시스바이오연구소는 원격진료에 특화된 최고로 준비된 회사일 뿐만 아니라, 원격진료의 미래를 창조하고 인류의 건강한 내일을 만들어가는 혁신 리더이다.

9
컨시어지 의료의 사회적 가치와 미래 전망

9.1 의료 형평성과 접근성 혁신

컨시어지 의료 서비스의 확산은 의료 서비스의 형평성과 접근성에 새로운 전환점을 제시하고 있다. 과거 소수만이 누릴 수 있었던 고품질 의료 서비스가 제노시스바이오연구소의 권순용 고문이 제시하는 서비스 모델의 혁신을 통해 더 많은 K-시니어들에게 제공될 수 있는 길을 열고 있다.

특히 지방이나 의료 취약 지역에 거주하는 K-시니어들에게 컨시어지 의료는 새로운 희망이 되고 있다. 원격 진료와 AI 상담을 통해 지리적 제약 없이 최고 수준의 의료 서비스에 접근할 수 있게 되었고, 이는 도농 간 의료 격차 해소에 큰 기여를 하고 있다.

이동이 불편한 K-시니어들을 위한 방문형 컨시어지 의료 서비스도 확산되고 있다. 의료진이 직접 가정을 방문하여 검진과 치료를 제공하거나, 이동형 검진 장비를 활용한 정밀 검사가 가능해졌다. 이는 K-

국민 주치의를 위한 보편적 컨시어지 의료

시니어들의 병원 방문 부담을 크게 줄이면서도 의료의 질을 유지할 수 있게 한다.

경제적 부담 완화를 위한 다양한 모델도 개발되고 있다. 기본형 서비스는 보험 적용을 통해 부담을 줄이고, 단계적 업그레이드 옵션을 통해 개인의 경제적 여건에 맞는 선택이 가능하다. 또한 가족 단위나 지역 단위의 공동 가입을 통해 비용을 절감하는 모델도 등장하고 있다.

9.2 건강 수명 연장과 사회적 생산성

K-시니어를 위한 컨시어지 의료의 궁극적 목표는 건강 수명의 연장이다. 단순히 생존 기간을 늘리는 것이 아니라, 건강하고 활기찬 상태로 더 오래 살 수 있도록 하는 것이 핵심이다. 이는 개인적 차원뿐만 아니라 사회적 차원에서도 큰 의미를 갖는다.

건강한 K-시니어들은 더 오래 경제 활동에 참여할 수 있고, 이는 고령화 사회의 노동력 부족 문제 완화에 기여한다. 또한 의료비와 요양비 지출을 줄여 사회적 부담을 경감시키는 효과도 있다. 건강한 노화는 개인의 삶의 질 향상과 동시에 사회 전체의 지속 가능성을 높이는 win-win 전략이다.

K-시니어들의 풍부한 경험과 지혜가 건강한 상태로 더 오래 사회에 기여할 수 있다는 것도 중요한 가치다. 멘토링, 자원봉사, 창업 등 다양한 형태로 사회 참여를 지속할 수 있는 건강한 K-시니어들이 늘어나는 것은 사회 전체의 지적 자산 축적과 발전에 기여한다.

또한 세대 간 갈등 완화에도 긍정적 영향을 미친다. 건강하고 활기찬 K-시니어들은 젊은 세대에게 부담이 되기보다는 협력 파트너로 인식될 가능성이 높으며, 이는 세대 통합과 사회 결속력 강화로 이어질 수 있다.

9.3 글로벌 헬스케어 생태계의 변화 주도

한국의 K-시니어 컨시어지 의료 모델은 전 세계 고령화 사회의 새로운 표준이 될 가능성을 보여주고 있다. 특히, 아시아 지역의 급속한 고령화를 고려할 때, 한국의 경험과 모델은 중요한 벤치마크가 될 것이다. 한국의 컨시어지 의료 기술과 서비스 모델의 해외 진출도 활발해지고 있다. AI 진단 시스템, 원격 진료 플랫폼, 웨어러블 헬스케어 기기 등 한국에서 개발된 기술들이 해외 시장에서 주목받고 있다. 이는 새로운 수출 산업으로서의 가능성을 보여준다.

국제적 의료 협력에서도 한국의 역할이 커지고 있다. K-시니어 컨시어지 의료의 성공 사례를 바탕으로 WHO, OECD 등 국제기구에서 고령화 대응 정책의 모델 국가로 인정받고 있다. 이는 한국의 국제적 위상 제고와 함께 헬스케어 분야에서의 소프트파워 확산으로 이어지고 있다.

9.4 미래 의료 생태계의 새로운 패러다임

K-시니어 컨시어지 의료의 성공은 의료 생태계 전반의 패러다임 변화를 이끌고 있다. 이는 단순히 고령자 의료에 국한되지 않고, 전 연령대의 의료 서비스 방식을 바꾸는 촉매 역할을 하고 있다.

예방 중심, 개인 맞춤형, 지속적 모니터링이라는 컨시어지 의료의 핵심 요소들이 일반 의료 서비스에도 확산되고 있다. 젊은 세대들도 건강 관리에 대한 인식이 변화하면서 예방적 의료 서비스에 대한 수요가 증가하고 있다.

의료진의 역할도 변화하고 있다. 질병 치료 중심에서 건강 관리 파트너로, 일시적 만남에서 장기적 관계로, 수동적 서비스 제공에서 능동적 건강 코칭으로 의료진의 역할이 진화하고 있다. 이는 의료진의 전문성과 만족도를 높이는 동시에 환자와의 관계를 더욱 의미 있게 만들고 있다.

의료 기관의 운영 방식도 변화하고 있다. 병원 중심에서 지역사회 중심으로, 치료 중심에서 예방과 관리 중심으로, 표준화된 서비스에서 개인화된 서비스로 전환이 이루어지고 있다. 이는 의료 산업 전체의 혁신과 성장을 촉진하고 있다.

9.5 K-시니어가 열어가는 의료의 새로운 지평

K-시니어를 위한 컨시어지 의료의 진화는 단순한 서비스 개선을 넘어 의료 패러다임의 근본적 전환을 의미한다. 과거 해외 의료 관광객들만을 위한 특별한 서비스였던 컨시어지 의료가 이제 K-시니어들의 일상적 선택지가 되면서, 의료에 대한 인식 자체가 변화하고 있다.

이러한 변화의 중심에는 백세 인생 시대를 맞이한 K-시니어들의 새로운 건강 철학이 있다. 이들은 더 이상 질병 치료에 만족하지 않고, 건강 최적화를 통한 삶의 질 향상을 추구한다. 이러한 니즈가 기술의 발전과 만나 혁신적인 의료 서비스를 탄생시키고 있다.

다양한 선택지를 제공하는 컨시어지 의료 스펙트럼은 K-시니어들의 다양한 필요와 경제적 여건을 모두 고려한 포용적 접근이다. 기본형부터 럭셔리형까지, 개인의 상황에 맞는 최적의 서비스를 선택할 수 있게 됨으로써 의료 서비스의 민주화가 이루어지고 있다.

동서양 의학의 통합, AI 명의 시스템의 도입, 디지털 물리치료의 혁신, 개인화된 건강기능식품의 발전 등은 모두 K-시니어들의 총체적 웰빙을 위한 혁신들이다. 이러한 기술들이 "구슬이 서 말이라도 꿰어야 보배"라는 말처럼 유기적으로 연결되어 시너지를 창출하고 있다.

더욱 중요한 것은 이러한 변화가 K-시니어에게만 국한되지 않는다는 점이다. 컨시어지 의료의 성공 모델은 전 연령대의 의료 서비스로 확산되고 있으며, 나아가 전 세계 고령화 사회의 새로운 표준을 제시하고 있다. 한국이 의료 한류의 새로운 물결을 주도하게 된 것이다.

K-시니어들이 선택하는 맞춤형 컨시어지 의료는 현재 진행형의 혁명이다. 매일 새로운 기술이 개발되고, 새로운 서비스가 등장하며, 새로운 가능성이 열리고 있다. 이 과정에서 가장 중요한 것은 기술의 발전이 인간의 존엄성과 삶의 가치를 높이는 방향으로 나아가야 한다는 점이다.

K-시니어들이 건강하고 활기찬 백세 인생을 영위할 수 있게 됨으로써, 우리 사회 전체가 더욱 풍요롭고 지속 가능한 미래를 그려갈 수 있을 것이다. 그들의 경험과 지혜가 건강한 상태로 더 오래 사회에 기여할 수 있다면, 이는 전 인류에게 큰 축복이 될 것이다.

"새로운 술은 새 부대에 담아야 한다"는 말처럼, 백세 인생 시대의 새로운 건강 철학은 새로운 의료 시스템을 요구한다. K-시니어를 위한 컨시어지 의료는 바로 그 새로운 부대이며, 이를 통해 우리는 인류가 꿈꿔온 건강하고 행복한 장수의 꿈을 현실로 만들어가고 있다.

미래는 이미 시작되었고, K-시니어들이 그 미래를 이끌어가고 있다. 그들과 함께 여는 의료의 새로운 지평은 단순히 한국만의 성취가 아니라, 전 인류가 공유할 수 있는 희망의 메시지가 될 것이다.

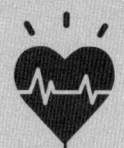

컨시어지 의료의
초개인화 건강 솔루션

현대 의학은 혁신적인 변화를 겪고 있으며, 그 중심에는 '초개인화 의료'라는 새로운 패러다임이 자리 잡고 있다. 이 패러다임의 최전선에서 '컨시어지 의료'가 주목받고 있다. 컨시어지 의료는 개인의 건강을 360도 전방위로 관리하는 맞춤형 솔루션을 제공하며, 의료 서비스의 개념을 근본적으로 변화시키고 있다.

컨시어지 의료의 핵심은 개인에 대한 총체적 이해에서 시작된다. 유전체 정보, 생활 습관 데이터, 의료 기록 등 개인의 모든 건강 관련 정보를 통합적으로 분석하여 최적화된 건강 관리 계획을 수립한다. 이는 단순히 질병을 치료하는 것을 넘어, 질병 예방과 웰빙 증진에 초점을 맞춘 선제적 접근법이다.

이러한 컨시어지 의료의 실현에 있어 정밀 의료 기술이 중요한 역할을 한다. 유전체 분석을 통해 개인의 질병 위험을 예측하고, 인공지능(AI)을 활용해 방대한 의료 데이터를 분석하여 최적의 진단과 치료 방법을 제시한다. 이는 '유전체 정보와 AI 기반의 정밀 의료'라는 개념으로 구체화되며, 컨시어지 의료의 과학적 기반을 제공한다.

컨시어지 의료는 의료 서비스의 제공 방식도 변화시키고 있다. 24/7 개인 전담 의료진, 원격 모니터링, 실시간 건강 상담 등을 통해 언제 어디서나 최상의 의료 서비스를 받을 수 있게 되었다. 이는 의료의 접근성과 편의성을 크게 향상시키며, 환자 중심의 의료 서비스 실현을 앞당기고 있다.

더불어 컨시어지 의료는 개인의 생활 전반에 걸친 건강 관리를 지원한다. 맞춤형 영양 계획, 개인화된 운동 프로그램, 스트레스 관리 등 일상생활의 모든 측면에서 최적화된 건강 솔루션을 제공한다. 이를 통해 의료의 영역이 병원을 넘어 일상의 모든 순간으로 확장되고 있다.

그러나 이러한 컨시어지 의료의 발전은 새로운 도전 과제도 제기한다. 개인 정보의 보호, 의료 서비스의 형평성 문제, AI 의존도 증가에 따른 윤리적 문제 등이 그것이다. 이러한 문제들에 대한 사회적 합의와 제도적 장치 마련이 필요할 것이다.

앞으로 펼쳐질 논의를 통해, 우리는 컨시어지 의료가 주도하는 초개인화 의료의 미래를 그려볼 것이다. 이는 단순한 의료 기술의 진보를 넘어, 개인의 건강과 삶의 질을 획기적으로 향상시킬 수 있는 새로운 의료 패러다임의 탐구가 될 것이다. 컨시어지 의료가 가져올 혜택과 도전 과제를 함께 살펴보며, 더 나은 의료 서비스와 건강한 사회를 향한 길을 모색해 보자.

1
초개인화 건강 관리 서비스의 개념

초개인화 건강 관리 서비스는 현대 의료 기술의 진보와 개인 중심 의료의 결합으로 탄생한 혁신적인 개념이다. 이는 개인의 고유한 특성과 상황을 고려하여 질병 예방, 조기 진단, 맞춤형 치료, 그리고 건강 증진을 위한 포괄적인 서비스를 제공한다. 이러한 서비스의 핵심은 '개인'에 있으며, 모든 서비스가 개인의 특성과 필요에 맞춰 제공된다는 점에서 기존의 획일적인 건강 관리 방식과 차별화된다.

초개인화 건강 관리 서비스는 다양한 첨단 기술을 활용하여 구현된다. 유전체 분석 기술은 개인의 유전 정보를 분석하여 질병 발생 위험을 예측하고 맞춤형 예방 및 치료 전략을 수립하는 데 활용된다. 웨어러블 기기와 IoT 기술은 실시간 건강 모니터링과 이상 징후의 조기 감지를 가능하게 한다. 빅데이터 분석과 인공지능 기술은 방대한 건강 데이터를 분석하여 개인에게 최적화된 건강 관리 계획을 제시하고, 질병의 진행 상태를 예측하며, 치료 효과를 모니터링하는 데 사용된다.

이러한 서비스의 목표는 단순한 질병 치료를 넘어서 건강 증진, 질병 예방, 그리고 궁극적으로는 삶의 질 향상에 있다. 개인의 유전적 위험 요인과 생활 습관을 분석하여 특정 질병에 대한 발병 가능성을 예측하고, 이를 예방하기 위한 맞춤형 생활 습관 개선 프로그램을 제공할 수 있다. 또한, 지속적인 건강 상태 모니터링을 통해 필요 시 의료 진과의 상담이나 추가 검사를 제안할 수 있다.

초개인화 건강 관리 서비스는 특히 K-시니어 세대에게 중요한 의미를 갖는다. 만성 질환 유병률이 높고 다양한 건강 문제를 동시에 가지고 있는 경우가 많은 K-시니어 세대에게, 이러한 서비스는 복합적인 건강 문제를 효과적으로 관리하고 건강한 노년을 유지하는 데 도움을 줄 수 있다.

컨시어지 의료 서비스는 초개인화 건강 관리 서비스의 한 형태로 볼 수 있다. 개인화된 의료 서비스와 밀착 관리를 통해 환자의 건강을 책임지는 컨시어지 의료는 초개인화 건강 관리 서비스의 핵심 가치인 개인화와 접근성을 잘 보여주는 예시다.

그러나 초개인화 건강 관리 서비스의 실현을 위해서는 몇 가지 과제를 해결해야 한다. 첫째, 개인정보 보호와 데이터 보안 문제를 해결해야 한다. 민감한 개인 건강 정보를 안전하게 관리하고, 오남용을 방지하기 위한 기술적, 제도적 장치가 필요하다. 둘째, 높은 비용 문제를 해결하여 더 많은 사람들이 이러한 서비스를 이용할 수 있도록 해야 한다. 마지막으로, 의료진과 환자 모두에게 새로운 기술과 시스템에 대한 교육과 훈련이 필요하다.

Topol(2019)의 연구를 통해 초개인화 건강 관리 서비스의 미래와 잠재력을 더욱 자세히 이해할 수 있다.[20] 이 논문은 인공지능 기술의 발전이 의료 분야에 미치는 영향을 분석하고, 인간과 인공지능의 협력을 통한 '고성능 의료(High-performance medicine)'의 가능성을 제

---

20) Topol, E. J. (2019). High-performance medicine: the convergence of human and artificial intelligence. Nature Medicine, 25(1), 44-56. https://doi.org/10.1038/s41591-018-0300-7

시한다. Topol(2019)는 인공지능이 의료 영상 분석, 질병 진단, 치료 계획 수립 등 다양한 분야에서 의사의 능력을 증강시키는 도구로 활용될 수 있음을 강조한다. 특히, 웨어러블 기기와 같은 기술을 통해 수집된 실시간 건강 데이터를 인공지능이 분석하여 개인 맞춤형 건강 관리를 제공하는 미래 의료의 모습을 제시한다. 이는 초개인화 건강 관리 서비스의 핵심 개념과 일맥상통한다.

논문은 또한 인공지능의 도입이 의료진의 역할을 대체하는 것이 아니라, 오히려 의료진이 더 높은 수준의 의사 결정과 환자 케어에 집중할 수 있게 해준다고 주장한다. 이는 초개인화 건강 관리 서비스에서 중요한 점으로, 기술은 인간의 전문성과 공감 능력을 보완하는 도구로 사용되어야 한다는 것을 시사한다.

Topol(2019)의 연구는 또한 초개인화 건강 관리 서비스가 직면한 도전 과제들도 지적한다. 예를 들어, 의료 AI 시스템의 신뢰성과 투명성 확보, 데이터 프라이버시 보호, 그리고 의료 불평등 해소 등의 문제를 언급한다. 이러한 도전 과제들은 초개인화 건강 관리 서비스의 성공적인 구현을 위해 반드시 해결되어야 할 문제들이다.

초개인화 건강 관리 서비스는 미래 의료의 핵심 개념으로, 개인의 건강을 최적화하고 삶의 질을 향상시키는 데 큰 잠재력을 가지고 있다. 특히 K-시니어 세대의 건강하고 풍요로운 노년을 가능하게 하고, 더 나아가 사회 전체의 건강 증진과 의료 시스템의 지속 가능성에 기여할 수 있다.

하지만 이를 실현하기 위해서는 기술적, 윤리적, 경제적 과제들을 해결해야 하며, 의료진과 환자, 그리고 사회 전체의 적극적인 참여와 노력이 필요하다. 초개인화는 단순히 기술적인 변화를 넘어, 인간의 건강과 삶에 대한 새로운 접근 방식을 제시한다.

"건강은 우리가 가진 가장 귀중한 자산이며, 초개인화 건강 관리 서비스는 그 자산을 가장 효과적으로 관리하는 방법이다." 이 말은 초개인화 건강 관리 서비스의 본질을 잘 표현하고 있다. 우리는 이러한 변화를 받아들이고 적응하며, 더 건강하고 행복한 미래를 만들어가야 할 것이다. 컨시어지 의료를 위한 초개인화 건강 관리 서비스는 그러한 미래를 향한 중요한 첫걸음이 될 것이다.

2
컨시어지 의료를 위한 데이터 통합과 분석

컨시어지 의료를 위한 데이터 통합과 분석은 현대 의료 서비스의 핵심 요소로 자리 잡고 있다. 이는 개인의 건강 상태를 총체적으로 이해하고, 맞춤형 의료 서비스를 제공하기 위한 필수적인 과정이다. 특히 유전체 정보, 생활 습관 데이터, 의료 기록의 통합은 개인의 건강을 다각도로 분석할 수 있는 기반을 제공한다.

유전체 정보는 개인의 질병 발생 위험, 약물 반응성 등을 예측하는 데 중요한 역할을 한다. 이는 개인의 유전적 특성에 따른 맞춤형 예방 및 치료 전략을 수립하는 데 활용된다. 예를 들어, 특정 유전자 변이가 있는 경우 특정 질병에 대한 위험이 높아질 수 있으며, 이를 미리 파악하여 적절한 예방 조치를 취할 수 있다.

생활 습관 데이터는 개인의 일상적인 행동 패턴, 식습관, 운동 습관, 수면 패턴 등을 포함한다. 이러한 데이터는 웨어러블 기기, 스마트폰 앱 등을 통해 수집될 수 있으며, 개인의 건강 상태에 직접적인 영향을 미치는 요인들을 파악하는 데 도움이 된다. 예를 들어, 불규칙한 수면 패턴이 특정 건강 문제와 연관될 수 있다는 것을 파악할 수 있다.

의료 기록은 개인의 과거 질병력, 치료 이력, 검사 결과 등을 포함한다. 이는 개인의 건강 상태 변화를 시간의 흐름에 따라 추적할 수 있게 해주며, 향후 발생 가능한 건강 문제를 예측하는 데 중요한 정보를 제공한다. 또한, 과거의 치료 반응성을 바탕으로 향후 최적의 치료 방법을 선택하는 데 도움을 줄 수 있다.

이러한 다양한 데이터 소스를 통합하는 것은 기술적으로 복잡한 과정이다. 각 데이터 소스마다 다른 형식과 구조를 가지고 있기 때문에, 이를 일관된 형태로 통합하는 것은 상당한 기술적 도전을 요구한다. 또한, 데이터의 정확성과 일관성을 보장하는 것도 중요한 과제이다.

데이터 통합의 또 다른 중요한 측면은 데이터 보안과 개인정보 보호이다. 건강 데이터는 매우 민감한 개인정보를 포함하고 있기 때문에, 이를 안전하게 저장하고 관리하는 것이 필수적이다. 이를 위해 암호화, 접근 제어 등의 보안 기술이 적용되어야 하며, 관련 법규와 윤리 지침을 엄격히 준수해야 한다.

빅데이터 분석 기술은 이렇게 통합된 방대한 양의 데이터에서 의미 있는 인사이트를 도출하는 데 필수적이다. 머신러닝, 딥러닝 등의 인공지능 기술을 활용하여 복잡한 패턴을 인식하고, 예측 모델을 구축할 수 있다. 예를 들어, 특정 유전자 변이와 생활 습관의 조합이 특정 질병의 발병 위험을 높인다는 것을 파악할 수 있다.

빅데이터 분석은 또한 개인화된 치료 계획을 수립하는 데 도움을 줄 수 있다. 유사한 특성을 가진 환자들의 데이터를 분석하여, 특정 환자에게 가장 효과적일 것으로 예상되는 치료법을 제시할 수 있다. 이는 '정밀 의학(Precision Medicine)'의 핵심 개념으로, 개인의 특성에 맞춘 최적의 치료를 제공하는 것을 목표로 한다.

더불어 빅데이터 분석은 공중보건 관리에도 중요한 역할을 한다. 대규모 인구 집단의 건강 데이터를 분석하여 질병의 유행 패턴을 예측하거나, 특정 치료법의 효과성을 평가할 수 있다. 이는 정책 입안자들이 보다 효과적인 공중보건 정책을 수립하는 데 도움을 줄 수 있다.

그러나 빅데이터 분석 기술의 활용에는 몇 가지 주의해야 할 점이 있다. 첫째, 데이터의 품질이 분석 결과의 신뢰성을 좌우한다. 따라서 데이터의 수집, 처리, 저장 과정에서 엄격한 품질 관리가 필요하다. 둘째, 분석 결과의 해석에 있어 전문가의 판단이 여전히 중요하다. 기계가 제시한 결과를 무비판적으로 수용하는 것이 아니라, 임상 경험과 의학적 지식을 바탕으로 한 해석이 필요하다.

Topol(2019)는 의료 데이터의 통합과 분석이 의료의 패러다임을 어떻게 변화시키고 있는지를 상세히 설명한다. 그는 특히 딥러닝 기술이 의료 영상 분석, 전자 의무 기록 해석, 유전체 분석 등 다양한 영역에서 혁신적인 성과를 내고 있음을 강조한다. 예를 들어, 딥러닝 알고리즘이 피부과 전문의보다 더 정확하게 피부암을 진단할 수 있다는 연구 결과를 소개한다.

또한 Topol(2019)는 웨어러블 기기와 스마트폰을 통한 연속적인 건강 데이터 수집의 중요성을 강조한다. 이러한 실시간 데이터는 개인의 건강 상태를 지속적으로 모니터링하고, 이상 징후를 조기에 발견하는 데 큰 도움이 될 수 있다고 주장한다.

그러나 Topol(2019)는 이러한 기술의 발전이 가져올 수 있는 윤리적, 사회적 문제에 대해서도 경고한다. 예를 들어, 알고리즘의 편향성 문제, 데이터 프라이버시 문제, 의료진의 역할 변화 등에 대해 깊이 있는 논의를 제공한다. 그는 이러한 문제들을 해결하기 위해서는 기술 개발자, 의료진, 정책 입안자, 윤리학자 등 다양한 이해관계자들의 협력이 필요하다고 주장한다.

Topol(2019)의 연구는 컨시어지 의료를 위한 데이터 통합과 분석의 중요성과 잠재력을 잘 보여준다. 그의 주장대로, 이러한 기술의 발전은 의료의 패러다임을 '반응적'에서 '예방적'으로, '일반적'에서 '개인화'로 변화시키고 있다.

"데이터는 21세기의 석유"라는 말이 있듯이, 건강 데이터는 현대 의료의 가장 중요한 자원이 되고 있다. 컨시어지 의료를 위한 데이터 통합과 분석은 이러한 귀중한 자원을 효과적으로 활용하여, 개인의 건강을 최적화하고 의료 서비스의 질을 높이는 핵심 도구가 될 것이다.

그러나 이러한 기술의 발전이 인간 의료진의 역할을 대체하는 것이 아니라, 보완하고 강화하는 방향으로 나아가야 한다는 점을 명심해야 한다. 데이터와 알고리즘은 의사 결정을 지원하는 도구일 뿐, 최종적인 판단과 환자와의 공감은 여전히 인간 의료진의 영역이다.

컨시어지 의료를 위한 데이터 통합과 분석은 현대 의료의 핵심 요소로, 개인화된 의료 서비스 제공의 기반이 된다. 이는 단순히 기술적인 진보를 넘어, 의료의 본질적인 목표인 '개인의 건강과 삶의 질 향상'을 실현하는 강력한 도구가 될 것이다. 앞으로 이 분야의 발전이 어떻게 의료 서비스를 변화시키고, 우리의 삶을 개선할지 지켜보는 것은 매우 흥미로운 일이 될 것이다.

3
AI와 정밀 의료의 역할

컨시어지 의료는 개인화된 의료 서비스를 제공하는 혁신적인 접근 방식으로, 인공지능(AI)과 정밀 의료의 발전으로 더욱 강화되고 있다. 이러한 기술의 융합은 질병 위험 예측, 조기 진단, 그리고 맞춤형 치료법 제안 등의 영역에서 획기적인 변화를 가져오고 있다.

AI는 방대한 양의 의료 데이터를 분석하고 패턴을 인식하는 능력을 통해 질병 위험을 예측하는 데 중요한 역할을 한다. 예를 들어, 유전체 정보, 생활 습관 데이터, 의료 기록 등을 종합적으로 분석하여 개인의 특정 질병 발병 위험을 계산할 수 있다. 이는 단순히 현재의 건강 상태를 평가하는 것을 넘어, 미래의 건강 위험을 예측하고 이에 대비할 수 있게 해준다.

질병의 조기 진단 역시 AI의 중요한 응용 분야다. 의료 영상 분석에서 AI는 이미 인간 전문가에 버금가거나 때로는 능가하는 성능을 보여주고 있다. 예를 들어, 딥러닝 알고리즘을 이용한 유방암 조기 진단 시스템은 높은 정확도로 암을 감지할 수 있다. 또한, AI는 전자 의무 기록을 분석하여 초기 단계의 질병 징후를 포착하거나, 웨어러블 기기에서 수집된 데이터를 실시간으로 모니터링하여 이상 징후를 조기에 발견할 수 있다.

정밀 의료는 이러한 AI의 능력을 바탕으로, 개인의 유전적, 환경적, 생활 습관적 요인을 고려한 맞춤형 의료 서비스를 제공하는 것을 목표로 한다. 특히 맞춤형 치료법 제안 분야에서 정밀 의료의 역할이 두드러진다. 예를 들어, 암 치료에서 환자의 유전자 변이 정보를 분석하여 가장 효과적일 것으로 예상되는 표적 치료제를 선택할 수 있다. 이는 기존의 '시행착오' 방식의 치료에서 벗어나, 처음부터 각 환자에게 가장 적합한 치료법을 제시할 수 있게 해준다.

또한, AI는 약물 반응성 예측에도 활용된다. 개인의 유전 정보와 과거 약물 사용 이력을 분석하여, 특정 약물에 대한 효과와 부작용을 예측할 수 있다. 이를 통해 의료진은 각 환자에게 가장 효과적이면서도 부작용이 적은 약물을 처방할 수 있게 된다.

더 나아가, AI와 정밀 의료의 결합은 새로운 치료법 개발에도 기여하고 있다. 대규모 유전체 데이터와 임상 데이터를 분석하여 새로운 치료 표적을 발견하거나, 기존 약물의 새로운 용도를 찾아내는 데 활용되고 있다. 이는 신약 개발 과정을 가속화하고, 희귀 질환이나 난치병 환자들에게 새로운 희망을 제시할 수 있다.

그러나 AI와 정밀 의료의 활용에는 몇 가지 중요한 도전 과제가 있다. 첫째, 데이터의 품질과 다양성 확보가 중요하다. AI 모델의 성능은 학습 데이터의 질에 크게 의존하므로, 다양한 인구 집단의 데이터를 포함한 고품질의 데이터세트를 구축하는 것이 필수적이다. 둘째, AI 모델의 '블랙박스' 문제를 해결해야 한다. 많은 AI 모델, 특히 딥러닝 모델은 그 의사결정 과정을 설명하기 어렵다. 의료 분야에서는 모델의 결정을 이해하고 설명할 수 있어야 하므로, 설명 가능한 AI(Explainable AI) 기술의 발전이 필요하다.

셋째, 윤리적, 법적 문제에 대한 고려가 필요하다. 개인의 민감한 의료 정보를 다루는 만큼, 데이터 프라이버시와 보안에 대한 엄격한 관리가 필요하다. 또한, AI의 의사결정이 특정 집단에 불이익을 주지 않도록 공정성을 확보해야 한다. 마지막으로, AI와 정밀 의료 기술을 실제 임상 현장에 효과적으로 도입하기 위한 의료진의 교육과 시스템 구축이 필요하다.

Rajkomar 등(2019)은 의료 영상 분석, 전자 건강 기록 분석, 웨어러블 기기 데이터 분석 등 다양한 영역에서 기계학습의 적용 사례를 소개한다.[21] 특히 저자들은 딥러닝 기술이 의료 영상 분석에서 혁명적인 성과를 내고 있음을 강조한다. 예를 들어, 피부암 진단에서 AI 모델이 피부과 전문의보다 더 높은 정확도를 보인 연구 결과를 소개한다. 저자들은 또한 전자 건강 기록(EHR) 데이터를 활용한 예측 모델링에 대해 상세히 다룬다. 이러한 모델들은 환자의 입원 기간, 재입원 위험, 사망 위험 등을 예측하는 데 활용될 수 있으며, 이를 통해 의료진은 고위험 환자를 식별하고 적절한 개입을 할 수 있다.

Rajkomar 등(2019)은 또한 정밀 의료 분야에서의 기계학습 응용에 대해 논의한다. 특히 약물 반응성 예측, 개인화된 치료법 선택 등에서 기계학습 모델이 큰 역할을 할 수 있음을 강조한다. 예를 들어, 암 환자의 유전체 정보와 임상 데이터를 분석하여 가장 효과적인 치료법을 제안하는 시스템에 대해 소개한다. 그러나 이 연구는 이러한 기술의 한계와 도전 과제에 대해서도 신중히 논의한다. 특히 데이터의 품질과 표준화, 모델의 해석 가능성, 윤리적 문제 등에 대해 깊이 있는 고찰을 제공한다. 저자들은 이러한 문제들을 해결하기 위해서는 의료진, 데이터 과학자, 윤리학자, 정책 입안자 등 다양한 이해관계자들의 협력이

---

21) Rajkomar, A., Dean, J., & Kohane, I. (2019). Machine Learning in Medicine. New England Journal of Medicine, 380(14), 1347−1358. https://doi.org/10.1056/NEJMra1814259

필요하다고 주장한다. 이 연구는 AI와 정밀 의료가 컨시어지 의료에서 어떻게 활용될 수 있는지, 그리고 그 과정에서 어떤 도전 과제들이 있는지를 종합적으로 보여준다.

한국 의료계의 EHR(전자 건강 기록) 혁신은 은평성모병원에서 시작되었다. 2019년, 병원의 개원과 함께 당시 초대 원장으로 병원 설립을 진두지휘했던 권순용 제노시스 고문은 한국 최초의 스마트병원 개원과 동시에 AI 기반 음성인식 전자의무기록 시스템(Voice EMR)을 발표했다.

Voice EMR은 음성인식 인공지능을 기반으로 전자의무기록(AI Based Electronic Medical Record, EMR)과 의료영상저장전송시스템(Picture Archiving Communication System, PACS)에 연동하는 시스템이다. 이 보이스EMR은 서울성모병원, 은평성모병원, 그리고 인공지능 스타트업 퍼즐AI가 2년간 공동 개발한 것으로, 음성 인식률과 사용자 편의성 측면에서 세계 수준에 도달했다는 평가를 받고 있다.

은평성모병원의 보이스EMR은 현재 존재하는 가장 높은 인식률을 보여주는 인공지능 음성 인식 모델을 탑재했으며, 음성 인식기의 성능을 향상시키기 위한 음성 전처리(Pretreatment) 엔진을 갖추고 있어 다양한 의료 환경에서의 음성 인식이 가능하다.[22] 모든 EMR과 호환되며 외래 환자 및 입원 환자를 포함한 모든 환자의 수술 기록, 시술 기록, 판독 기록 등 다양한 형태로 연결된다. 음성 인식률은 한국어와 영어가 혼합될 때조차 95% 이상의 성능을 보여주었다.

특히, 방사선학, 병리학, 정형외과, 소화기내과에서 사용되는 의학 용어뿐만 아니라 한국어와 영어를 동시에 인식할 수 있는 전문 엔진을 탑재하여 병동, 외래 진료실, 수술실, 치료실, 검사실에서 의료진의 목

---

22) http://www.monews.co.kr/news/articleView.html?idxno=206163

소리를 정확하고 편리하게 전자 기록으로 입력할 수 있게 했다. 또한 은평성모병원은 독자적으로 개발한 음성 보안 기술을 통해 의료 음성 인식의 보안성과 의료 정보의 투명성을 확보했다.

은평성모병원은 보이스EMR 사용으로 의료진의 기록 작업 시간이 대폭 줄어들고 기록 정확도가 향상되어, 의료진이 본연의 업무에 충실할 수 있게 되었으며, 다양한 입력 실수로 인한 안전사고를 예방할 수 있게 되었다. 은평성모병원의 보이스EMR은 의료계에 일대 혁신을 가져왔다. 이 시스템은 의료진의 업무 효율성을 높이고, 환자 안전을 강화하며, 의료 정보의 투명성을 확보하는 데 기여하고 있다. 이러한 혁신은 가톨릭대학교 은평성모병원의 창립원장인 권순용 교수의 탁월한 리더십과 혁신 정신이 있었기에 가능했다. 권 교수는 의료 현장의 현실을 누구보다 잘 알고 있었으며, 그 현실을 개선하기 위한 끊임없는 노력을 기울였다.

권 교수는 보이스EMR을 개발하기 위해 서울성모병원, 은평성모병원, 그리고 인공지능 스타트업 퍼즐AI와 협력했다. 이들은 각자의 전문성을 바탕으로 협력하여 세계 수준의 보이스EMR을 개발해냈다. 은평성모병원의 보이스EMR은 한국 의료계를 넘어 세계 의료계에 새로운 패러다임을 제시하고 있다. 이 시스템은 앞으로 의료계의 발전에 크게 기여할 것으로 기대된다.

보이스 EMR과 더불어 은평성모병원은 목소리만으로 간호 기록을 남길 수 있는 세계 최초의 '보이스ENR(Electronic Nurse Record, 전자 간호 기록)'을 상용화한 기관으로, 의료계의 혁신자로 주목받았다.

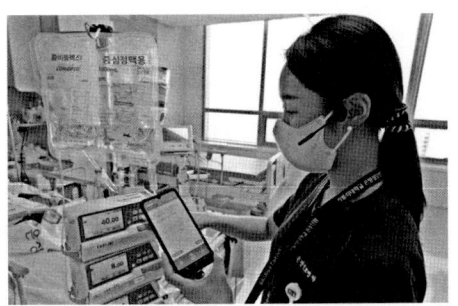

은평성모병원의 보바일 사용장면

보이스 ENR은 간호사가 별도의 기록 작업을 하지 않고도 간호 업무 중에 모든 정보를 음성으로 실시간 입력하고 저장할 수 있는 인공지능 (AI) 음성 인식 모바일 간호 기록 플랫폼으로, 간호 업무 시간을 거의 절반으로 줄여주는 혁신적 발명이다. 이는 환자 곁에서 간호 업무를 수행하면서 간호사가 전자 간호 기록(ENR)에 모든 정보를 음성으로 입력하고 저장할 수 있는 새로운 지평을 연 것이다.

2021년, 은평성모병원의 보이스ENR은 한층 진화하여 '보바일 (Vobile) ENR'로 탈바꿈했다. 전 세계 처음으로 상용화된 이 기술은 '음성(Voice)', '모바일(Mobile)', 그리고 '전자 간호 기록(ENR)'의 조합 으로 탄생한 신조어다. 이는 인공지능 음성 인식 기술을 기반으로 간 호사가 업무 세부사항을 음성으로 입력할 수 있는 간호 음성 기록 시 스템이다.

Voice ENR의 초기 버전은 노트북이나 태블릿PC 등 비교적 큰 기기 를 사용해야 했기에 활용도가 떨어졌고, 단순히 음성을 받아 적는 수 준으로 간호업무 효율성을 높이는 데 한계가 있었다. 또한 소음과 음 성 중첩으로 인한 음성 인식의 부정확성, 간호 내용을 음성으로 기록

했어도 인증 및 저장은 스테이션의 PC에서 해야 하는 등의 번거로움이 있었다.

은평성모병원은 이러한 단점을 대폭 개선, 신속, 편리, 사용자 중심의 실용적 기능에 초점을 맞춰 개발했다. 이동성을 높이기 위해 가벼운 장비를 활용하고, 특정 프로그램을 탑재한 스마트폰을 활용하면 언제든 자유롭게 활용 가능하다. 또한 RFID 인증과 스마트폰 카메라 바코드 스캔을 동시에 지원해 사원증 태그나 스캔만으로 빠르고 편리한 로그인이 가능하다.

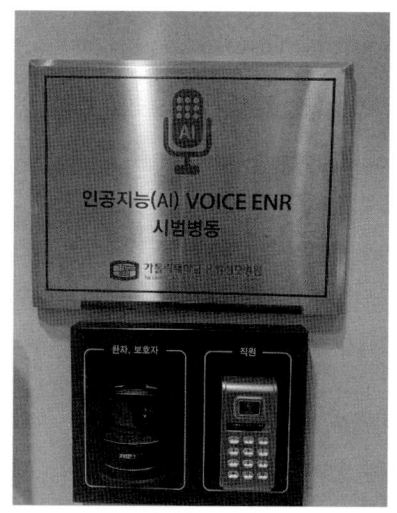

은평성모병원의 인공지능 보이스ENR 병동입구

출처: 은평성모병원 홍보팀

보바일 ENR은 모바일 기반 솔루션으로, 병동 간호 환경에 꼭 맞춘 이동성과 사용 편의성을 대폭 향상시켰다. 간호사들이 병실을 누비며 환자를 돌볼 때, 마치 스마트폰 앱처럼 간편하게 업무를 기록할 수 있는 시대가 열린 것이다. 이제 간호사들은 환자의 소리에 더 귀 기울이

국민 주치의를 위한 보편적 컨시어지 의료

고, 손은 환자를 돌보는 데 집중할 수 있게 되었다.

보바일 ENR의 가장 큰 특징은, '수혈하겠습니다'나 '혈액을 뽑겠습니다'와 같은 대화 형식의 상호작용 명령어를 사용하여 환자에게 별도의 안내 없이도 기능을 활용할 수 있다는 점에 있다. 또한, 다양한 환자 요청을 즉시 수용하고 예기치 않은 상황에서 내용을 신속하게 기록할 수 있는 간호 메모 기능으로 실용성을 대폭 강화했다.

실제로 은평성모병원에서 보바일 ENR을 사용한 병동에서는 환자 확인, 수혈 팩 확인, 근무자 간의 교차 검증, 수혈 중 활력 징후 입력 등의 업무에 소요되는 시간이 기존 대비 최대 절반으로 줄어들었다. 실시간 인증과 기록 입력으로 안전성도 향상되었다. 보바일 ENR은 단순한 음성 인식 기술을 넘어, 간호 업무 환경을 변화시키고 환자 치료 방식에 패러다임 전환을 이루어낼 것으로 기대된다.

최초라는 타이틀이 붙은 일을 하는 것에는 항상 엄청난 리스크가 따른다. 만의 하나라도 실패하는 경우 커리어를 모두 잃을 수도 있기 때문이다. 권 교수는 벤처기업을 하는 정신으로 모든 리스크를 극복하고 한국 최초의 스마트병원이라는 이정표를 세운 것이었다. 이 일을 하는 데는 간호사들의 헌신적인 참여도 크게 한 몫을 했다. 보이스 ENR을 만들려면 우선 AI가 딥러닝을 해야 한다. 이를 위해 은평병원의 300여 간호사들은 합심하여 그들의 보이스를 수천 시간 동안 딥러닝 시켰고 1만여 시간 넘게 의무기록을 입력했다. 그들의 노력으로 한국어로 작동되는 EMR과 ENR이 탄생한 것이다. 이는 뉴앙스 같은 세계적 기업도 하기 힘든 일이었다.

"AI는 의사를 대체하는 것이 아니라, 초인적인 의사를 만드는 것이다"라는 말처럼, AI와 정밀 의료 기술은 의료진의 능력을 증강시키고 더 나은 의사결정을 지원하는 도구로 활용되어야 한다. 이를 통해 컨시어지 의료는 각 환자에게 최적화된, 그리고 예방적인 의료 서비스를 제공할 수 있게 될 것이다.

결론적으로, AI와 정밀 의료는 컨시어지 의료의 핵심 요소로, 질병 위험 예측, 조기 진단, 맞춤형 치료법 제안 등의 영역에서 혁신적인 변화를 가져오고 있다. 이는 의료의 패러다임을 '반응적'에서 '예방적'으로, '일반적'에서 '개인화'된 방식으로 전환시키고 있다. 앞으로 이러한 기술의 발전이 어떻게 의료 서비스의 질을 향상시키고, 환자의 삶을 개선할지 지켜보는 것은 매우 흥미로운 일이 될 것이다.

4
예방 의학의 강화

　질병 예방을 위한 선제적 접근법은 컨시어지 의료의 핵심 요소 중 하나다. 이는 질병이 발생하기 전에 미리 위험 요인을 식별하고 대응하는 전략을 말한다. 제노시스바이오연구소가 개발한 차세대 예방의학 플랫폼은 이러한 선제적 접근법의 혁신적인 사례를 보여준다. 이들의 암 유전자 검사(C.G.S: Cancer Gene Scanning)는 단순한 혈액 검사만으로 암의 발생과 진행 단계에서 나타나는 바이오마커를 정밀하게 검사하여 암 발병 여부를 진단하고, 개인 맞춤형 의료 서비스를 위한 과학적인 데이터를 제공한다. 이러한 첨단 유전자 검사 기술은 기존의 침습적인 조직 검사 방식에 비해 환자의 부담을 최소화하면서도 높은 정확도를 자랑한다.

　특히 주목할 만한 것은 제노시스바이오연구소의 디지털 트윈 기반 초개인화 건강관리 플랫폼인 '매일건강비결'이다. 이 시스템은 고객의 DNA 데이터 분석과 초거대 AI 모델을 활용하여 개인의 디지털 트윈(Digital Twin)을 생성한다. 이 디지털 트윈은 개인의 건강 상태를 가상으로 구현하여 예측 및 시뮬레이션에 활용되며, 매일 아침 메신저를 통해 당일 건강 상태, 예상 질병 발생 확률(감기, 당뇨, 고/저혈압, 심장병, 우울증, 관절염, 암, 전염병, 불면증, 치매 등), 건강 개선 방안 등 예측 정보를 제공한다. 이는 단순한 건강 모니터링을 넘어서 미래의 건강 상태를 예측하고 최적화하는 혁신적인 접근법이다.

더불어 환경적 요인과 생활 습관이 건강에 미치는 영향에 대한 이해도 깊어지고 있다. 제노시스바이오연구소는 부모로부터 선천적으로 전해지는 유전적 발병 요인뿐만 아니라, 생활 습관, 식습관 등 후천적인 환경적 요인까지 통합적으로 분석하는 독자적인 기술을 적용한다. 대기 오염, 식습관, 운동 부족, 스트레스 등 다양한 요인들이 만성 질환의 발병과 밀접한 관련이 있다는 연구 결과들이 지속적으로 발표되고 있다. 컨시어지 의료는 이러한 요인들을 종합적으로 고려하여, 각 개인에게 최적화된 건강 관리 계획을 수립한다. 이는 단순한 의학적 처방을 넘어서, 환자의 일상생활 전반에 걸친 포괄적인 접근을 의미한다.

생활습관 개선을 통한 건강 증진은 예방 의학의 또 다른 중요한 축이다. 제노시스바이오연구소의 선제적 면역 및 회복 프로토콜 개발은 이러한 관점에서 혁신적인 해결책을 제시한다. 고령화 사회의 가속화와 현대인의 스트레스로 인한 면역력 약화에 대한 근본적인 해결책으로 단순히 질병을 치료하는 것을 넘어 면역력을 근본적으로 보강하고 코로나 백신 부작용과 같은 현대 사회의 새로운 건강 문제에 대응하는 회복 프로토콜을 개발한다. 많은 만성 질환들이 부적절한 생활 습관에서 비롯된다는 점을 고려할 때, 일상적인 선택들이 장기적인 건강에 미치는 영향은 지대하다. 컨시어지 의료는 환자들이 건강한 생활 습관을 형성하고 유지할 수 있도록 지속적인 지원과 교육을 제공한다.

특히, 제노시스바이오연구소가 개발한 차세대 항노화 및 면역 강화 신물질들은 생활습관 개선의 새로운 차원을 제시한다. 코디포닌 건강 기능식품은 복부 지방을 정밀 타격하는 액티포닌®, 면역 세포를 활성화하여 감염 저항력을 높이는 동충하초 코디세핀, 그리고 '장수 유전자' SIRT1을 깨워 세포 노화를 지연시키는 패션프루트 추출물이 완벽한 3중 시너지를 발휘한다. 특히, 코디세핀의 비임상 시험 결과는 압도적인 수명 연장 효과를 입증했다. 노화 연구의 표준 모델인 아프리카 턱시도 킬리피쉬를 대상으로 한 실험에서 고농도 투여군은 48.24%의 수명 연장 효과를 보여주었다. 액티핏 또한 인체 섭취 가능한 운동 스위치 활성화 물질로는 전 세계에서 최초 개발에 성공한 First in Class 제품으로, 운동을 하지 않고도 몸속 운동 스위치(AMPK) 활성화를 통해 체지방 감소 효과를 제공한다.

특히 최근에는 디지털 기술을 활용한 건강 관리 방식이 주목받고 있다. 제노시스바이오연구소의 AI 기반 '초개인화 질병 예측 및 선제적 관리' 통합 디지털 헬스 솔루션은 이러한 트렌드의 선두주자다. 이 시스템은 AI 기반 디지털 트윈 시뮬레이션을 통해 질병 발생 시나리오를 예측하고, 개인에게 최적화된 예방 및 관리 전략을 가상으로 검증하여 "미래의 나"를 위한 맞춤형 건강 로드맵을 제시한다. 웨어러블 디바이스나 스마트폰 앱을 통해 일상적인 건강 데이터를 수집하고 분석함으로써, 개인의 건강 상태를 실시간으로 모니터링할 수 있게 되었다. 이러한 기술은 환자들에게 즉각적인 피드백을 제공하고, 의료진에게는 보다 정확하고 풍부한 데이터를 제공함으로써 더욱 효과적인 건강 관리를 가능케 한다.

제노시스바이오연구소의 세포 치료 프로토콜은 예방의학의 새로운 지평을 열고 있다. 자가 면역 세포 배양 프로토콜(T cell)은 암 환자의 T 세포를 집중적으로 배양하여 수억 개의 세포로 증식시킨 후 다시 환자에게 투여함으로써 암을 치료하는 최첨단 프로토콜이다. NK세포 배양 프로토콜은 자연 살상 세포를 수억 개로 증식시켜 암 환자에게 투여하는 방식으로, 암세포의 MHC 부분이 없어도 인식하여 박멸하는 특성 덕분에 광범위한 암세포 박멸이 가능하다. 줄기세포 배양 프로토콜은 2025년 2월 시행된 첨단 재생 의료법에 따라 환자 본인의 지방 세포에서 줄기세포를 추출, 배양 후 다시 환자에게 투여하여 손상되거나 노화로 퇴화된 조직을 재생시키는 치료를 가능하게 한다.

컨시어지 의료를 통한 예방 의학의 강화는 개인의 삶의 질 향상뿐만 아니라 사회경제적으로도 큰 의미를 지닌다. 질병을 사전에 예방함으로써 의료비 지출을 줄이고, 생산성 손실을 방지할 수 있다. 제노시스바이오연구소의 사업 모델이 이를 잘 보여준다. 이들의 MSO(Management Service Organization) 사업은 협력 병·의원에 선진 프로토콜을 공급하고 면역 증강 의약품 및 건강기능식품을 OEM 방식으로 직접 제조하여 공급함으로써, 환자들에게 최적의 예방 및 관리 솔루션을 제공하며 안정적인 제품 매출을 창출한다. 또한 건강한 인구의 증가는 사회 전반의 활력을 높이는 데 기여할 수 있다.

그러나 이러한 접근법이 성공적으로 정착되기 위해서는 몇 가지 과제들이 해결되어야 한다. 우선, 개인 건강 정보의 보안과 프라이버시 보호에 대한 우려가 있다. 광범위한 건강 데이터 수집과 분석이 이루어지는 만큼, 이에 대한 엄격한 관리와 통제가 필요하다. 제노시스바이오연구소는 이러한 문제를 해결하기 위해 최고 수준의 보안 시스템 및 규제 준수를 통해 민감한 의료 및 유전체 데이터 보호를 보장한다. 또한 의료 서비스의 형평성 문제도 고려해야 한다. 고도의 맞춤형 의료 서비스가 특정 계층에게만 제한되지 않도록, 보편적 접근성을 보장하는 방안이 마련되어야 할 것이다.

Johnson 등(2021)은 정밀의학과 인공지능(AI)의 역할을 심도 있게 분석하고 있다. 이 연구는 개인화된 의료 서비스가 어떻게 질병 예방과 건강 증진에 기여할 수 있는지를 포괄적으로 탐구했다. 연구자들에 따르면, 정밀의학과 AI 기술의 융합은 컨시어지 의료의 발전에 핵심적인 역할을 한다. 제노시스바이오연구소의 접근법이 바로 이러한 연구 결과를 실제로 구현한 사례라 할 수 있다. 유전체 정보, 생활습관 데이터, 환경 요인 등 다양한 데이터를 AI 알고리즘으로 분석함으로써, 개인별 질병 위험을 더욱 정확히 예측하고 맞춤형 예방 전략을 수립할 수 있다. 이는 질병 예방을 위한 선제적 접근법의 근간이 된다.

특히, AI 기반 예측 모델은 생활습관 개선을 통한 건강 증진에 큰 도움이 될 수 있다. 제노시스바이오연구소의 '매일건강비결' 플랫폼은 이러한 개념을 실현한 혁신적인 예시다. 건강 검진 결과, 인구 통계학적 데이터, 문진 정보, 웨어러블 기기 활동 데이터, 자가 보고 건강 관련 답변 등의 내재적 변수와 바이오 리듬, 건강 운세, 계절적·사회적·환경적·지역적 요인 등의 외재적 변수를 통합하여 Daily 건강관리 점수를 산출하고, 예상 질병에 대한 일반 지식, 운동·생활 처방, 클리닉 소개 등 상세 정보를 제공한다. 예를 들어, 웨어러블 디바이스에서 수집된 일상 활동 데이터를 AI로 분석하여 개인의 건강 상태를 실시간으로 모니터링하고, 필요한 생활습관 개선 사항을 즉각적으로 제안할 수 있다. 이는 환자의 적극적인 참여를 유도하고 지속적인 건강 관리를 가능케 한다.

Johnson 등(2021)의 연구는 정밀의학과 AI의 결합이 의료 시스템 전반에 미칠 영향에 대해서도 논의했다.[23] 이러한 기술의 발전은 의료 서비스의 효율성과 정확성을 크게 향상시킬 것으로 예측된다. 제노시스바이오연구소의 혁신적인 암 진단 및 예방 서비스가 이를 실증한다. 정밀 유전자 검사를 통해 암 재발 및 전이를 방지하고, 암 유전자 발현 단계에서 조기에 암을 검출하여 환자의 생존율을 획기적으로 향상

---

23) Johnson, K. B., Wei, W. Q., Weeraratne, D., Frisse, M. E., Misulis, K., Rhee, K., Zhao, J., & Snowdon, J. L. (2021). Precision Medicine, AI, and the Future of Personalized Health Care. Clinical and Translational Science, 14(1), 86−93. https://doi.org/10.1111/cts.12884

시킬 수 있는 기술을 개발했다. 예를 들어, AI 기반 진단 지원 시스템은 의료진의 의사결정을 보조하여 진단의 정확도를 높이고 치료 계획 수립을 최적화할 수 있다.

컨시어지 의료와 예방 의학의 강화는 개인의 삶의 질 향상뿐만 아니라 사회경제적으로도 큰 의미를 지닌다. Johnson 등(2021)은 이러한 접근법이 질병을 사전에 예방함으로써 의료비 지출을 줄이고, 생산성 손실을 방지할 수 있다고 지적했다. 제노시스바이오연구소의 비즈니스 모델이 이를 뒷받침한다. 이들의 '매일건강비결' 사업은 첫 해에는 100억 원, 5년 후에는 5천억 원의 매출 시장으로 확대해 나갈 것으로 전망되며, 이는 건강기능식품 및 기기 판매 수수료, 건강 데이터 플랫폼 활용, 프리미엄 서비스 구독 모델 등 다각적인 수익 구조를 통해 달성될 예정이다. 또한 건강한 인구의 증가는 사회 전반의 활력을 높이는 데 기여할 수 있다.

그러나 연구진은 이러한 기술의 도입에 따른 윤리적, 사회적 문제에 대해서도 주의를 환기시킨다. 개인 건강 정보의 보안과 프라이버시 보호, AI 알고리즘의 편향성 문제, 의료 서비스 접근성의 불평등 등이 주요 과제로 지적된다. 제노시스바이오연구소는 이러한 문제들을 해결하기 위해 철저한 검증 시스템과 유전자 연구를 통해 개발된 모든 물질과 프로토콜이 동물 실험을 통한 효능 및 안전성 검증을 거친 후 인체 실험을 진행하며, 과학적 신뢰도를 확보한다. 이러한 문제들을 해결하기 위한 규제 체계와 윤리 지침의 필요성이 강조된다.

Johnson 등(2021)의 연구는 또한 의료 시스템이 질병 치료 중심에서 건강 증진과 질병 예방 중심으로 전환되어야 한다고 주장했다. 제노시스바이오연구소의 연구 비전이 바로 이러한 패러다임 전환을 구현한다. 이들은 궁극적인 인간 수명 연장 연구를 통해 단순히 질병 치료를 넘어, 항노화에 긍정적인 영향을 주는 프로토콜 개발과 함께 인간 수명 연장 프로토콜 연구를 진행한다. 이를 위해 의료 보험 체계의 개편, 의료진 교육 과정의 변화, 그리고 환자 참여형 건강 관리 모델의 도입 등을 제안한다. 이러한 제안은 컨시어지 의료의 확산과 예방 의학 강화를 위한 구체적인 로드맵을 제시한다는 점에서 의의가 있다.

정밀의학과 AI를 활용한 컨시어지 의료는 건강을 단순히 질병의 부재가 아닌, WHO가 정의한 신체적, 정신적, 사회적 웰빙의 상태로 실현하는 데 크게 기여할 수 있다. 제노시스바이오연구소의 통합적 접근법이 이를 잘 보여준다. 이들의 AI 기반 '초개인화 질병 예측 및 선제적 관리' 시스템은 면역력 강화 및 회복 가속화, 혁신적인 항노화 및 수명 연장, 암 진단 및 예방의 패러다임 변화, 최고 수준의 과학적 신뢰성을 통해 전방위적 건강 관리 솔루션을 제공한다. 개인의 유전적 특성, 환경적 요인, 생활 습관 등을 종합적으로 고려한 맞춤형 건강 관리는 진정한 의미의 건강한 삶을 영위하는 데 필수적이다.

미래의 의료는 질병과의 싸움이 아닌, 건강의 유지와 증진을 위한 지속적인 노력이 될 것이다. Johnson 등(2021)의 연구가 제시하는 바와 같이, 정밀의학과 AI 기술을 활용한 컨시어지 의료와 강화된 예방 의학은 이러한 미래를 앞당기는 핵심 동력이 될 것이다. 제노시스바이오연구소의 글로벌 헬스케어 플랫폼 구축 및 신약 개발 계획이 이러한 비전을 구현한다. 이들은 미국 하버드 대학과의 공동 연구를 통해 세계 최고 수준의 신기술 헬스케어 플랫폼을 구축하고, 이 플랫폼을 기반으로 면역 증강 및 치료 신약을 개발하여 전 세계에 공급함으로써 인류 건강 증진에 기여하고 글로벌 바이오 시장의 선두 주자로 도약할 계획이다. 개인, 의료진, 정책 입안자들이 협력하여 이러한 새로운 의료 패러다임을 발전시켜 나간다면, 우리는 더욱 건강하고 활기찬 사회를 만들어갈 수 있을 것이다.

컨시어지 의료를 통한 예방 의학의 강화는 의료의 패러다임을 근본적으로 변화시킬 잠재력을 가지고 있다. 제노시스바이오연구소의 혁신적인 접근법처럼, 질병이 발생한 후 치료하는 것이 아니라, 건강한 상태를 유지하고 증진시키는 데 초점을 맞춤으로써 개인의 삶의 질을 향상시키고 사회적 의료 비용을 절감할 수 있다.

건강은 단순히 질병의 부재가 아니라 신체적, 정신적, 사회적 웰빙의 상태라는 WHO의 정의를 고려할 때, 컨시어지 의료와 예방 의학의 강화는 이러한 총체적 건강 개념을 실현하는 데 크게 기여할 수 있다. 제노시스바이오연구소의 유아 디지털 트윈 솔루션과 같은 생애주기별 맞춤 건강관리 플랫폼은 출생부터 노년까지 전 생애에 걸친 건강 관리의 새로운 패러다임을 제시한다. 개인의 유전적 특성, 환경적 요인, 생활 습관 등을 종합적으로 고려한 맞춤형 건강 관리는 진정한 의미의 건강한 삶을 영위하는 데 필수적이다.

미래의 의료는 질병과의 싸움이 아닌, 건강의 유지와 증진을 위한 지속적인 노력이 될 것이다. 컨시어지 의료와 강화된 예방 의학은 이러한 미래를 앞당기는 핵심 동력이 될 것이다. 제노시스바이오연구소의 글로벌 임상 실험, 논문 발표 및 신약 개발 계획이 보여주듯이, 서울대학교, 유니스트 대학은 물론, 세계 최고 수준의 연구 기관인 미국 하버드 대학, 영국 캠브리지 대학과의 공동 임상 실험 및 논문 발표를 통해 확립된 치료 프로토콜을 헬스케어 플랫폼을 통해 전 세계에 공급할 예정이다. 개인, 의료진, 정책 입안자들이 협력하여 이러한 새로운 의료 패러다임을 발전시켜 나간다면, 우리는 더욱 건강하고 활기찬 사회를 만들어갈 수 있을 것이다.

5
개인정보 보호와 윤리적 이슈

컨시어지 의료는 개인화된 의료 서비스를 제공하며 환자의 편의성을 극대화하는 혁신적인 접근 방식으로 주목받고 있다. 이러한 서비스 모델은 의료 데이터의 보안과 프라이버시 보호, 그리고 AI 의존도 증가에 따른 윤리적 고려사항 등 중요한 과제들을 동반한다.

의료 데이터의 보안과 프라이버시 보호는 컨시어지 의료 서비스에서 중요한 이슈다. 환자의 의료 정보는 매우 민감하고 개인적인 데이터로, 이를 안전하게 보호하는 것은 의료 서비스 제공자의 핵심적인 책임이다. 컨시어지 의료 서비스는 환자의 종합적인 의료 기록을 바탕으로 맞춤형 서비스를 제공하기 때문에, 더 많은 양의 상세한 개인정보를 다루게 된다. 이는 데이터 보안에 대한 더 높은 수준의 주의와 기술적 조치를 요구한다.

데이터 암호화, 접근 제어, 정기적인 보안 감사 등의 기술적 조치뿐만 아니라, 의료진과 직원들의 데이터 보안 의식 향상을 위한 교육도 필수적이다. 또한, 환자들에게 자신의 데이터가 어떻게 사용되고 보호되는지에 대한 투명한 정보를 제공하는 것도 중요하다. 이는 환자의 신뢰를 구축하고 서비스의 지속가능성을 보장하는 데 핵심적인 요소다.

AI 의존도 증가에 따른 윤리적 고려사항도 중요한 이슈다. 컨시어지 의료 서비스에서 AI는 진단 보조, 치료 계획 수립, 환자 모니터링 등 다양한 영역에서 활용된다. 이는 의사결정의 정확성과 효율성을 높이는 데 도움이 되지만, 동시에 여러 윤리적 질문을 제기한다.

Harishbhai와 동료들(2024)의 연구는 의료 분야에서 AI와 기계 학습 사용에 관한 윤리적 고려사항을 포괄적으로 검토했다.[24] 이 연구는 AI와 기계 학습 기술이 의료 서비스 제공, 진단 정확도 향상, 개인화된 치료 계획 수립 등에서 큰 잠재력을 가지고 있음을 인정하면서도, 이러한 기술의 사용에 따른 다양한 윤리적 문제를 제기했다.

연구진은 AI 기반 의료 시스템의 주요 윤리적 문제로 다음과 같은 점들을 지적했다.

① 데이터 프라이버시와 보안: 환자의 민감한 의료 정보를 보호하는 것이 중요한 과제 중 하나다. AI 시스템이 대량의 개인 의료 데이터를 처리하고 저장함에 따라, 데이터 유출이나 무단 접근의 위험이 증가한다.

② 알고리즘의 투명성과 설명 가능성: AI의 의사결정 과정이 불투명할 경우, 의료진과 환자 모두 결과를 신뢰하기 어려울 수 있다. 따라서 AI 시스템의 결정 과정을 이해하고 설명할 수 있는 능력이 중요하다.

③ 편향과 차별: AI 모델이 훈련된 데이터에 편향이 있을 경우, 이는 특정 인구 집단에 대한 차별적인 결과로 이어질 수 있다. 이는

24) Harishbhai Tilala M, Kumar Chenchala P, Choppadandi A, Kaur J, Naguri S, Saoji R, Devaguptapu B. Ethical Considerations in the Use of Artificial Intelligence and Machine Learning in Health Care: A Comprehensive Review. Cureus. 2024 Jun 15;16(6):e62443. doi: 10.7759/cureus.62443. PMID: 39011215; PMCID: PMC11249277.

의료 서비스의 공정성과 형평성 문제를 야기한다.

④ **책임과 법적 문제**: AI 시스템의 오진이나 잘못된 치료 추천으로 인한 피해가 발생했을 때, 누가 책임을 져야 하는지에 대한 명확한 가이드라인이 필요하다.

⑤ **인간 의사의 역할 변화**: AI의 도입으로 의사의 역할이 변화할 수 있으며, 이는 의사-환자 관계와 의료 서비스의 본질에 영향을 미칠 수 있다.

⑥ **동의와 자율성**: 환자가 AI 시스템의 사용에 대해 충분히 이해하고 동의할 수 있어야 하며, AI의 추천을 거부할 권리도 보장되어야 한다.

연구진은 이러한 윤리적 문제들을 해결하기 위해 다음과 같은 방안을 제시했다:

① **강력한 데이터 보호 정책과 기술적 조치의 구현**: 암호화, 접근 제어, 정기적인 보안 감사 등을 통해 환자 데이터를 보호해야 한다.

② **AI 시스템의 투명성 증대**: 의사결정 과정을 설명할 수 있는 AI 모델의 개발과 사용을 장려해야 한다.

③ **다양성과 포용성을 고려한 데이터 수집**: AI 모델 훈련에 사용되는 데이터가 다양한 인구 집단을 대표할 수 있도록 해야 한다.

④ **윤리적 가이드라인과 규제 프레임워크의 개발**: AI 의료 시스템의 개발, 검증, 사용에 대한 명확한 지침이 필요하다.

⑤ **지속적인 교육과 훈련**: 의료진과 환자 모두에게 AI 시스템의 이점과 한계에 대한 교육을 제공해야 한다.

⑥ **다학제적 접근**: 의료진, 기술 개발자, 윤리학자, 법률 전문가 등

다양한 분야의 전문가들이 협력하여 AI 의료 시스템의 윤리적 문제를 해결해야 한다.

이 연구는 AI와 기계 학습 기술이 의료 분야에 가져올 수 있는 혁신적인 변화를 인정하면서도, 이러한 기술의 도입과 사용에 있어 윤리적 고려사항의 중요성을 강조했다. 연구진은 이러한 윤리적 문제들을 해결하는 것이 AI 기반 의료 시스템의 성공적인 구현과 지속 가능한 발전을 위한 필수 조건임을 주장했다.

컨시어지 의료의 맥락에서 이 연구의 발견은 특히 중요하다. 컨시어지 의료는 개인화된 서비스를 제공하기 위해 더 많은 개인정보를 다루며, AI 기술을 적극적으로 활용한다. 따라서 데이터 프라이버시와 보안, AI의 투명성과 설명 가능성, 그리고 환자의 자율성 보장 등의 문제가 더욱 중요해진다.

예를 들어, 컨시어지 의료 서비스에서 AI가 환자의 생활 습관 데이터를 분석하여 개인화된 건강 관리 계획을 제안할 때, 이 데이터가 어떻게 수집되고 사용되는지, AI의 추천 근거는 무엇인지, 그리고 환자가 이 추천을 따르지 않을 선택권이 있는지 등의 문제가 중요하게 다뤄져야 한다.

또한, 컨시어지 의료 서비스가 제공하는 24/7 모니터링과 즉각적인 의료 조언 등의 기능에서 AI의 역할이 커질수록, AI 시스템의 결정에 대한 책임 소재와 인간 의사의 개입 시점 등에 대한 명확한 가이드라인이 필요하다.

Harishbhai와 동료들(2024)의 연구는 이러한 문제들에 대한 중요한 통찰을 제공하지만, 몇 가지 한계점도 가지고 있다. 첫째, 연구가 주로 이론적인 검토에 초점을 맞추고 있어, 실제 의료 현장에서의 구체적인 적용 방안에 대한 논의가 부족하다. 둘째, 컨시어지 의료와 같은 특정 의료 서비스 모델에 대한 깊이 있는 분석이 부족하다. 마지막으로, AI 의료 시스템의 윤리적 문제를 해결하기 위한 기술적, 제도적 솔루션에 대한 더 구체적인 제안이 필요하다.

이러한 한계점에도 불구하고, 이 연구는 AI와 기계 학습 기술의 의료 분야 적용에 있어 윤리적 고려사항의 중요성을 강조하고, 이에 대한 포괄적인 프레임워크를 제시했다는 점에서 큰 의의가 있다. 향후 연구에서는 이를 바탕으로 컨시어지 의료와 같은 특정 의료 서비스 모델에 초점을 맞춘 더 구체적인 윤리적 가이드라인과 실행 방안이 개발될 필요가 있다.

"인공지능은 우리의 의사결정을 돕는 도구이지, 결정 그 자체가 되어서는 안 된다"라는 말이 있다. 이는 의료 분야에서 AI의 역할에 대한 중요한 지침이 될 수 있다. 컨시어지 의료 서비스에서 AI 기술을 활용할 때, 이 기술이 인간의 판단과 직관을 보완하는 도구로 사용되어야 하며, 궁극적인 의사결정은 여전히 인간 의사와 환자의 몫이어야 함을 명심해야 한다.

결론적으로, 컨시어지 의료의 개인정보 보호와 윤리적 이슈는 이 혁신적인 의료 서비스 모델의 성공과 지속가능성을 결정짓는 핵심 요소다. 의료 데이터의 보안과 프라이버시 보호, AI 의존도 증가에 따른 윤리적 고려사항들을 적절히 다루는 것은 환자의 신뢰를 유지하고, 서비스의 품질과 안전성을 보장하는 데 필수적이다. 이를 위해서는 기술적 혁신과 더불어 법적, 제도적 장치의 마련, 그리고 모든 이해관계자들 간의 지속적인 대화와 협력이 필요하다. 컨시어지 의료가 가져올 수 있는 혜택을 최대화하면서도 개인의 권리와 존엄성을 보호하는 균형 잡힌 접근을 통해, 우리는 더 나은 미래의 의료 서비스를 구현할 수 있을 것이다.

6
의료 시스템의 변화

컨시어지 의료는 현대 의료 시스템의 혁신적인 변화를 대표하는 개념으로, 환자 중심의 맞춤형 의료 서비스를 제공하는 새로운 패러다임을 의미한다. 이는 전통적인 병원 중심의 의료 체계에서 벗어나, 환자의 개별적인 필요와 선호도를 최우선으로 고려하는 접근 방식이다. 컨시어지 의료의 핵심은 환자와 의료진 간의 긴밀한 관계 형성, 예방적 건강 관리, 그리고 포괄적이고 연속적인 의료 서비스 제공에 있다.

병원 중심에서 환자 중심으로의 전환은 의료 서비스의 본질적인 변화를 의미한다. 전통적인 의료 시스템에서는 환자가 병원을 찾아가 진료를 받는 구조였다면, 컨시어지 의료에서는 의료 서비스가 환자를 찾아가는 형태로 변모한다. 이는 단순히 물리적 위치의 변화만을 의미하는 것이 아니라, 의료 서비스 제공 방식과 철학의 근본적인 변화를 포함한다. 환자의 생활 환경, 일상 습관, 유전적 요인 등을 종합적으로 고려하여 개인화된 의료 서비스를 제공하는 것이 핵심이다.

이러한 변화는 의료진의 역할에도 큰 영향을 미친다. 의사와 간호사는 단순히 질병을 진단하고 치료하는 역할에서 벗어나, 환자의 전반적인 건강과 웰빙을 관리하는 건강 코치이자 파트너로 진화하게 된다. 이는 의료진에게 새로운 형태의 전문성을 요구한다. 의학적 지식뿐만

국민 주치의를 위한 보편적 컨시어지 의료

아니라 환자와의 효과적인 소통 능력, 데이터 분석 능력, 그리고 다학제적 팀워크 능력이 중요해진다.

Kim과 동료들(2023)은 한국 의료 환경에서 외래 환자를 대상으로 한 환자 중심 의료 도구(Patient-Centered Care Tool, PCCT)의 한국어 버전을 검증하는 연구를 수행했다.[25] 이 연구는 서울의 한 대학병원 외래 환자 300명을 대상으로 진행되었으며, PCCT의 신뢰성과 타당성을 평가했다. 연구 결과, 한국어 버전 PCCT는 높은 내적 일관성과 구성 타당도를 보여주었다. 특히, 이 도구는 '환자 참여와 관여', '목표 설정과 추적', '의사결정 지원', '문제 해결', '추적 관리와 조정', '환자 지원'의 6개 하위 영역으로 구성되어 있어, 환자 중심 의료의 다양한 측면을 포괄적으로 평가할 수 있음을 확인했다. 이 연구는 한국 의료 환경에서 환자 중심 의료의 실행 정도를 객관적으로 측정할 수 있는 도구를 제공함으로써, 향후 컨시어지 의료 도입과 평가에 중요한 기반을 마련했다는 점에서 의의가 있다.

컨시어지 의료의 실현을 위해서는 의료 시스템의 전반적인 재구조화가 필요하다. 이는 의료 기관의 물리적 구조 변경부터 의료 정보 시스템의 개선, 의료진 교육 프로그램의 혁신 등을 포함한다. 특히, 인공지능과 빅데이터 기술의 활용은 컨시어지 의료의 효과적인 구현을 위한 핵심 요소로 부각되고 있다. 이러한 기술들은 환자의 건강 데이터를 실시간으로 수집하고 분석하여, 개인화된 건강 관리 계획을 수립하는 데 활용될 수 있다.

컨시어지 의료의 도입은 의료 서비스의 질적 향상뿐만 아니라 의료 비용의 효율화에도 기여할 것으로 기대된다. 예방적 건강 관리와 조기

---

25) Kim, Y. J., Lee, G., & Choi, S. (2023). Validation of the Korean Version of Patient-Centered Care Tool: For Outpatients. Patient Preference and Adherence, 17, 1525-1540. doi: 10.2147/PPA.S411109

진단을 통해 중증 질환의 발생을 줄이고, 불필요한 의료 서비스 이용을 최소화함으로써 전체적인 의료 비용을 절감할 수 있다. 또한, 환자의 만족도 향상은 의료 서비스에 대한 신뢰도를 높이고, 이는 장기적으로 의료 시스템의 지속가능성을 제고하는 데 기여할 것이다.

그러나 컨시어지 의료의 도입에는 여러 가지 도전 과제도 존재한다. 첫째, 기존의 의료 보험 체계와의 조화가 필요하다. 현재의 의료 보험 시스템은 질병 치료 중심으로 설계되어 있어, 예방적 건강 관리나 맞춤형 서비스에 대한 보상 체계가 미흡하다. 둘째, 의료진의 업무 부담 증가와 번아웃 문제에 대한 대책이 필요하다. 환자와의 더 긴밀한 관계 형성과 지속적인 건강 관리는 의료진에게 추가적인 시간과 노력을 요구한다. 마지막으로, 개인 건강 정보의 보안과 프라이버시 보호에 대한 우려도 해결해야 할 중요한 과제이다.

Kim과 동료들(2023)의 연구는 한국 의료 환경에서 환자 중심 의료를 평가할 수 있는 신뢰할 만한 도구를 제공했다는 점에서 큰 의의가 있다. 그러나 이 연구에도 몇 가지 한계점이 있다. 첫째, 연구가 단일 의료기관의 외래 환자만을 대상으로 했다는 점에서 결과의 일반화에 제한이 있다. 둘째, 횡단적 연구 설계로 인해 환자 중심 의료의 장기적 효과를 평가하기 어렵다는 점이다. 마지막으로, 도구의 검증에 초점을 맞추어 실제 환자 중심 의료 실행의 장애요인이나 촉진요인에 대한 분석이 부족하다는 점을 지적할 수 있다.

결론적으로, 컨시어지 의료는 현대 의료 시스템의 혁신적인 변화를 대표하는 개념으로, 환자 중심의 맞춤형 의료 서비스를 통해 의료의 질을 높이고 효율성을 개선할 수 있는 잠재력을 가지고 있다. Kim과 동료들(2023)의 연구는 이러한 변화를 객관적으로 측정하고 평가할 수 있는 도구를 제공함으로써, 향후 컨시어지 의료의 발전과 확산에 중요한 기여를 할 것으로 기대된다. "의료의 진정한 가치는 환자의 경험과 결과에 있다"는 말처럼, 컨시어지 의료는 이러한 가치를 실현하는 중요한 수단이 될 것이다. 앞으로 더 많은 연구와 실험을 통해 컨시어지 의료의 효과성과 지속가능성을 검증하고, 이를 바탕으로 더욱 발전된 의료 서비스 모델을 개발해 나가야 할 것이다.

7
경제적 영향과 비즈니스 모델

컨시어지 의료는 현대 의료 시스템에 혁신적인 변화를 가져오고 있으며, 이는 의료 서비스의 질적 향상뿐만 아니라 경제적 영향과 새로운 비즈니스 모델의 등장으로 이어지고 있다. 이러한 변화는 의료 서비스의 비용 효율성 증대와 함께 의료 산업 전반에 걸친 패러다임 전환을 야기하고 있다.

컨시어지 의료 서비스의 비용 효율성은 여러 측면에서 살펴볼 수 있다. 첫째, 예방적 건강 관리와 조기 진단을 통해 중증 질환의 발생을 줄이고, 이로 인한 의료 비용을 절감할 수 있다. 둘째, 개인화된 의료 서비스를 통해 불필요한 검사나 치료를 최소화함으로써 의료 자원의 효율적 사용을 가능하게 한다. 셋째, 원격 의료 기술의 활용으로 의료 서비스 접근성을 높이고 관련 비용을 줄일 수 있다.

Alexander 등(2020)은 컨시어지 의료의 비즈니스 모델에 대한 연구를 수행했다. 이 연구는 컨시어지 의료의 개념, 특징, 그리고 이를 채택한 의사들의 경험을 분석했다.[26] 연구진은 컨시어지 의료가 전통적

---

26) Alexander, G. C., Kurlander, J., & Wynia, M. K. (2020). Physicians in retainer ("concierge") practice. A national survey of physician, patient, and practice characteristics. Journal of General Internal Medicine, 35(5),

인 의료 서비스 모델과는 다른 독특한 가치 제안을 제공한다고 밝혔다. 컨시어지 의료의 주요 특징으로는 환자 수의 제한, 연회비 기반의 수익 모델, 24/7 의사 접근성, 긴 진료 시간, 그리고 개인화된 예방적 건강 관리 등이 있었다. 연구 결과, 컨시어지 의료를 채택한 의사들은 환자 케어의 질 향상, 직업 만족도 증가, 그리고 보다 안정적인 수입을 경험했다고 보고했다. 그러나 연구진은 이 모델이 모든 의사나 환자에게 적합한 것은 아니며, 특히 고소득 환자층을 대상으로 하는 경향이 있어 의료 접근성의 불평등을 심화시킬 수 있다는 우려도 제기했다. 이 연구는 컨시어지 의료가 일부 의사들에게는 매력적인 비즈니스 모델이 될 수 있지만, 그 적용에 있어 윤리적, 사회적 고려사항이 필요함을 강조했다.

컨시어지 의료의 도입은 새로운 의료 비즈니스 모델의 등장으로 이어지고 있다. 전통적인 병원 중심의 의료 서비스에서 벗어나, 환자의 일상생활 속에서 지속적인 건강 관리를 제공하는 새로운 형태의 의료 서비스 기업들이 등장하고 있다. 이러한 기업들은 디지털 기술을 활용한 원격 모니터링, 인공지능 기반의 건강 분석, 개인화된 건강 코칭 등을 제공하며, 기존의 의료 서비스와는 차별화된 가치를 창출하고 있다.

컨시어지 의료의 경제적 영향과 새로운 비즈니스 모델의 등장은 의료 산업 전반에 걸쳐 큰 변화를 가져오고 있다. 이는 단순히 의료 서비스의 형태 변화에 그치지 않고, 의료 비용 구조, 보험 시스템, 그리고 의료 기술 산업에까지 광범위한 영향을 미치고 있다.

특히, 디지털 헬스케어 기업들의 성장이 두드러지고 있다. 예를 들어, 미국의 One Medical은 회원제 기반의 일차 의료 서비스를 제공하는 기업으로, 디지털 플랫폼을 통한 24/7 의료 상담, 당일 예약 시스

1382 – 1388.

템, 그리고 개인화된 건강 관리 프로그램으로 주목받고 있다. 이 회사는 2020년 주식 상장 이후 급격한 성장을 보이며, 2022년 아마존에 인수되어 더욱 혁신적인 의료 서비스 모델을 개발하고 있다.

또 다른 예로, Livongo Health를 들 수 있다. 이 회사는 만성질환 관리에 특화된 컨시어지 의료 서비스를 제공하며, 특히 당뇨병 환자들을 위한 실시간 혈당 모니터링과 개인화된 건강 코칭 서비스로 주목받고 있다. Livongo Health는 2019년 주식 상장 이후 꾸준한 성장을 보이다 2020년 Teladoc Health와 합병하여 더욱 종합적인 디지털 헬스케어 서비스를 제공하고 있다.

이러한 기업들의 성공은 컨시어지 의료가 단순한 트렌드가 아닌, 의료 산업의 새로운 패러다임으로 자리잡고 있음을 보여준다. 이들 기업의 핵심 경쟁력은 디지털 기술을 활용한 환자 경험 개선, 데이터 기반의 개인화된 건강 관리, 그리고 예방적 의료 서비스에 있다.

그러나 컨시어지 의료의 확산에는 여전히 몇 가지 과제가 남아 있다. 첫째, 의료 보험 시스템과의 연계가 필요하다. 현재의 의료 보험 체계는 질병 치료 중심으로 설계되어 있어, 예방적 건강 관리나 맞춤형 서비스에 대한 보상 체계가 미흡하다. 둘째, 의료 정보의 보안과 프라이버시 보호에 대한 우려가 있다. 개인화된 의료 서비스를 위해서는 방대한 양의 개인 건강 정보가 필요한데, 이에 대한 보안과 윤리적 사용에 대한 명확한 가이드라인이 필요하다. 셋째, 의료 형평성의 문제가 제기될 수 있다. 고급화된 의료 서비스가 일부 계층에게만 제공될 경우, 의료 불평등이 심화될 수 있기 때문이다.

컨시어지 의료의 비용 효율성에 대해서는 아직 충분한 실증적 연구가 부족한 상황이다. 일부 연구에서는 컨시어지 의료가 불필요한 입원과 응급실 방문을 줄이고, 만성질환 관리를 개선함으로써 장기적으로 의료 비용을 절감할 수 있다고 주장한다. 그러나 이러한 주장을 뒷받침할 수 있는 대규모, 장기간의 연구가 더 필요한 상황이다.

컨시어지 의료의 비즈니스 모델은 기존의 의료 서비스 모델과는 상당히 다른 특징을 가지고 있다. 전통적인 의료 서비스가 진료 건수나 처치 횟수에 기반한 수가 체계를 가지고 있다면, 컨시어지 의료는 주로 연회비나 구독료 기반의 수익 모델을 채택하고 있다. 이는 의료 서비스 제공자로 하여금 단기적인 치료보다는 장기적인 건강 관리에 초점을 맞추도록 유도한다.

이러한 비즈니스 모델의 변화는 의료 서비스의 질과 효율성 향상으로 이어질 수 있다. 의사들은 더 적은 수의 환자를 담당함으로써 각 환자에게 더 많은 시간과 주의를 기울일 수 있게 된다. 또한, 예방적 건강 관리에 초점을 맞춤으로써 질병의 조기 발견과 관리가 가능해진다. 이는 장기적으로 환자의 건강 상태 개선과 의료 비용 절감으로 이어질 수 있다.

그러나 Paul과 Skiba(2016)의 연구에서 지적했듯이, 이러한 모델이 모든 의사나 환자에게 적합한 것은 아니다.[27] 특히, 고소득층을 중심으로 서비스가 제공될 경우, 의료 접근성의 불평등을 심화시킬 수 있다는 우려가 있다. 따라서 컨시어지 의료의 확산과 함께 의료 서비스의 형평성을 어떻게 보장할 것인가에 대한 사회적 논의가 필요하다.

컨시어지 의료의 도입은 의료진의 역할 변화도 수반한다. 의사들은 단순히 질병을 진단하고 치료하는 역할에서 벗어나, 환자의 전반적인 건강과 웰빙을 관리하는 건강 코치이자 파트너로 진화하게 된다. 이는

---

27) Paul, D. P., & Skiba, M. (2016). Concierge Medicine: A Viable Business Model for (Some) Physicians of the Future? Health Care Manager, 35(1), 3-8. doi: 10.1097/HCM.0000000000000088

의사들에게 새로운 형태의 전문성을 요구한다. 의학적 지식뿐만 아니라 환자와의 효과적인 소통 능력, 데이터 분석 능력, 그리고 다학제적 팀워크 능력이 중요해진다.

이러한 변화는 의료 교육 시스템의 변화도 필요로 한다. 의과대학과 수련 과정에서 예방 의학, 건강 코칭, 의사소통 기술 등에 대한 교육이 더욱 강화될 필요가 있다. 또한, 지속적인 전문성 개발을 위한 프로그램도 확대되어야 할 것이다.

컨시어지 의료의 확산은 의료 기술 산업에도 큰 영향을 미치고 있다. 개인화된 건강 관리와 원격 모니터링을 위한 다양한 웨어러블 디바이스와 모바일 앱이 개발되고 있으며, 인공지능과 빅데이터 기술을 활용한 건강 분석 플랫폼도 빠르게 성장하고 있다. 이는 의료 기기 및 소프트웨어 산업의 새로운 성장 동력이 되고 있다.

그러나 이러한 기술의 도입과 함께 개인 건강 정보의 보안과 프라이버시 보호에 대한 우려도 커지고 있다. 따라서 관련 법규와 가이드라인의 정비, 그리고 기술적 보안 조치의 강화가 필요하다.

Paul과 Skiba(2016)의 연구는 컨시어지 의료의 비즈니스 모델을 포괄적으로 분석했다는 점에서 의의가 있다. 특히, 이 모델을 채택한 의사들의 경험을 직접 조사함으로써 실제 현장에서의 장단점을 파악했다는 점이 주목할 만하다. 그러나 이 연구에도 몇 가지 한계점이 있다. 첫째, 연구가 미국의 상황에 국한되어 있어 다른 국가나 의료 시스템에서의 적용 가능성에 대해서는 추가적인 연구가 필요하다. 둘째, 환자들의 경험과 만족도에 대한 분석이 상대적으로 부족하다. 마지막으로, 컨시어지 의료의 장기적인 건강 결과와 비용 효과성에 대한 분석이 부족하여, 이 모델의 지속가능성을 판단하기에는 한계가 있다.

결론적으로, 컨시어지 의료는 의료 서비스의 질적 향상과 비용 효율성 증대, 그리고 새로운 비즈니스 기회 창출이라는 측면에서 큰 잠재력을 가지고 있다. "건강은 병원 밖에서 만들어진다"는 말처럼, 컨시어지 의료는 일상 속에서의 지속적인 건강 관리를 통해 더 나은 건강 결과와 의료 비용 절감을 동시에 달성할 수 있는 혁신적인 모델이다. 그러나 이러한 변화가 의료 서비스의 형평성을 해치지 않도록 하는 것이 중요하며, 개인정보 보호와 윤리적 이슈에 대한 신중한 접근이 필요하다.

컨시어지 의료의 미래는 기술의 발전과 사회적 요구의 변화에 따라 계속해서 진화할 것으로 예상된다. 특히 인공지능과 빅데이터 기술의 발전은 개인화된 의료 서비스의 질을 더욱 높일 수 있을 것이다. 예를 들어, 유전체 정보와 생활습관 데이터를 결합한 맞춤형 건강 관리 프로그램이 가능해질 수 있다. 또한, 가상현실(VR)과 증강현실(AR) 기술을 활용한 원격 진료의 질적 향상도 기대할 수 있다.

그러나 이러한 발전과 함께 우리는 의료의 본질적 가치를 잊지 말아야 한다. 기술이 아무리 발전해도 의사와 환자 간의 신뢰와 공감은 여전히 의료의 핵심이 될 것이다. 따라서 컨시어지 의료는 이러한 인간적 요소를 강화하는 방향으로 발전해 나가야 할 것이다.

또한, 컨시어지 의료의 확산이 의료 시스템 전반의 개선으로 이어질 수 있도록 하는 노력도 필요하다. 컨시어지 의료에서 얻은 경험과 지식을 일반 의료 시스템에도 적용함으로써, 전체적인 의료 서비스의 질을 향상시킬 수 있을 것이다. 예를 들어, 예방적 건강 관리의 중요성, 환자-의사 간 소통의 개선, 개인화된 의료 서비스 제공 등의 원칙은 일반 의료 시스템에서도 충분히 적용 가능하다.

Paul과 Skiba(2016)의 연구는 컨시어지 의료의 현재를 이해하는 데 중요한 기여를 했지만, 앞으로는 더 많은 실증적 연구가 필요하다. 특히, 컨시어지 의료의 장기적인 건강 결과와 비용 효과성에 대한 대규모 종단 연구가 필요하다. 또한, 다양한 국가와 문화권에서의 컨시어지 의료 적용 사례 연구도 필요할 것이다. 이를 통해 컨시어지 의료의 보편적 가치와 지역적 특수성을 동시에 이해할 수 있을 것이다.

컨시어지 의료의 윤리적 측면에 대한 연구도 중요하다. 의료 서비스의 형평성, 개인정보 보호, 의사−환자 관계의 변화 등에 대한 윤리적 고찰이 필요하다. 이를 통해 컨시어지 의료가 사회적으로 책임 있는 방식으로 발전할 수 있는 기반을 마련할 수 있을 것이다.

마지막으로, 컨시어지 의료의 확산이 의료 정책과 보험 체계에 미치는 영향에 대한 연구도 필요하다. 현재의 의료 보험 체계는 질병 치료 중심으로 설계되어 있어, 예방적 건강 관리나 맞춤형 서비스에 대한 보상 체계가 미흡하다. 따라서 컨시어지 의료의 가치를 인정하고 이를 보험 체계에 반영할 수 있는 방안에 대한 연구가 필요하다.

"의료의 미래는 치료가 아닌 예방에 있다"는 말처럼, 컨시어지 의료는 이러한 미래 의료의 비전을 실현하는 중요한 열쇠가 될 수 있다. 그러나 이를 위해서는 기술적 혁신뿐만 아니라 사회적, 윤리적, 제도적 측면에서의 균형 있는 발전이 필요하다. 컨시어지 의료가 진정한 의미의 '환자 중심 의료'를 실현하고, 모든 이에게 더 나은 건강과 삶의 질을 제공할 수 있기를 기대해본다.

8
법적, 제도적 과제

컨시어지 의료는 의료 서비스의 새로운 패러다임으로 주목받고 있지만, 이를 실현하기 위해서는 다양한 법적, 제도적 과제를 해결해야 한다. 특히 대한민국의 경우, 기존의 의료 시스템과 컨시어지 의료 모델 간의 조화를 이루는 것이 중요한 과제로 대두되고 있다.

컨시어지 의료 서비스에 대한 규제 프레임워크는 아직 명확히 정립되지 않은 상태다. 현재 대한민국의 의료법은 전통적인 의료 서비스 모델을 기반으로 하고 있어, 컨시어지 의료의 특성을 충분히 반영하지 못하고 있다. 의료법 제27조는 의료인이 불특정 다수인을 대상으로 의료행위를 하는 것을 전제로 하고 있어, 특정 회원을 대상으로 하는 컨시어지 의료 모델과 충돌할 수 있다. 이 조항은 실제로 존재하며, 의료인의 의료기관 개설과 관련된 규정을 담고 있다.

또한, 의료법 제23조의 진료기록부 작성 및 보관 의무, 제24조의 진료기록 열람 규정 등도 컨시어지 의료의 맥락에서 재해석이 필요하다. 이 조항들 역시 실제로 존재하는 법률 조항이다. 컨시어지 의료에서는 환자의 일상적인 건강 정보까지 포괄적으로 관리하게 되는데, 이러한 정보의 수집, 관리, 활용에 대한 명확한 가이드라인이 필요하다.

의료 보험 시스템의 적응과 변화 역시 중요한 과제다. 현재 대한민국의 국민건강보험은 질병 치료 중심의 의료 서비스에 맞춰져 있어, 예방적 건강 관리나 맞춤형 서비스를 중심으로 하는 컨시어지 의료와는 괴리가 있다. 특히, 연회비나 구독료 기반의 컨시어지 의료 서비스 비용을 어떻게 보험 체계에 반영할 것인지가 주요 쟁점이 될 수 있다.

대한민국에서 컨시어지 의료의 법적, 제도적 과제를 해결하기 위해서는 다음과 같은 접근이 필요하다.

첫째, 의료법의 개정이 필요하다. 현행 의료법은 컨시어지 의료의 특성을 충분히 반영하지 못하고 있다. 의료인의 특정 환자에 대한 지속적이고 포괄적인 건강 관리 서비스 제공을 인정하고, 이에 대한 법적 책임과 권한을 명확히 규정해야 한다. 또한, 원격 의료와 관련된 규제도 완화하여 컨시어지 의료의 핵심 요소인 24/7 의료 서비스 접근성을 보장할 수 있도록 해야 한다.

둘째, 의료인 자격 및 교육 제도의 개선이 필요하다. 컨시어지 의료는 기존의 의료 서비스와는 다른 역량을 요구한다. 예방 의학, 건강 코칭, 데이터 분석 등의 능력이 중요해지므로, 의과대학 교육과정과 의사 보수교육 프로그램에 이러한 내용을 포함시켜야 한다. 또한, 컨시어지 의료 전문가에 대한 별도의 자격 인증 제도를 마련하는 것도 고려해볼 수 있다.

셋째, 건강보험 체계의 개편이 필요하다. 현재의 행위별 수가제는 컨시어지 의료의 가치를 제대로 반영하지 못한다. 예방적 건강 관리, 건강 코칭 등의 서비스에 대한 적절한 보상 체계를 마련해야 한다. 또한, 컨시어지 의료 서비스의 연회비나 구독료를 건강보험 체계에 어떻게 통합할 것인지에 대한 논의도 필요하다.

넷째, 개인 건강 정보의 보호와 활용에 대한 명확한 가이드라인이 필요하다. 컨시어지 의료는 환자의 포괄적인 건강 정보를 수집하고 활용하게 되는데, 이는 개인정보 보호법과 충돌할 수 있다. 따라서 개인 건강 정보의 수집, 저장, 분석, 공유에 대한 명확한 규정을 마련해야 한다. 동시에 이러한 데이터를 의료 연구나 공중 보건 정책 수립에 활용할 수 있는 방안도 고려해야 한다.

다섯째, 의료 형평성 문제에 대한 대책이 필요하다. 컨시어지 의료는 고비용 서비스로 인식되어 있어, 이로 인한 의료 불평등 심화에 대한 우려가 있다. 따라서 컨시어지 의료의 핵심 가치인 예방적 건강 관리, 개인화된 의료 서비스 등을 일반 의료 시스템에도 적용할 수 있는 방안을 모색해야 한다.

미국의 경우, 컨시어지 의료는 이미 상당히 발전된 형태로 운영되고 있다. 미국에서는 컨시어지 의료가 대체로 법적으로 허용되고 있으며, 많은 주에서 이를 규제하는 특별한 법률을 가지고 있지 않다. 그러나 일부 주에서는 컨시어지 의료에 대한 특별한 규제를 도입하고 있다.

예를 들어, 유타주는 2012년에 "Health Care Empowerment Act"를 통과시켜 컨시어지 의료를 명시적으로 인정하고 규제하고 있다. 이 법은 컨시어지 의료 계약의 최소 요구사항, 환자의 권리, 의사의 의무 등을 규정한다. 오레곤주도 2011년에 유사한 법률을 도입해, 컨시어지 의료 제공자가 환자에게 제공해야 할 정보와 계약 조건 등을 상세히 규정하고 있다.

미국의 의료보험 시스템도 컨시어지 의료를 수용하고 있다. 많은 컨시어지 의료 제공자들이 기존의 보험과 함께 작동하는 하이브리드 모델을 채택하고 있다. 이 모델에서는 기본적인 의료 서비스는 보험으로 커버되고, 추가적인 컨시어지 서비스에 대해서는 환자가 별도로 비용을 지불한다.

대한민국과 미국의 상황을 비교해볼 때, 대한민국에서 컨시어지 의료의 도입과 확산은 상당한 도전과제가 될 것으로 보인다. 그러나 동시에 큰 잠재력도 가지고 있다.

첫째, 대한민국의 의료 시스템은 국민건강보험을 중심으로 한 보편적 의료보장 체계를 갖추고 있어, 미국과는 다른 접근이 필요하다. 컨시어지 의료가 기존의 건강보험 체계와 어떻게 조화를 이룰 수 있을지에 대한 심도 있는 논의가 필요하다.

둘째, 대한민국의 의료법은 영리 의료법인을 허용하지 않고 있어, 컨시어지 의료의 비즈니스 모델에 대한 법적 해석과 제도적 개선이 필요하다. 이는 미국과 크게 다른 점이다.

셋째, 대한민국은 IT 인프라가 잘 갖춰져 있고, 국민들의 디지털 리터러시가 높아 원격 의료나 디지털 헬스케어 도입에 유리한 환경을 가지고 있다. 이는 컨시어지 의료의 핵심 요소인 24/7 접근성과 개인화된 건강 관리를 실현하는 데 도움이 될 수 있다.

넷째, 대한민국의 급속한 고령화와 만성질환 증가는 예방적 건강관리와 지속적인 케어를 강조하는 컨시어지 의료의 수요를 증가시킬 수 있는 요인이다.

이러한 상황을 고려할 때, 대한민국에서 컨시어지 의료는 단기적으로는 제한적인 형태로 도입될 가능성이 높다. 예를 들어, 기존의 의료 시스템 내에서 일부 고급화된 서비스나 만성질환 관리 프로그램의 형태로 시작될 수 있다. 중장기적으로는 법적, 제도적 개선이 이루어짐에 따라 점차 확대될 것으로 예상된다.

특히, 대한민국의 강점인 IT 기술을 활용한 디지털 헬스케어와 결합된 형태의 컨시어지 의료가 발전할 가능성이 높다. 이는 기존의 의료 시스템을 보완하면서도, 개인화된 건강 관리와 예방적 의료 서비스를 제공할 수 있는 모델이 될 수 있다.

그러나 이러한 변화가 의료의 공공성과 형평성을 해치지 않도록 하는 것이 중요하다. 컨시어지 의료의 핵심 가치인 예방적 건강 관리, 환자 중심 care 등을 전체 의료 시스템에 확산시키는 방향으로 정책을 수립해야 할 것이다.

결론적으로, 컨시어지 의료의 도입은 대한민국 의료 시스템에 큰 변화를 가져올 수 있는 잠재력을 가지고 있다. 그러나 이를 위해서는 법적, 제도적 장벽을 극복하고, 기존 의료 시스템과의 조화를 이루는 것이 중요하다. "의료의 미래는 치료가 아닌 예방에 있다"는 말처럼, 컨시어지 의료는 예방적 건강관리와 개인화된 의료 서비스를 통해 대한민국 의료의 질을 한 단계 높일 수 있는 기회가 될 수 있다.

그러나 이를 위해서는 다음과 같은 과제들을 해결해야 할 것이다.

① **법적체계의 개선**: 현행 의료법과 건강보험법을 컨시어지 의료의 특성을 반영하여 개정해야 한다. 특히 의료인의 포괄적 건강관리 서비스 제공에 대한 법적 근거를 마련하고, 원격진료에 대한 규제를 완화해야 한다.

② **의료보험 체계의 개편**: 예방적 건강관리와 지속적인 케어에 대한 보상 체계를 마련해야 한다. 또한 컨시어지 의료 서비스의 일부를 건강보험 적용 대상에 포함시키는 방안도 검토해볼 수 있다.

③ **의료 형평성 보장**: 컨시어지 의료가 고소득층만을 위한 서비스가 되지 않도록 하는 정책적 노력이 필요하다. 예를 들어, 공공 의료 기관에서도 컨시어지 의료의 핵심 요소들을 도입하는 방안을 고려해볼 수 있다.

④ **의료인 교육 및 훈련**: 예방의학, 건강코칭, 데이터 분석 등 컨시어지 의료에 필요한 새로운 역량을 갖출 수 있도록 의료인 교육 과정을 개편해야 한다.

⑤ 개인정보 보호: 컨시어지 의료에서 수집되는 방대한 개인 건강 정보의 보호와 활용에 대한 명확한 가이드라인을 마련해야 한다.

이러한 과제들을 해결해 나가면서, 대한민국의 컨시어지 의료는 다음과 같은 단계를 거쳐 발전해 나갈 것으로 전망된다.

- 1단계(단기): 현행 법체계 내에서 가능한 형태의 제한적 컨시어지 의료 서비스 도입. 예를 들어, 고급 건강검진 센터나 만성질환 관리 프로그램 형태로 시작될 수 있다.

- 2단계(중기): 법적, 제도적 개선이 이루어지면서 본격적인 컨시어지 의료 서비스 확산. 이 단계에서는 독립적인 컨시어지 의료 클리닉이 등장하고, 일부 대형병원에서도 컨시어지 의료 부서를 운영하기 시작할 것이다.

- 3단계(장기): 컨시어지 의료의 핵심 가치와 방법론이 전체 의료 시스템으로 확산. 예방적 건강관리와 개인화된 의료 서비스가 표준이 되고, 디지털 헬스케어 기술과 결합하여 더욱 발전된 형태의 의료 서비스가 제공될 것이다.

이러한 발전 과정에서 대한민국의 강점인 IT 기술과 우수한 의료 인프라를 활용한다면, 글로벌 시장에서도 경쟁력 있는 컨시어지 의료 모델을 개발할 수 있을 것이다. 예를 들어, AI와 빅데이터를 활용한 개인 맞춤형 건강관리 플랫폼, 웨어러블 디바이스와 연동된 24/7 건강 모니터링 시스템 등을 개발하여 새로운 의료 서비스 시장을 창출할 수 있다.

그러나 이러한 변화 과정에서 의료의 공공성과 형평성이 훼손되지 않도록 주의해야 한다. 컨시어지 의료가 부유층만을 위한 서비스가 되어 의료 불평등을 심화시키는 일이 없어야 할 것이다. 이를 위해 정부는 컨시어지 의료의 핵심 가치인 예방적 건강관리, 환자 중심 care 등을 공공 의료 시스템에도 적극적으로 도입하는 정책을 펼쳐야 한다.

또한, 컨시어지 의료의 도입이 기존 의료 시스템을 와해시키는 것이 아니라 보완하고 발전시키는 방향으로 이루어져야 한다. 예를 들어, 컨시어지 의료에서 개발된 예방적 건강관리 프로그램이나 만성질환 관리 모델을 일반 의료 시스템에도 적용하여 전체적인 의료 서비스의 질을 높이는 방식으로 접근해야 할 것이다.

마지막으로, 컨시어지 의료의 효과성과 비용 효율성에 대한 지속적인 연구와 평가가 필요하다. 현재까지 컨시어지 의료의 장기적 효과에 대한 실증적 연구가 부족한 상황이므로, 대한민국에서 컨시어지 의료를 도입하고 확산시키는 과정에서 이에 대한 체계적인 연구를 병행해야 할 것이다.

결론적으로, 컨시어지 의료는 대한민국 의료 시스템에 큰 변화를 가져올 수 있는 잠재력을 가지고 있다. 그러나 이를 성공적으로 도입하고 발전시키기 위해서는 법적, 제도적 장벽을 극복하고, 의료의 공공성과 형평성을 보장하면서도 혁신을 추구하는 균형 잡힌 접근이 필요하다. "건강은 모두의 권리이자 책임"이라는 인식 하에, 컨시어지 의료가 가진 장점을 최대한 활용하면서도 모든 국민이 혜택을 받을 수 있는 방향으로 정책을 수립하고 실행해 나가야 할 것이다.

대한민국의 컨시어지 의료 도입은 기존 의료 시스템의 한계를 극복하고 의료 서비스의 질을 향상시킬 수 있는 기회가 될 수 있다. 그러나 이를 위해서는 정부, 의료계, 기술 기업, 그리고 시민사회가 함께 협력하여 지속가능하고 공정한 컨시어지 의료 모델을 개발해야 한다. 이러한 노력을 통해 대한민국은 세계적인 컨시어지 의료 선도국으로 발돋움할 수 있을 것이며, 더 나아가 글로벌 헬스케어 시장에서 새로운 기회를 창출할 수 있을 것이다.

9
미래 전망과 발전 방향

컨시어지 의료의 미래는 기술의 급속한 발전과 글로벌 헬스케어 트렌드의 변화에 따라 더욱 확장되고 진화할 것으로 전망된다. 이러한 변화는 의료 서비스의 질을 획기적으로 향상시키고, 환자 중심의 개인화된 의료를 실현하는 데 큰 기여를 할 것으로 예상된다.

기술 발전에 따른 서비스 확장 가능성은 매우 크다. 인공지능(AI), 빅데이터, 사물인터넷(IoT), 웨어러블 기기 등의 기술이 컨시어지 의료와 결합하면서 다음과 같은 서비스 확장이 가능할 것으로 보인다:

① AI 기반 개인화 건강 관리: AI 알고리즘을 활용하여 개인의 유전 정보, 생활습관, 환경 요인 등을 종합적으로 분석하고, 이를 바탕으로 맞춤형 건강 관리 계획을 수립할 수 있다. 이는 질병 예방과 조기 진단에 큰 도움이 될 것이다.

② 실시간 건강 모니터링: 웨어러블 기기와 IoT 센서를 통해 환자의 생체 정보를 24시간 실시간으로 모니터링할 수 있다. 이를 통해 응급 상황에 신속하게 대응하고, 만성질환을 더욱 효과적으로 관리할 수 있을 것이다.

③ 가상현실(VR)과 증강현실(AR)을 활용한 원격 진료: VR과 AR 기술

을 활용하여 더욱 정교하고 실감나는 원격 진료가 가능해질 것이다. 이는 물리적 거리의 제약을 극복하고, 전문의의 진료를 더 쉽게 받을 수 있게 할 것이다.

④ **유전체 분석 기반의 정밀 의료:** 개인의 유전체 정보를 분석하여 질병 위험을 예측하고, 이에 맞는 예방 전략을 수립할 수 있다. 또한, 약물 반응성 예측을 통해 개인에게 가장 효과적인 치료법을 선택할 수 있을 것이다.

⑤ **블록체인 기술을 활용한 의료 정보 관리:** 블록체인 기술을 통해 환자의 의료 정보를 안전하게 저장하고 공유할 수 있다. 이는 의료 정보의 보안을 강화하고, 환자가 자신의 의료 정보에 대한 통제권을 가질 수 있게 할 것이다.

이러한 기술적 발전은 컨시어지 의료의 서비스 범위를 크게 확장시킬 것이며, 의료의 질을 향상시키고 비용을 절감하는 데 기여할 것이다.

글로벌 헬스케어 트렌드와의 연계 측면에서, 컨시어지 의료는 다음과 같은 트렌드와 밀접하게 연관될 것으로 보인다:

① **가치 기반 의료(Value-based Healthcare):** 의료 서비스의 비용 대비 효과성을 중시하는 가치 기반 의료 트렌드와 컨시어지 의료의 철학이 일치한다. 컨시어지 의료는 예방과 조기 개입을 통해 장기적으로 의료 비용을 절감하고 건강 결과를 개선하는 데 초점을 맞추고 있다.

② **환자 중심 의료(Patient-centered Care):** 컨시어지 의료는 본질적으로 환자 중심적이며, 이는 글로벌 헬스케어의 주요 트렌드와 일치한다. 환자의 선호도와 가치관을 존중하고, 환자를 의사결정 과정에 적극적으로 참여시키는 방식은 앞으로 더욱 강화될 것이다.

③ 디지털 헬스(Digital Health): 디지털 기술을 활용한 헬스케어 서비스가 전 세계적으로 확산되고 있다. 컨시어지 의료는 이러한 디지털 헬스 트렌드를 적극적으로 수용하여 서비스의 효율성과 접근성을 높일 수 있을 것이다.

④ 정밀 의료(Precision Medicine): 개인의 유전적, 환경적, 생활습관적 요인을 고려한 맞춤형 의료 서비스 제공은 컨시어지 의료의 핵심이며, 이는 정밀 의료의 개념과 일맥상통한다.

⑤ 통합 의료(Integrated Care): 다양한 의료 서비스와 제공자를 연계하여 환자에게 포괄적인 케어를 제공하는 통합 의료 트렌드는 컨시어지 의료의 방향성과 일치한다.

이러한 글로벌 트렌드와의 연계를 통해 컨시어지 의료는 더욱 발전하고 확산될 수 있을 것이다. 그러나 이러한 발전 과정에서 다음과 같은 과제들도 고려해야 한다:

① 의료 형평성 유지: 고급화된 컨시어지 의료 서비스가 의료 불평등을 심화시키지 않도록 주의해야 한다.

② 개인정보 보호: 더 많은 개인 건강 데이터가 수집되고 활용됨에 따라, 이에 대한 보안과 프라이버시 보호가 더욱 중요해질 것이다.

③ 의료인의 역할 변화: 기술의 발전에 따라 의료인의 역할이 변화할 것이며, 이에 대한 교육과 훈련이 필요할 것이다.

④ 규제와 제도의 적응: 새로운 기술과 서비스 모델에 맞는 규제 체계를 수립해야 한다.

⑤ 비용 효과성 입증: 컨시어지 의료의 장기적인 비용 효과성을 입증하기 위한 연구가 지속적으로 필요할 것이다.

컨시어지 의료의 미래는 기술 발전과 글로벌 헬스케어 트렌드와 밀접하게 연관되어 발전할 것으로 보인다. 이는 의료 서비스의 질을 획기적으로 향상시키고, 개인화된 예방적 의료를 실현하는 데 큰 기여를 할 것이다. 그러나 이러한 변화가 모든 사람에게 혜택을 줄 수 있도록 하는 것이 중요하며, 이를 위해서는 정부, 의료계, 기술 기업, 그리고 시민사회의 협력이 필수적이다. "미래의 의료는 병원 밖에서 시작된다"는 말처럼, 컨시어지 의료는 일상생활 속에서의 지속적인 건강 관리를 통해 더 건강한 사회를 만드는 데 기여할 수 있을 것이다.

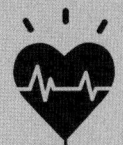

실시간 건강 모니터링
혁신

디지털 시대의 의료 혁명이 우리 일상의 문턱에 다가왔다. 제노시스바이오 연구소가 개발한 '매일건강비결' 플랫폼을 통해 개인의 건강 상태를 실시간으로 파악하고, AI 기반 디지털 트윈 기술로 미래의 건강까지 예측하는 것이 더 이상 꿈이 아닌 현실이 되었다. "아는 것이 힘이다"라는 말처럼, 자신의 건강 상태를 실시간으로 파악하는 것은 현대인의 새로운 무기가 되었다.

혁신적인 컨시어지 의료 실시간 건강 모니터링 시스템은 이러한 시대적 요구를 한 단계 더 발전시킨 형태다. 디지털 트윈 기반 초개인화 건강관리와 AI의 만남은 단순한 데이터 수집을 넘어, 개인 맞춤형 건강 관리의 새로운 지평을 열고 있다. 마치 우리 몸에 24시간 대기 중인 개인 주치의를 두는 것과 같은 경험을 제공한다.

그러나 이 혁신적인 기술이 우리 삶에 완전히 녹아들기까지는 아직 몇 가지 산을 넘어야 한다. 데이터의 정확성, 개인정보 보호, AI의 신뢰성, 그리고 사용자 경험 등 다양한 도전 과제들이 우리 앞에 놓여 있다. 제노시스는 이러한 과제들을 체계적으로 해결하며 미래 의료의 모습을 구현하고 있다.

우리는 지금 의료의 미래를 직접 써내려 가는 중이다. 실시간 건강 모니터링 기술은 단순히 질병 치료의 패러다임을 바꾸는 것을 넘어, 우리가 건강과 삶을 바라보는 방식 자체를 변화시키고 있다. 이제 우리에게 주어진 과제는 '이 혁신적인 기술을 어떻게 더 안전하고, 효과적이며, 모두에게 접근 가능한 형태로 발전시킬 것인가'이다.

1
데이터 정확성과 신뢰성 확보

실시간 건강 모니터링 서비스에서 데이터의 정확성과 신뢰성은 핵심적인 요소다. 특히 제노시스의 '매일건강비결' 플랫폼을 통해 수집되는 건강 데이터의 정확도와 일관성 확보가 가장 중요한 이슈로 떠오르고 있다. 이는 단순히 기술적인 문제를 넘어서 의료 서비스의 질과 환자의 안전에 직접적인 영향을 미치는 중대한 사안이다.

디지털 트윈 기반 건강 모니터링은 의료 패러다임을 크게 변화시키고 있다. 전통적인 의료 시스템에서는 환자가 병원을 방문할 때만 건강 상태를 체크할 수 있었지만, 혁신적인 시스템을 통해 실시간 연속적인 모니터링이 가능해졌다. 특히, 제노시스의 암 유전자 검사(C.G.S: Cancer Gene Scanning)는 단순한 혈액 검사만으로 암의 발생과 진행 단계에서 나타나는 바이오마커를 정밀하게 검사하여 질병의 조기 발견과 예방에 혁신을 가져오고 있다.

이러한 혁신적인 변화는 동시에 새로운 도전과제를 안겨주고 있다. 이를 해결하기 위해 철저한 검증 시스템과 유전자 연구를 통해 개발된 모든 물질과 프로토콜이 동물 실험을 통한 효능 및 안전성 검증을 거친 후 인체 실험을 진행하며, 과학적 신뢰도를 확보하고 있다. 의료 결정은 이 데이터를 기반으로 이루어지기 때문에, 데이터의 품질은 곧 의료 서비스의 품질과 직결된다.

데이터 정확성 확보를 위한 접근법은 여러 요인에서 비롯된다.

첫째, AI 기반 디지털 트윈 기술의 지속적인 개선이다. 제노시스는 고객의 DNA 데이터 분석과 초거대 AI 모델을 활용하여 개인의 디지털 트윈을 생성하고, 이를 통해 건강 상태를 정밀하게 예측한다.

둘째, 프리딕티브AI 코리아와의 제휴를 통한 첨단 액체 생검 기술 도입으로 기존 조직 검사 대비 비침습적이면서도 1/10 비용으로 더욱 정확한 민감도와 특이도를 가진 검사 결과를 제공한다.

셋째, 유전＋환경 요인 통합 분석을 통해 부모로부터 선천적으로 전해지는 유전적 발병 요인뿐만 아니라, 생활 습관, 식습관 등 후천적인 환경적 요인까지 통합적으로 분석하는 독자적인 기술을 적용한다.

제노시스는 이러한 문제들을 해결하기 위해 다양한 노력을 기울이고 있다. 기술적인 측면에서는 AI 알고리즘의 정확성을 높이고, 노이즈를 줄이는 연구가 활발히 진행되고 있다. 또한 사용자 교육을 통해 올바른 시스템 사용법을 안내하고, 최고 수준의 보안 시스템 및 규제 준수를 통해 민감한 의료 및 유전체 데이터 보호를 보장하고 있다.

실시간 건강 모니터링은 의료의 미래를 보여주는 중요한 지표다. 이는 "데이터는 새로운 석유다"라는 현대의 격언을 의료 분야에 적용한 것이라고 볼 수 있다. '매일건강비결' 플랫폼을 통해 매일 아침 메신저로 제공되는 당일 건강 상태, 예상 질병 발생 확률(감기, 당뇨, 고/저혈압, 심장병, 우울증, 관절염, 암, 전염병, 불면증, 치매 등), 건강 개선 방안 등의 예측 정보는 질병의 조기 징후를 포착하고, 개인의 생활 습관과 건강 상태에 맞는 맞춤형 조언을 제공함으로써, 질병을 사전에 예방하고 건강한 삶을 유지하는 데 큰 도움을 준다.

그러나 이러한 혁신적인 의료 서비스가 성공적으로 정착하기 위해서는 데이터의 정확성과 신뢰성 확보가 필수적이다. 부정확한 데이터는 잘못된 의료 결정으로 이어질 수 있으며, 이는 환자의 건강과 안전에 직접적인 위협이 될 수 있다. 따라서 지속적인 기술 혁신과 연구 개발을 통해 데이터의 품질 향상을 위해 노력하고 있다.

제노시스의 접근법은 이러한 노력의 중요성과 방향성을 잘 보여준다. AI 기술을 활용한 디지털 트윈 시스템의 발전은 데이터의 정확성과 신뢰성을 크게 향상시킬 수 있는 잠재력을 가지고 있다. 이는 컨시어지 의료 서비스의 품질을 한 단계 높이고, 개인화된 의료 서비스 제공을 가능하게 하는 중요한 진전이다.

실시간 건강 모니터링 서비스는 혁명적인 의료 패러다임의 변화를 가져올 수 있는 잠재력을 가지고 있다. 그러나 이 잠재력을 완전히 실현하기 위해서는 데이터의 정확성과 신뢰성 확보가 핵심적인 과제다. 앞으로도 지속적인 기술 혁신과 연구 개발을 통해, 더욱 정확하고 신뢰할 수 있는 건강 모니터링 시스템을 개발하고 있다. 이를 통해 진정한 의미의 개인화된 예방 의학 시대를 열어가고 있다.

2
개인정보 보호와 데이터 보안

　실시간 건강 모니터링 서비스는 의료 분야에 혁명적인 변화를 가져오고 있다. '매일건강비결' 플랫폼과 AI 기반 디지털 트윈 기술을 통해 개인의 건강 상태를 지속적으로 추적하고 분석하여 맞춤형 의료 서비스를 제공함으로써 질병 예방과 관리에 큰 도움을 준다. 그러나 이러한 혁신적인 서비스의 이면에는 개인정보 보호와 데이터 보안이라는 중요한 과제가 존재한다. 민감한 건강 정보의 수집, 저장, 전송 과정에서의 보안과 프라이버시 보호는 이 서비스의 성공과 신뢰성을 결정짓는 핵심 요소다.

　제노시스가 다루는 건강 데이터는 개인의 민감한 정보 중 하나다. 실시간으로 수집되는 DNA 데이터, 유전체 정보, 생활습관 데이터, 환경 요인 등은 개인의 건강 상태를 상세히 보여줄 뿐만 아니라, 생활습관과 일상적인 행동 패턴까지 드러낼 수 있다. 특히 암 유전자 검사(C.G.S)나 디지털 트윈 생성을 위한 개인 데이터는 극도로 민감한 정보다. 이러한 정보가 악의적인 목적으로 사용되거나 유출된다면, 개인의 프라이버시 침해는 물론 심각한 사회적, 경제적 피해로 이어질 수 있다.

　따라서 데이터 보안과 개인정보 보호에 최우선 순위를 두고 있다.

이는 단순히 법적 요구사항을 충족시키는 차원을 넘어, 서비스에 대한 사용자의 신뢰를 확보하고 유지하는 데 필수적이다. "데이터는 새로운 석유"라는 말이 있듯이, 건강 데이터는 현대 의료 서비스의 중요한 자산이다. 그러나 이 데이터의 가치만큼이나 그것을 보호하는 일 또한 중요하다. 데이터 보안과 프라이버시 보호를 위해 다층적인 접근을 채택하고 있다.

첫째, 최고 수준의 보안 시스템 및 규제 준수를 통해 민감한 의료 및 유전체 데이터 보호를 보장한다. 데이터 암호화 기술을 사용하여 정보의 기밀성을 보장하고 있다.

둘째, 강력한 인증 시스템을 구축하여 권한이 있는 사용자만이 데이터에 접근할 수 있도록 한다.

셋째, 데이터 전송 과정에서의 보안을 위해 안전한 네트워크 프로토콜을 사용한다.

넷째, 정기적인 보안 감사와 취약점 평가를 통해 시스템의 안정성을 지속적으로 검증한다.

또한, 개인정보 보호를 위한 법적, 윤리적 프레임워크를 철저히 준수하고 있다. 사용자의 명시적 동의 없이는 데이터를 수집하거나 사용하지 않으며, 수집된 데이터의 사용 목적과 범위를 명확히 한다. 더불어 사용자가 자신의 데이터에 대한 통제권을 가질 수 있도록 데이터 접근, 수정, 삭제 권한을 보장한다. 특히 '매일건강비결' 플랫폼에서는 사용자가 원하는 경우 언제든지 서비스를 중단하고 데이터를 삭제할 수 있는 권한을 제공한다.

보안 시스템은 블록체인 기술과 같은 최신 기술을 활용하여 데이터의 무결성을 보장하면서도 효율적인 데이터 공유와 분석을 가능하게 한다. 이는 데이터의 안전한 저장과 공유, 그리고 분석을 동시에 가능하게 함으로써 의료 데이터의 활용도를 높이면서도 개인정보를 철저히 보호할 수 있는 방안을 제시한다.

또한, 프리딕티브AI 코리아와의 제휴를 통해 동형 암호화 기술을 도입하여 암호화된 상태에서도 데이터 분석이 가능한 시스템을 구축했다. 이를 통해 민감한 의료 정보의 프라이버시를 보호하면서도 필요한 정보 활용이 가능해졌다. 이러한 기술이 실시간 건강 모니터링 시스템에 적용될 경우, 개인정보 보호와 데이터 활용 사이의 균형을 효과적으로 달성할 수 있다.

결론적으로, 실시간 건강 모니터링 서비스에서 개인정보 보호와 데이터 보안은 서비스의 성공과 지속가능성을 결정짓는 핵심 요소다. 혁신적인 해결책을 제시하고 있지만, 실제 적용을 위해서는 지속적인 기술 발전이 필요하다.

앞으로 컨시어지 의료 서비스가 더욱 발전하고 확산되기 위해서는 기술적인 혁신뿐만 아니라 법적, 윤리적 프레임워크의 발전도 함께 이루어져야 한다. 사용자의 프라이버시를 존중하면서도 데이터의 가치를 최대한 활용할 수 있는 균형점을 찾는 것이 중요하다. 이를 위해서는 기술 개발자, 의료 전문가, 정책 입안자, 그리고 사용자들 간의 지속적인 대화와 협력이 필요할 것이다. 오직 이러한 노력을 통해서만 안전하고 신뢰할 수 있는 실시간 건강 모니터링 서비스를 구축할 수 있을 것이다.

3
AI 알고리즘 정확성과 투명성

제노시스바이오연구소의 실시간 건강 모니터링 서비스는 현대 의료 시스템의 혁신적인 발전을 대표한다. '매일건강비결' 플랫폼과 AI 기반 '초개인화 질병 예측 및 선제적 관리' 시스템을 통해 개인의 건강 데이터를 지속적으로 수집하고 분석하여 맞춤형 의료 서비스를 제공함으로써 질병 예방과 관리에 새로운 지평을 열고 있다. 그러나 이러한 혁신의 중심에는 AI 알고리즘이 있으며, 이 알고리즘의 정확성과 투명성이 서비스의 신뢰성과 효과성을 결정짓는 핵심 요소가 된다.

혁신적인 AI 알고리즘은 방대한 양의 건강 데이터를 분석하여 개인의 건강 상태를 평가하고, 질병 위험을 예측하며, 적절한 의료 조치를 추천한다. 특히 디지털 트윈 기반 시스템은 고객의 DNA 데이터와 초거대 AI 모델을 활용하여 개인의 가상 건강 모델을 생성하고, 이를 통해 질병 발생 시나리오를 예측하며 최적화된 예방 및 관리 전략을 제공한다. 이 과정에서 알고리즘의 정확성은 말 그대로 생명과 직결된다. 부정확한 예측이나 잘못된 진단은 환자의 건강에 심각한 위험을 초래할 수 있기 때문이다.

"데이터는 새로운 석유다"라는 말이 있듯이, 건강 데이터의 가치는 점점 더 중요해지고 있다. 제노시스는 이 데이터를 올바르게 해석하고 활용하기 위해 프리딕티브AI 코리아와의 제휴를 통한 첨단 유전체 분석 기술과 바이오솔빅스와의 줄기세포 플랫폼 사업 제휴를 통해 AI 알고리즘의 정확성을 지속적으로 향상시키고 있다. 그러나 이는 여전히 큰 도전 과제다.

동시에 AI 알고리즘 투명성 또한 중요한 이슈다. AI가 어떤 근거로 특정한 진단이나 예측을 내렸는지를 이해하는 것은 의료진과 환자 모두에게 중요하다. 이는 단순히 기술적인 문제가 아니라 윤리적, 법적 문제와도 연결된다. '블랙박스' 같은 AI 시스템은 의사결정 과정을 설명할 수 없어 법적 책임 소재를 불분명하게 만들고, 환자의 신뢰를 얻기 어렵게 만든다. 따라서 설명 가능한 AI(Explainable AI, XAI) 기술의 발전에 주력하고 있다.

투명성 확보 전략

혁신적인 AI 시스템의 정확성과 투명성 확보를 위한 노력은 다각도로 이루어지고 있다.

첫째, 양질의 데이터 확보가 중요하다. 편향되지 않고 다양한 인구 집단을 대표할 수 있는 데이터셋을 구축하기 위해 전국적인 협력 병·의원 네트워크를 통해 다양한 임상 데이터를 수집하고 있다.

둘째, 알고리즘의 성능을 지속적으로 모니터링하고 평가하는 시스템을 운영하고 있다.

셋째, 의료 전문가와 AI 전문가 간의 긴밀한 협력을 추진하고 있다. 김정용 연구소장(암 전문의), 박상철 고문(노화연구 세계적 석학), 김유미 교수(비임상 실험 전문가) 등 각 분야 최고 수준의 전문가들이 AI의 예측을 임상 경험과 결합하여 해석하는 능력을 제공한다.

넷째, 윤리적 가이드라인과 법적 프레임워크를 준수하고 있다. AI의 의사결정에 대한 책임 소재와 환자의 권리 보호 등에 대한 명확한 기준을 적용하고 있다.

'매일건강비결' 플랫폼은 AI 기반 해석 가능성의 좋은 사례를 보여준다. 이 시스템은 개인의 유전적 특성, 환경적 요인, 생활 습관 등을 종합적으로 분석하여 Daily 건강관리 점수(60~100점)를 산출하고, 예상 질병에 대한 일반 지식, 운동/생활 처방, 클리닉 소개 등 상세 정보를 제공한다. 이때 AI가 어떤 요소들을 어떤 가중치로 고려했는지 사용자가 이해할 수 있도록 투명하게 제시한다.

또한, AI CDSS(Clinical Decision Support System)의 해석 가능성을 향상시키기 위해 특징 중요도 분석, 부분 의존성 플롯, SHAP(SHapley Additive exPlanations) 값 등의 방법을 적용하고 있다. 이러한 방법들이 AI 모델의 의사결정 과정을 설명하는 데 효과적임이 확인되었으며, 의료진들의 신뢰도 향상과 임상 의사결정 개선에 중요한 역할을 하고 있다.

제노시스의 접근법은 AI 기반 의료 시스템의 '블랙박스' 문제를 해결하기 위한 다양한 방식을 제시하고 있다. 암 유전자 검사(C.G.S) 시스템은 단순한 혈액 검사 결과뿐만 아니라 그 결과가 도출된 과정과 근거를 환자와 의료진이 이해할 수 있도록 설명한다. 이는 기존의 침습적인 조직 검사 방식에 비해 환자의 부담을 최소화하면서도 높은 정확도와 투명성을 자랑한다.

결론적으로, 실시간 건강 모니터링 서비스에서 AI 알고리즘의 정확성과 투명성은 서비스의 성공과 신뢰성을 결정짓는 핵심 요소다. 혁신적인 접근 방식과 미래의 방향성을 제시하고 있으며, 실제 적용을 통해 지속적인 개선을 이루어가고 있다.

앞으로 컨시어지 의료 서비스가 더욱 발전하고 확산되기 위해서는 기술적인 혁신뿐만 아니라 윤리적, 법적 프레임워크의 발전도 함께 이루어져야 한다. AI의 정확성과 투명성을 확보하는 것은 단순히 기술적인 문제가 아니라 사회적 신뢰와 직결되는 문제이기 때문이다. "신뢰는 천천히 쌓이지만 순식간에 무너진다"는 말처럼, AI 시스템에 대한 신뢰를 구축하는 것은 오랜 시간과 노력이 필요하지만, 한 번의 실수로 모든 것이 무너질 수 있다. 따라서 지속적인 연구와 개발, 그리고 사회적 대화를 통해 AI 기반 의료 시스템의 정확성과 투명성을 끊임없이 개선해 나가고 있다. 이를 통해 더 안전하고 효과적인 컨시어지 의료 서비스를 실현하고 있다.

4
사용자 편의성과 접근성

제노시스바이오연구소의 실시간 건강 모니터링 서비스는 현대 의료 시스템의 혁신적인 발전을 대표한다. '매일건강비결' 플랫폼과 AI 기반 '초개인화 질병 예측 및 선제적 관리' 시스템을 통해 개인의 건강 데이터를 지속적으로 수집하고 분석하여 맞춤형 의료 서비스를 제공함으로써 질병 예방과 관리에 새로운 지평을 열고 있다. 그러나 이러한 혁신의 중심에는 AI 알고리즘이 있으며, 이 알고리즘의 정확성과 투명성이 서비스의 신뢰성과 효과성을 결정짓는 핵심 요소가 된다.

혁신적인 AI 알고리즘은 방대한 양의 건강 데이터를 분석하여 개인의 건강 상태를 평가하고, 질병 위험을 예측하며, 적절한 의료 조치를 추천한다. 특히, 디지털 트윈 기반 시스템은 고객의 DNA 데이터와 초거대 AI 모델을 활용하여 개인의 가상 건강 모델을 생성하고, 이를 통해 질병 발생 시나리오를 예측하며 최적화된 예방 및 관리 전략을 제공한다. 이 과정에서 알고리즘의 정확성은 말 그대로 생명과 직결된다. 부정확한 예측이나 잘못된 진단은 환자의 건강에 심각한 위험을 초래할 수 있기 때문이다.

"데이터는 새로운 석유다"라는 말이 있듯이, 건강 데이터의 가치는 점점 더 중요해지고 있다. 제노시스는 이 데이터를 올바르게 해석하고 활용하기 위해 프리딕티브AI 코리아와의 제휴를 통한 첨단 유전체 분석 기술과 바이오솔빅스와의 줄기세포 플랫폼 사업 제휴를 통해 AI 알고리즘의 정확성을 지속적으로 향상시키고 있다. 그러나 이는 여전히 큰 도전 과제다.

동시에 AI 알고리즘 투명성 또한 중요한 이슈다. AI가 어떤 근거로 특정한 진단이나 예측을 내렸는지를 이해하는 것은 의료진과 환자 모두에게 중요하다. 이는 단순히 기술적인 문제가 아니라 윤리적, 법적 문제와도 연결된다. '블랙박스' 같은 AI 시스템은 의사결정 과정을 설명할 수 없어 법적 책임 소재를 불분명하게 하고, 환자의 신뢰를 얻기 어렵게 만든다. 따라서 설명 가능한 AI(Explainable AI, XAI) 기술의 발전에 주력하고 있다.

AI 알고리즘 정확성과 투명성 확보 전략

혁신적인 AI 시스템의 정확성과 투명성 확보를 위한 노력은 다각도로 이루어지고 있다. 첫째, 양질의 데이터 확보가 중요하다. 편향되지 않고 다양한 인구 집단을 대표할 수 있는 데이터셋을 구축하기 위해 전국적인 협력 병·의원 네트워크를 통해 다양한 임상 데이터를 수집하고 있다.

둘째, 알고리즘의 성능을 지속적으로 모니터링하고 평가하는 시스템을 운영하고 있다. 셋째, 의료 전문가와 AI 전문가 간의 긴밀한 협력을 추진하고 있다. 김정용 연구소장(암 전문의), 박상철 고문(노화연구 세계적 석학), 김유미 교수(비임상 실험 전문가) 등 각 분야 최고 수준의 전문가들이 AI의 예측을 임상 경험과 결합하여 해석하는 능력을 제공한다. 넷째, 윤리적 가이드라인과 법적 프레임워크를 준수하고 있다. AI의 의사결정에 대한 책임 소재와 환자의 권리 보호 등에 대한 명확한 기준을 적용하고 있다.

국민 주치의를 위한 보편적 컨시어지 의료

'매일건강비결' 플랫폼은 AI 기반 해석 가능성의 좋은 사례를 보여준다. 이 시스템은 개인의 유전적 특성, 환경적 요인, 생활 습관 등을 종합적으로 분석하여 Daily 건강관리 점수(60~100점)를 산출하고, 예상 질병에 대한 일반 지식, 운동/생활 처방, 클리닉 소개 등 상세 정보를 제공한다. 이때 AI가 어떤 요소들을 어떤 가중치로 고려했는지 사용자가 이해할 수 있도록 투명하게 제시한다.

또한, AI CDSS(Clinical Decision Support System)의 해석 가능성을 향상시키기 위해 특징 중요도 분석, 부분 의존성 플롯, SHAP(SHapley Additive exPlanations) 값 등의 방법을 적용하고 있다. 이러한 방법들이 AI 모델의 의사결정 과정을 설명하는 데 효과적임이 확인되었으며, 의료진들의 신뢰도 향상과 임상 의사결정 개선에 중요한 역할을 하고 있다.

제노시스의 접근법은 AI 기반 의료 시스템의 '블랙박스' 문제를 해결하기 위한 다양한 방식을 제시하고 있다. 암 유전자 검사(C.G.S) 시스템은 단순한 혈액 검사 결과뿐만 아니라 그 결과가 도출된 과정과 근거를 환자와 의료진이 이해할 수 있도록 설명한다. 이는 기존의 침습적인 조직 검사 방식에 비해 환자의 부담을 최소화하면서도 높은 정확도와 투명성을 자랑한다.

결론적으로, 실시간 건강 모니터링 서비스에서 AI 알고리즘의 정확성과 투명성은 서비스의 성공과 신뢰성을 결정짓는 핵심 요소다. 혁신적인 접근 방식과 미래의 방향성을 제시하고 있으며, 실제 적용을 통해 지속적인 개선을 이루어가고 있다.

앞으로 컨시어지 의료 서비스가 더욱 발전하고 확산되기 위해서는 기술적인 혁신뿐만 아니라 윤리적, 법적 프레임워크의 발전도 함께 이루어져야 한다. AI의 정확성과 투명성을 확보하는 것은 단순히 기술적인 문제가 아니라 사회적 신뢰와 직결되는 문제이기 때문이다. "신뢰는 천천히 쌓이지만 순식간에 무너진다"는 말처럼, AI 시스템에 대한 신뢰를 구축하는 것은 오랜 시간과 노력이 필요하지만, 한 번의 실수로 모든 것이 무너질 수 있다. 따라서 지속적인 연구와 개발, 그리고 사회적 대화를 통해 AI 기반 의료 시스템의 정확성과 투명성을 끊임없이 개선해 나가고 있다. 이를 통해 더 안전하고 효과적인 컨시어지 의료 서비스를 실현하고 있다.

사용자 편의성과 접근성 혁신

제노시스바이오연구소의 실시간 건강 모니터링 서비스는 현대 의료 시스템에 혁명적인 변화를 가져오고 있다. '매일건강비결' 플랫폼과 AI 기반 디지털 트윈 기술을 통해 개인의 건강 상태를 지속적으로 모니터링하고 분석하여 맞춤형 의료 서비스를 제공함으로써 질병 예방과 관리에 새로운 패러다임을 제시하고 있다. 그러나 이러한 혁신적인 서비스의 성공과 널리 보급을 위해서는 사용자 편의성과 접근성이 핵심적인 요소로 작용한다.

'매일건강비결' 플랫폼은 컨시어지 의료 서비스의 중심축이다. 이 시스템은 사용자의 건강 데이터를 실시간으로 수집하고 분석하여 매일 아침 메신저를 통해 개인화된 건강 정보를 전송하는 역할을 한다. 그러나 아무리 뛰어난 기술이라도 사용하기 어렵다면 그 가치는 반감된다. "최고의 기술은 보이지 않는 기술이다"라는 말이 있듯이, 사용자가 시스템의 존재를 거의 의식하지 않고 자연스럽게 사용할 수 있어야 한다. 따라서 플랫폼의 사용 편의성 향상을 위해 지속적인 노력을 기울이고 있다.

사용 편의성은 여러 요소로 구성된다. 첫째, 플랫폼의 직관적 인터페이스 설계가 중요하다. 복잡한 설정이나 조작 없이도 기본적인 기능을 쉽게 사용할 수 있도록 사용자 친화적인 모바일·웹 앱을 개발했다. 둘째, 개인화된 서비스 제공이다. 고객의 DNA 데이터 기반 디지털 트윈을 구축하여 초개인화된 건강 예측 정보를 제공하며, 이는 사용자의 만족도를 크게 높인다. 셋째, 접근성의 다양화다. 스마트폰 앱뿐만 아니라 메신저 서비스, 웹 플랫폼 등 다양한 채널을 통해 서비스에 접근할 수 있도록 했다.

포용적 접근성 실현

접근성 확보는 컨시어지 의료 서비스의 보편화를 위해 반드시 해결해야 할 과제다. 건강 관리의 필요성은 모든 연령대와 계층에 해당하지만, 현재의 디지털 헬스케어 시스템들은 주로 젊고 기술에 익숙한 사용자들을 대상으로 설계되어 있다. 그러나 실제로 만성질환 관리나 건강 모니터링이 더 필요한 것은 고령층이나 기술에 익숙하지 않은 사용자들이다.

따라서 다양한 연령대와 기술 숙련도를 가진 사용자들이 쉽게 접근하고 사용할 수 있는 시스템을 설계했다. 이를 위해 첫째, 직관적이고 단순한 사용자 인터페이스를 제공한다. 복잡한 메뉴 구조나 설정 옵션 대신 핵심 기능에 집중한 간결한 디자인을 채택했다. 둘째, 다양한 접근 방식을 제공한다. 메신저를 통한 Daily Health Tracker, 음성 인터페이스, 간단한 터치 조작 등을 통해서도 서비스를 이용할 수 있다. 셋째, 적절한 교육과 지원 시스템을 운영한다. 온라인 튜토리얼, 전화 상담, 협력 병·의원을 통한 대면 교육 등 다양한 채널을 통해 사용자들이 서비스 이용법을 익힐 수 있도록 한다.

혁신적 접근 전략

사용자 편의성과 접근성 향상을 위해 다음과 같은 혁신적 접근을 채택하고 있다. 첫째, 데이터 품질의 표준화다. 다중 오믹스 검사 및 빅데이터 분석을 통해 정확하고 신뢰할 수 있는 데이터를 제공하며, 이는 사용자의 신뢰도를 높인다. 둘째, 상호운용성 향상이다. 다양한 의료 시스템과 호환 가능한 공통 데이터 형식과 프로토콜을 적용하여 기존 의료 시스템과의 연동을 용이하게 했다. 셋째, 건강 형평성 확보다. 다양한 사회경제적 배경을 가진 사용자들의 접근성을 높이기 위해 다단계 가격 정책과 보험 적용 방안을 마련했다. 넷째, 공정성 확보를 위해 다양한 인구 집단의 데이터를 포함한 훈련 데이터셋을 구축하고 알고리즘의 지속적인 모니터링 및 평가를 실시한다.

특히, 유아 디지털 트윈 솔루션은 생애주기별 접근성을 보여주는 좋은 사례다. 아기의 디지털 트윈을 기반으로 건강, 지능, 정서 발달을 지속적으로 모니터링하고, 부모에게 맞춤형 정보와 지원을 제공하는 이 시스템은 영유아 시장이라는 새로운 고성장 시장을 선점하면서도 사용자 친화적인 인터페이스를 제공한다.

MSO(Management Service Organization) 사업 모델 또한 접근성 향상에 크게 기여한다. 전국적인 협력 병·의원 네트워크를 구축하여 지역별, 계층별 접근성을 높이고 있으며, 이를 통해 디지털 기술에 익숙하지 않은 사용자들도 의료진의 도움을 받아 서비스를 이용할 수 있다.

결론적으로, 실시간 건강 모니터링 서비스에서 사용자 편의성과 접근성 확보는 서비스의 성공과 보편화를 위한 핵심 요소다. 체계적인 분석과 혁신적인 해결책을 제시하고 있으며, 실제 적용을 통해 지속적인 개선을 이루어가고 있다.

앞으로 컨시어지 의료 서비스가 진정으로 보편화되기 위해서는 기술적 혁신과 더불어 사용자 중심의 설계 철학이 더욱 깊이 자리 잡아야 한다. "기술은 인간을 위해 존재한다"는 원칙을 항상 염두에 두고, 모든 사람이 쉽고 편리하게 이용할 수 있는 서비스를 만들어가고 있다. 이를 위해 기술 개발자, 디자이너, 의료 전문가, 그리고 다양한 사용자 그룹 간의 지속적인 소통과 협력을 추진하고 있다. 또한, 데이터 품질, 상호운용성, 건강 형평성, 공정성 등의 다양한 측면을 종합적으로 고려한 접근을 통해 더 많은 사람들이 혜택을 받을 수 있는, 진정으로 포용적이고 효과적인 컨시어지 의료 서비스를 실현하고 있다.

5
의료진 연계 및 통합

제노시스바이오연구소의 실시간 건강 모니터링 서비스는 현대 의료 시스템에 혁명적인 변화를 가져오고 있다. '매일건강비결' 플랫폼과 AI 기반 디지털 트윈 기술을 통해 개인의 건강 상태를 지속적으로 모니터 링하고 분석하여 맞춤형 의료 서비스를 제공함으로써 질병 예방과 관리에 새로운 패러다임을 제시하고 있다. 그러나 이러한 혁신적인 서비스의 진정한 가치는 수집된 데이터가 의료진의 진단 및 치료 과정과 효과적으로 통합될 때 비로소 실현될 수 있다.

실시간 건강 모니터링 데이터는 협력 의료진에게 환자의 건강 상태에 대한 풍부하고 지속적인 정보를 제공한다. 이는 전통적인 의료 시스템에서는 불가능했던 수준의 상세하고 시의적절한 정보다. MSO(Management Service Organization) 사업을 통해 구축된 전국적인 협력 병·의원 네트워크는 이 데이터의 가치를 극대화하고 있다.

효과적인 의료진 연계 전략

의료진과의 효과적인 연계 및 통합은 여러 가지 차원에서 이루어지고 있다. 첫째, 데이터의 정확성과 신뢰성을 확보하고 있다. 암 유전자 검사(C.G.S)를 통한 정밀한 생체 정보와 디지털 트윈 기반 건강 예측

데이터는 높은 신뢰도를 자랑하며, 이는 의료진의 정확한 의사결정을 지원한다. 부정확하거나 신뢰할 수 없는 데이터는 오히려 의사결정을 방해할 수 있지만, 철저한 검증을 통해 이러한 문제를 해결했다.

둘째, 데이터는 의료진이 쉽게 이해하고 해석할 수 있는 형태로 제시되고 있다. 방대한 양의 원시 데이터 대신, AI 분석을 통해 의미 있는 통찰과 구체적인 건강 지표, 위험도 예측, 맞춤형 치료 권고안을 제공한다. 셋째, 데이터 분석 결과는 의료진의 임상 경험과 지식을 보완하는 방식으로 활용되고 있다. AI나 알고리즘이 의료진을 대체하는 것이 아니라, 김정용 연구소장, 임규성 박사, 권순용 박사 등 각 분야 전문의들의 의사결정을 지원하는 도구로 기능한다.

통합 의료 시스템 혁신

실시간 모니터링 데이터 통합은 의료 시스템 전반의 변화를 선도하고 있다. 협력 병·의원의 전자의무기록(EMR) 시스템과의 연동, 의료진 간의 효율적인 정보 공유, 데이터 기반 의사결정을 위한 의료진 교육 등이 체계적으로 이루어지고 있다. 특히 제노시스DNA 클리닉을 중심으로 한 직영 의료 서비스와 MSO 네트워크를 통한 협력 의료기관 간의 원활한 정보 교환이 가능하다. 더불어 환자의 프라이버시 보호와 데이터 보안 역시 최고 수준의 보안 시스템으로 보장되고 있다.

의료진 연계 모델은 통합 의료의 관점에서 원격 환자 모니터링(RPM)의 이상적인 구현 사례를 보여준다. 혁신적인 프레임워크는 다음과 같은 6개의 주요 영역을 포괄한다.

① 환자 중심 접근: '매일건강비결' 플랫폼을 통한 개인화된 건강 관리,

② 기술 및 인프라: AI 기반 디지털 트윈과 최첨단 유전체 분석 기술,

③ 임상 프로세스 통합: MSO 네트워크를 통한 체계적인 의료 서비스

연계,

④ 조직 및 문화적 변화: 예방 중심 의료 패러다임으로의 전환,

⑤ 정책 및 거버넌스: 엄격한 데이터 보안 및 윤리 기준 준수,

⑥ 성과 평가 및 품질 개선: 지속적인 모니터링과 피드백을 통한 서비스 개선.

혁신적 MSO 모델 구현

임상 프로세스 통합 영역에서 혁신적인 성과를 보이고 있다. RPM 데이터를 기존 의료 시스템과 효과적으로 통합하기 위해 다음과 같은 방안을 구현했다. 첫째, 표준화된 데이터 형식과 프로토콜을 통해 다양한 의료기관 간의 호환성을 확보했다. 둘째, 실시간 데이터 공유 시스템을 구축하여 응급 상황 시 즉각적인 대응이 가능하도록 했다. 셋째, AI 기반 의사결정 지원 시스템을 통해 의료진의 진단 정확도를 높이고 치료 계획 수립을 최적화했다.

이러한 접근법은 다양한 의료 환경에서 RPM의 성공적인 도입과 지속가능한 운영을 위한 로드맵 역할을 하고 있다. MSO 사업 모델은 단순한 프랜차이즈 수준을 넘어 미국의 대표적인 MSO 모델인 HMO(Health Maintenance Organization)를 벤치마킹하여 의료기관의 전문화에 따른 효율적인 가격 협상, 선진 정보화 시스템 구축, 체계적인 지원 관계를 구축함으로써 의료 서비스의 질을 높이고 병·의원의 경쟁력을 극대화하고 있다.

직영 병원을 통한 프리미엄 헬스케어

직영 병원 설립을 통해 더욱 긴밀한 의료진 연계를 구현하고 있다.

서울 강남구 청담동에 위치한 직영 병원은 최첨단 기술과 최고급 인프라를 갖춘 프리미엄 헬스케어 시설로, 당사 프로토콜의 임상적 우수성을 직접 입증하는 역할을 한다.

실시간 건강 모니터링 서비스가 그 잠재력을 최대한 발휘하기 위해서는 수집된 데이터를 의료진의 진단 및 치료 과정과 효과적으로 통합하는 것이 필수적이다. 종합적인 프레임워크는 이러한 통합을 위한 체계적인 접근을 제시하고 있으며, 실제 운영을 통해 그 효과성을 입증하고 있다.

앞으로 이 분야의 발전을 위해 기술적 혁신뿐만 아니라 의료 시스템 전반의 변화를 지속적으로 추진할 것이다. 데이터 중심의 의사결정을 위한 의료진 교육, 데이터 보안 및 환자 프라이버시 보호를 위한 법적·윤리적 체계 강화, 그리고 다양한 이해관계자들 간의 협력이 중요할 것이다. "기술은 도구일 뿐, 그것을 어떻게 사용하느냐가 중요하다"는 말처럼, 실시간 건강 모니터링 기술의 진정한 가치는 그것이 얼마나 효과적으로 의료 현장에 통합되어 환자의 건강 개선에 기여하느냐에 달려 있다. 이러한 노력을 통해 더 효율적이고 정확하며, 궁극적으로는 더 나은 의료 서비스를 제공할 수 있는 미래의 의료 시스템을 구축하고 있다.

6
규제 및 법적 프레임워크 준수

실시간 건강 모니터링 서비스는 의료 기술의 혁신적인 발전을 대표하는 분야다. 제노시스바이오연구소의 '매일건강비결' 플랫폼과 AI 기반 디지털 트윈 기술을 활용한 이 서비스는 개인의 건강 상태를 지속적으로 모니터링하고 분석하여 맞춤형 의료 서비스를 제공함으로써 질병 예방과 관리에 새로운 지평을 열고 있다. 그러나 이러한 혁신적인 기술의 도입과 함께 적절한 규제와 법적 가이드라인의 준수가 무엇보다 중요하다.

실시간 건강 모니터링 서비스는 개인의 민감한 건강 정보를 다룬다. 이는 "정보는 힘이다"라는 말처럼 강력한 도구가 될 수 있지만, 동시에 개인의 프라이버시와 권리를 침해할 수 있는 위험성도 내포하고 있다. 따라서 이 기술의 발전과 보급에 발맞춰 엄격한 규제와 법적 프레임워크를 준수하고 있다.

포괄적 규제 준수 체계

준수하는 규제와 법적 가이드라인의 주요 사항들은 다음과 같다.

첫째, 데이터 보안과 개인정보 보호에 관한 규정을 철저히 준수한다. DNA 데이터, 유전체 정보, 건강 데이터 등 매우 민감한 개인정보

국민 주치의를 위한 보편적 컨시어지 의료

의 수집, 저장, 처리, 공유에 관한 최고 수준의 보안 시스템 및 규제 준수를 통해 민감한 의료 및 유전체 데이터 보호를 보장한다.

둘째, AI 알고리즘과 디지털 트윈 시스템의 정확성과 신뢰성에 대한 기준을 준수한다. 잘못된 데이터나 분석 결과는 심각한 의료 오류로 이어질 수 있기 때문에, 개발된 모든 물질과 프로토콜은 동물 실험을 통한 효능 및 안전성 검증을 거친 후 인체 실험을 진행하며, 과학적 신뢰도를 확보한다.

셋째, 의료기기로서의 인증 및 승인 절차에 대한 규정을 준수한다. 특히 AI를 활용한 진단 및 치료 추천 시스템의 경우, 그 안전성과 효과성에 대한 엄격한 검증을 받고 있다.

넷째, 책임 소재에 대한 명확한 규정을 준수한다. AI 시스템의 오류로 인한 의료 사고 발생 시 책임을 누가 질 것인지에 대한 법적 기준을 명확히 하고 있다.

혁신과 규제의 균형

이러한 규제와 가이드라인을 기술의 혁신을 저해하지 않는 선에서 유연하게 적용하고 있다. "규제는 혁신의 적이 아닌 동반자가 되어야 한다"는 말처럼, 규제는 기술 발전을 억제하는 것이 아니라 안전하고 신뢰할 수 있는 방향으로 유도하는 역할을 한다. 이러한 철학을 바탕으로 규제 준수와 혁신 추진의 균형을 맞추고 있다.

의료 AI, 특히 실시간 건강 모니터링 시스템에 대한 현재의 규제 접근방식을 면밀히 검토하고, 향후 발전 방향을 모색하고 있다. 현재의 규제 체계가 AI의 빠른 발전 속도를 따라가지 못하고 있다는 점을 인식하고, AI의 지속적 학습 능력과 변화하는 성능을 고려한 유연한 규제 모델의 필요성에 부응하고 있다. 특히 AI의 '블랙박스' 문제를 해결하기 위한 설명 가능성 요구사항, 데이터 편향 문제를 해결하기 위한 공정성 평가 기준, 그리고 AI 시스템의 지속적인 모니터링과 평가를 위한 기준 등을 적극적으로 구현하고 있다.

선도적 인증 및 승인 체계

구축한 규제 프레임워크는 환자의 안전과 권리를 보호하면서도 혁신을 촉진할 수 있는 균형점을 찾고 있다. 벤처 기업 인증, 기업 부설 연구소 인가, 의료기기 판매업 신고, 건강기능식품 영업 신고 등 다양한 인증과 인허가 절차를 통해 법적 기반을 강화하고 있다.

글로벌 협력과 국제 표준

국제적 협력을 통한 글로벌 표준의 필요성도 인식하고 있다. 서울대학교, 유니스트, 미국 하버드 대학, 영국 캠브리지대학 등과의 공동 임상 실험 및 논문 발표를 통해 국제적 기준에 부합하는 연구를 수행하고 있다. 이는 글로벌 규제 환경에서의 경쟁력 확보에 중요한 역할을 한다.

의료 시스템이 질병 치료 중심에서 건강 증진과 질병 예방 중심으로 전환되어야 한다는 글로벌 트렌드에 맞춰 규제 대응을 하고 있다. 2025년 2월부터 시행되는 첨단 재생 의료법에 따라 줄기세포와 면역 세포 치료 시장의 급성장에 대비하여 관련 규제를 철저히 준수하면서도 혁신적인 치료법을 개발하고 있다. 특히 줄기세포 배양 프로토콜의 경우, 환자 본인의 지방 세포에서 줄기세포를 추출, 배양 후 다시 환자에게 투여하는 방식으로 법적 요구사항을 완전히 충족시키고 있다.

규제 준수 접근법은 빠르게 발전하는 AI 기술의 특성을 고려한 실용적인 접근이라고 볼 수 있다. 제안된 규제 모델의 실제 구현 가능성과 효과성을 지속적으로 검증하고 있으며, 글로벌 표준에 부합하는 시스템을 구축하기 위해 국가별로 상이한 의료 시스템과 법적 체계를 고려한 조화 방안을 모색하고 있다. 또한 AI의 윤리적 사용에 대한 논의를 적극적으로 반영하여, AI의 의사결정이 환자의 치료나 보험 적용 등에 미치는 영향에 대한 윤리적 고려를 시스템에 반영하고 있다.

결론적으로, 실시간 건강 모니터링 서비스에 대한 적절한 규제와 법적 가이드라인의 준수는 이 혁신적인 기술의 안전하고 효과적인 활용을 위해 필수적이다. 이러한 규제 틀 개발을 위한 중요한 실천 사례를 제시하고 있으며, 실제 구현을 통해 지속적인 개선을 이루어가고 있다.

앞으로 이 분야의 규제 발전을 위해 기술 전문가, 의료진, 법률 전문가, 윤리학자, 그리고 환자 단체 등 다양한 이해관계자들의 협력을 지속할 것이다. 또한 규제는 기술의 발전 속도에 맞춰 지속적으로 진화해야 한다는 원칙 하에 능동적인 대응을 펼치고 있다. "법은 사회의 거울이다"라는 말처럼, 규제와 법적 프레임워크는 기술의 발전과 사회의 변화를 적절히 반영해야 한다. 이를 통해 혁신을 촉진하면서도 안전하고 윤리적인 의료 AI 생태계를 구축하는 데 선도적 역할을 하고 있다.

7
시스템 지속성과 안정성

실시간 건강 모니터링 서비스는 현대 의료 기술의 최전선에 서 있다. 제노시스의 '매일건강비결' 플랫폼과 AI 기반 디지털 트윈 기술을 통해 개인의 건강 상태를 24시간 연속적으로 모니터링하고 분석하여 질병 예방과 관리에 혁신적인 접근을 제공한다. 그러나 이 혁신적인 서비스의 핵심인 시스템의 지속성과 안정성 문제는 여전히 중요한 과제로 남아 있다.

"기술은 인간을 위해 존재한다"는 말처럼, 건강 모니터링 시스템은 사용자의 일상생활에 자연스럽게 녹아들어야 한다. 그러나 시스템의 불안정성이나 서비스 중단은 오히려 사용자에게 불편함을 줄 수 있다. 따라서 시스템 지속성 확보와 안정성 보장은 이 기술의 광범위한 보급과 효과적인 활용을 위한 핵심 요소다.

시스템 지속성 확보 전략

시스템 지속성 문제는 여러 차원에서 해결되고 있다. 사용자가 서비스 이용 중단 없이 지속적으로 건강 데이터를 수집하고 분석받아야 한다. 중요한 건강 정보의 손실이 발생할 수 있기 때문이다. 특히 심장질환이나 당뇨병과 같이 지속적인 모니터링이 필요한 만성 질환 환자들에게는 이 문제가 더욱 심각할 수 있다. 따라서 최소 99.9% 이상의 시스템 가용성을 목표로 하는 인프라를 구축하고 있다.

한편, 시스템 안정성 문제도 중요한 고려사항이다. '매일건강비결' 플랫폼은 일상생활 중 다양한 환경과 상황에서 작동해야 한다. 다양한 디바이스 환경, 네트워크 상황, 데이터 처리 부하 등에 견딜 수 있는 안정성이 확보되지 않으면 시스템의 신뢰성이 저하되고 정확한 건강 정보 제공이 어려워질 수 있다. 또한, 의료용 시스템으로서의 신뢰성 을 확보하기 위해서는 장기간 사용에도 성능 저하가 최소한의 수준으 로 유지되어야 한다.

혁신적 기술 접근

이러한 문제들을 해결하기 위해 다양한 기술적 접근을 시도하고 있 다. 시스템 지속성 개선을 위해서는 클라우드 기반 분산 처리 시스템 구축, 효율적인 데이터 관리 시스템 구현, 백업 및 복구 시스템 강화 등의 방법이 적용되고 있다. 안정성 향상을 위해서는 실시간 모니터링 및 장애 대응 시스템 구축, 확장 가능한 아키텍처 설계, 그리고 AI 모 델의 지속적인 학습 및 개선 기술 등이 활발히 연구되고 있다.

시스템의 지속성과 안정성 확보를 위한 혁신적인 접근을 채택하고 있다. AI 기반 디지털 트윈 시스템은 하이브리드 클라우드 환경에서 운영되어 단일 지점 장애(Single Point of Failure)를 방지하고 있다. 고성능 AI 및 빅데이터 플랫폼을 통해 방대한 유전체, 생활습관, 의료 기록 데이터를 처리하고 분석할 수 있는 확장성 있는 인프라를 구축했 다. 특히 정교한 디지털 트윈 시뮬레이션 엔진을 통해 인체 생리, 질병 진행 모델, 약물 반응 등을 정교하게 시뮬레이션할 수 있는 안정적인 시스템을 개발했다.

다층적 검증 및 보안 체계

시스템 안정성은 여러 측면에서 검증되고 있다. 첫째, 지속적인 R&D 투자를 통해 항노화, 면역학, 유전체학 분야의 최신 연구를 선도하고, 새로운 신물질 및 프로토콜 개발에 지속적으로 투자하고 있다. 둘째, 사용자 친화적인 인터페이스(UI/UX)를 통해 복잡한 의료 데이터를 고객이 쉽게 이해하고 활용할 수 있도록 직관적이고 사용자 친화적인 모바일·웹 앱을 개발했다. 셋째, 보안 강화 및 개인정보 보호를 위해 민감한 의료 및 유전체 데이터 보호를 위한 최고 수준의 보안 시스템 및 규제 준수를 보장하고 있다.

특히, 프리딕티브AI 코리아와의 제휴를 통한 시스템은 다양한 활동 강도와 환경 조건에서도 안정적인 성능을 유지하는 것으로 검증되었다. 이 시스템은 첨단 액체 생검 기술을 통해 기존 조직 검사 대비 비침습적, 저비용, 빠른 결과를 제공하면서도 1/10 비용으로 더욱 정확한 민감도와 특이도를 가진 검사 결과를 제공할 수 있어, 장시간 연속 사용이 가능한 차세대 건강 모니터링 시스템의 기반이 되고 있다.

시스템은 데이터의 정확성과 신뢰성을 보장하기 위한 다층적 검증 시스템을 구축하고 있다. 개발된 모든 물질과 프로토콜은 동물 실험을 통한 효능 및 안전성 검증을 거친 후 인체 실험을 진행하며, 과학적 신뢰도를 확보한다. 또한 게놈 연구를 통해 희귀 질병의 조기 진단 및 인체 유전자 연구를 심도 깊게 수행하여, 개인 맞춤형 의료의 기반을 다지고 있다. 이러한 철저한 검증 과정은 시스템의 장기적인 안정성과 신뢰성을 보장하는 핵심 요소다.

MSO 네트워크를 통한 분산 안정성

MSO(Management Service Organization) 네트워크를 통한 분산 서

비스 제공으로 시스템의 안정성을 높이고 있다. 현재 부산 1곳, 서울 3곳 등 총 4개의 가맹점을 운영 중이며, 2025년에는 5개 이상, 2028년까지는 20개 이상의 가맹점 운영을 목표로 네트워크를 기하급수적으로 확장할 계획이다. 이러한 분산된 서비스 제공 체계는 단일 지점의 장애가 전체 서비스에 미치는 영향을 최소화하고, 지역별 서비스 연속성을 보장한다.

결론적으로, 실시간 건강 모니터링 서비스의 성공적인 구현과 보급을 위해서는 시스템의 지속성 확보와 안정성 보장이 필수적이다. 이러한 과제에 대한 혁신적인 해결책을 제시하고 있으며, 실제 운영을 통해 그 효과를 검증하고 있다.

앞으로 이 분야의 발전을 위해서는 다양한 기술적 접근과 함께, 사용자의 실제 니즈에 대한 깊이 있는 이해가 필요할 것이다. "최고의 기술은 보이지 않는 기술이다"라는 말처럼, 궁극적인 목표는 사용자가 시스템의 존재를 거의 의식하지 않고도 지속적인 건강 관리가 가능한 시스템을 만드는 것이다. 이를 위해 클라우드 기술, 인프라 엔지니어링, AI 기술, 데이터 보안 기술 등 다양한 분야의 융합적 연구를 지속하고 있다. 이러한 노력들이 모여 더욱 효과적이고 사용자 친화적인 실시간 건강 모니터링 시스템을 구축할 수 있을 것이며, 이는 궁극적으로 개인화된 예방 의학과 맞춤형 건강 관리의 새로운 시대를 열어줄 것이다.

8
데이터 해석 및 사용자 피드백

실시간 건강 모니터링 서비스는 현대 의료 기술의 첨단을 달리고 있다. 제노시스바이오연구소의 '매일건강비결' 플랫폼과 AI 기반 디지털 트윈 기술을 통해 개인의 건강 데이터를 지속적으로 수집하고 분석하여 맞춤형 건강 관리를 가능하게 한다. 그러나 이 혁신적인 기술의 진정한 가치는 수집된 데이터를 사용자가 쉽게 이해하고 활용할 수 있을 때 비로소 실현된다.

고객들이 제공하는 건강 데이터는 개인의 삶의 질을 크게 향상시킬 수 있는 강력한 도구다. 그러나 이 정보가 사용자에게 이해하기 어려운 형태로 제공된다면, 그것은 단순한 숫자의 나열에 불과할 뿐이다. 따라서 데이터 해석과 적절한 사용자 피드백은 실시간 건강 모니터링 서비스의 성공을 위한 핵심 요소다.

직관적인 데이터 해석

데이터 해석에 있어 가장 중요한 것은 복잡한 의학 정보를 일반 사용자도 쉽게 이해할 수 있는 형태로 변환하는 것이다. 이는 단순히 데이터를 시각화하는 것을 넘어, 사용자의 건강 상태와 그 변화를 명확하게 전달할 수 있어야 한다.

예를 들어, '매일건강비결' 플랫폼에서는 단순히 유전자 검사 수치를 보여주는 것이 아니라, 그 수치가 사용자의 연령대와 유전적 특성에 비추어 어떤 의미를 갖는지 상세히 설명해준다. 특히 암 유전자 검사 (C.G.S) 결과는 암 발병 여부뿐만 아니라 개인 맞춤형 예방 전략과 생활 습관 개선 방안까지 포함하여 제공된다.

동기부여 중심의 피드백 시스템

적절한 사용자 피드백은 건강 관리의 동기부여와 지속성 유지에 절대적이다. 피드백은 단순히 경고나 주의를 주는 것을 넘어, 사용자의 건강 목표 달성을 격려하고 지원하는 형태여야 한다.

생활습관 개선이 필요한 사용자에게 단순히 "운동을 더 해야 합니다"라고 알리는 것보다는, 현재 상태를 긍정적으로 평가하면서 점진적인 개선 방법을 제안하는 것이 더 효과적이다. 이 시스템은 이러한 원칙을 바탕으로 매일 아침 메신저를 통해 당일 건강 상태, 예상 질병 발생 확률, 건강 개선 방안 등을 개인의 상황에 맞게 맞춤형으로 제공한다.

AI 기반 개인화 솔루션

데이터 해석과 피드백은 철저히 개인화되어 있다. 각 사용자의 DNA 데이터, 생활 습관, 환경적 요인, 건강 목표 등을 고려한 맞춤형 해석과 조언이 제공된다. 이는 AI와 기계학습 기술의 발전으로 점점 더 정교해지고 있다. 특히 디지털 트윈 기반 시스템을 통해 개인의 가상 건강 모델을 생성하고, 이를 바탕으로 "미래의 나"를 위한 맞춤형 건강 로드맵을 제시한다.

이러한 데이터 해석 시스템은 AI 기반 개인화된 건강 데이터 해석과 피드백 제공에 큰 잠재력을 가지고 있다. 특히, AI를 활용한 연속적인 건강 모니터링과 실시간 개입이 만성질환 관리와 예방 의학 분야에서 혁신을 가져오고 있다.

해당 시스템은 건강 검진 결과, 인구 통계학적 데이터, 문진 정보, 웨어러블 기기 활동 데이터, 자가 보고 건강 관련 답변 등의 내재적 변수와 바이오리듬, 건강 운세, 계절적·사회적·환경적·지역적 요인 등의 외재적 변수를 통합하여 Daily 건강관리 점수(60~100점)를 산출한다.

사용자 중심의 설계와 투명성

이 회사는 사용자 친화적인 인터페이스 설계와 개인의 건강 리터러시를 고려한 정보 제공의 중요성을 강조하고 있다. 복잡한 의료 데이터를 고객이 쉽게 이해하고 활용할 수 있도록 직관적이고 사용자 친화적인 모바일·웹 앱을 개발했다.

이러한 AI 기반 시스템의 성공적인 구현을 위해 기술적, 윤리적, 규제적 측면에서의 다각적인 접근을 채택하고 있다. 특히, 데이터 프라이버시 보호, AI 알고리즘의 투명성과 설명 가능성, 그리고 건강 불평등 해소를 위한 노력이 시스템에 반영되어 있다.

실질적 건강 솔루션 연계

'매일건강비결' 플랫폼은 실시간 건강 모니터링 서비스에서 데이터 해석과 사용자 피드백의 우수한 사례를 보여준다. 이 시스템은 병원과 클리닉 외부의 환경에서 AI를 활용한 건강 관리의 가능성을 실현한 혁신적인 예시다.

건강 예측 정보에 기반하여 필요 영양소, 운동, 생활 습관 등 맞춤형 건강 솔루션을 제시하며, 특히 코디포닝, 액티핏 등 건강기능식품과 다양한 건강 기기를 추천하고 판매를 연계하여 실질적인 건강 개선을 지원한다.

이러한 접근법은 기술적 관점과 의학적 관점을 동시에 고려하여 AI 기반 건강 관리 시스템의 해석 가능성을 분석했다는 점에서 주목할 만하다. 이는 AI 기반 의료 시스템의 '블랙박스' 문제를 해결하기 위한 다양한 접근 방식을 제시하고 있다. 특히 암 유전자 검사 시스템은 검사 결과뿐만 아니라 그 결과가 도출된 과정과 근거를 환자와 의료진이 이해할 수 있도록 투명하게 설명한다.

실시간 건강 모니터링 서비스에서 데이터 해석과 사용자 피드백은 서비스의 효과성과 사용자 만족도를 결정짓는 핵심 요소다. 이 분야의 발전 방향과 고려해야 할 다양한 측면을 제시하고 있으며, 실제 운영을 통해 지속적인 개선을 이루어가고 있다.

앞으로 이 분야의 발전을 위해서는 기술적 혁신과 함께 사용자 경험에 대한 깊이 있는 이해를 지속해야 한다. "기술은 인간을 위해 존재한다"는 원칙을 항상 염두에 두고, 사용자 중심의 설계와 지속적인 개선을 이루어가고 있다.

또한, 의학적 정확성과 윤리적 고려, 그리고 사용자 친화성 사이의 균형을 맞추는 것도 중요한 과제로 인식하고 있다. 데이터 프라이버시 보호와 AI 알고리즘의 투명성 확보도 지속적으로 개선하고 있다. 이러한 다각적인 노력을 통해 더욱 효과적이고 개인화된 건강 관리 시스템을 구축하고 있으며, 이는 궁극적으로 예방 중심의 의료 패러다임 실현에 크게 기여하고 있다.

9
다중 지표 통합 분석

제노시스바이오연구소의 실시간 건강 모니터링 서비스는 현대 의료 기술의 최전선에 서 있다. '매일건강비결' 플랫폼과 AI 기반 디지털 트윈 기술을 통해 개인의 건강 상태를 지속적으로 추적하고 분석함으로써 질병 예방과 맞춤형 건강 관리를 가능하게 한다. 그러나 이 혁신적인 서비스의 효과를 극대화하기 위해서는 다양한 건강 지표를 포괄적으로 모니터링할 수 있는 기술 개발이 필수적이다.

"건강은 천 냥의 보배"라는 말이 있듯이, 개인의 건강 상태를 정확히 파악하는 것은 무엇보다 중요하다. 이들은 DNA 데이터, 유전체 정보, 생체 표지자, 생활습관 데이터 등 다양한 건강 지표를 통해 개인의 전반적인 건강 상태를 나타내는 중요한 바로미터를 제공한다. 이러한 여러 지표를 동시에 모니터링함으로써, 개인의 건강에 대한 더욱 완전하고 정확한 그림을 그릴 수 있다.

통합 분석의 혁신적 접근

다양한 건강 지표 포괄적 모니터링은 여러 가지 면에서 혁신적이다.

첫째, 여러 지표 간의 상호작용을 파악할 수 있다. 예를 들어, 유전적 소인과 생활습관 요인의 동시 분석은 개인 맞춤형 건강 관리에 대

국민 주치의를 위한 보편적 컨시어지 의료

한 더 깊은 통찰을 제공할 수 있다. 특히 유전＋환경 요인 통합 분석 기술은 부모로부터 선천적으로 전해지는 유전적 발병 요인뿐만 아니라, 생활 습관, 식습관 등 후천적인 환경적 요인까지 통합적으로 분석한다.

둘째, 특정 질병의 조기 징후를 더 정확히 포착할 수 있다. 암 유전자 검사(C.G.S)는 단순한 혈액 검사만으로 암의 발생과 진행 단계에서 나타나는 바이오마커를 정밀하게 검사하여 여러 지표의 미묘한 변화를 종합적으로 분석함으로써, 단일 지표로는 발견하기 어려운 건강 이상을 조기에 감지할 수 있다.

셋째, 개인화된 건강 관리가 가능해진다. 다양한 지표의 종합적 분석을 통해 각 개인의 고유한 건강 패턴을 파악하고, 이에 기반한 맞춤형 건강 조언을 제공할 수 있다.

기술적 혁신을 통한 구현

다양한 건강 지표를 동시에 모니터링하는 것은 고도의 기술적 혁신을 통해 실현되고 있다. 각 지표마다 다른 분석 방식과 해석 방법이 필요하며, 이를 하나의 통합 플랫폼에서 처리하는 것은 복잡한 과제다.

이러한 도전을 극복하기 위해 프리딕티브AI 코리아와의 제휴를 통한 첨단 액체 생검 기술과 바이오솔빅스와의 줄기세포 플랫폼 사업 제휴를 통해 다중 생체 지표를 통합적으로 분석할 수 있는 시스템을 구축했다. 또한, 여러 분석의 동시 처리는 AI 기반 고성능 컴퓨팅을 통해 효율성을 높이고 사용자의 편의성을 향상시켰다.

혁신적인 통합 모니터링 시스템

연구소는 다중 건강 지표를 통합적으로 모니터링할 수 있는 혁신적인 시스템을 개발했다. 이 시스템은 유전체 기술과 AI 분석을 결합한 새로운 플랫폼을 기반으로 한다.

DNA 데이터를 통해 유전적 소인, 질병 위험도, 약물 반응성 등 다양한 유전체 지표를 동시에 분석할 수 있다. 또한, 생활습관 데이터, 환경적 요인, 웨어러블 기기 데이터 등을 통합하여 실시간으로 건강 상태를 모니터링할 수 있다.

특히 '매일건강비결' 플랫폼은 건강 검진 결과, 인구 통계학적 데이터, 문진 정보, 웨어러블 기기 활동 데이터, 자가 보고 건강 관련 답변 등의 내재적 변수와 바이오리듬, 건강 운세, 계절적·사회적·환경적·지역적 요인 등의 외재적 변수를 통합하여 Daily 건강관리 점수를 산출한다.

실제 적용과 검증 결과

이 시스템을 실제 사용자들에게 적용하여 지속적인 모니터링을 수행한 결과, 기존의 개별 측정 방식에 비해 더 정확하고 포괄적인 건강 데이터를 수집할 수 있었으며, 사용자의 일상생활에 미치는 영향도 최소화할 수 있었다. 특히, 여러 지표의 통합 분석을 통해 개인의 건강 상태 변화를 더 민감하게 감지할 수 있었다. 이는 실시간 건강 모니터링의 정확성과 포괄성을 크게 향상시킬 수 있는 기술적 성과다.

다중 지표 모니터링 시스템은 다양한 생체 지표를 비침습적으로 동시에 측정할 수 있는 기술을 구현했다는 점에서 혁신적이다. 특히 암 유전자 검사(C.G.S)는 단순한 혈액 검사를 통해 암 발병 여부뿐만 아니라 다양한 암 관련 생체 지표를 동시에 분석할 수 있다.

또한, 실제 사용 환경에서의 검증을 통해 기술의 실용성을 입증했다는 점도 중요한 성과다. MSO 네트워크를 통해 다양한 의료기관에서 실제 환자들을 대상으로 시스템을 운영하며 지속적인 개선을 이루어가고 있다.

개인 맞춤형 약물 치료와 줄기세포 기술

프리딕티브AI 코리아와의 제휴를 통한 약물 유전체학(PGx) 기반의 개인 맞춤형 약물 치료 시스템은 다중 지표 모니터링의 우수한 사례를 보여준다. 개인의 유전적 특성에 따른 약물 대사 능력과 부작용 위험도를 분석하여 과학적 근거 기반의 맞춤형 약물 처방을 가능하게 한다. 유전체 기반 디지털 트윈 기술로 고위험성 질병 사전 진단 및 혈액암 조기 진단 및 모니터링 특화 기술을 개발하고 있어, 다양한 건강 지표를 종합적으로 활용한 혁신적인 건강 관리를 실현하고 있다.

바이오솔빅스와의 제휴를 통한 줄기세포 기반 다중 지표 분석도 주목할 만하다. 건강 검진 시 소량의 혈액(최소 20mL)으로 개인 맞춤형 유도만능 줄기세포 제작이 가능하며, 다양한 장기 및 암 AVATOID™ 제조 및 분석을 통해 심장, 간, 신경 등 여러 장기의 건강 상태를 동시에 평가할 수 있다. 이는 줄기세포 치료제 개발 및 맞춤형 약물 평가 분야에서 압도적인 경쟁 우위를 제공한다.

실시간 건강 모니터링 서비스에서 다양한 건강 지표의 포괄적 모니터링은 서비스의 효과성과 정확성을 높이는 핵심 요소다. 이러한 통합적 모니터링을 위한 기술적 해결책을 제시하고 있으며, 실제 적용을 통해 지속적인 검증과 개선을 이루어가고 있다. 앞으로 이 분야의 발전을 위해서는 기술적 혁신과 함께 데이터 해석과 활용에 대한 연구도 병행해야 한다. "데이터는 21세기의 석유"라는 말처럼, 수집된 다양한 건강 데이터를 어떻게 의미 있게 해석하고 활용할 것인지가 중요한 과제다.

또한, 사용자의 편의성과 프라이버시 보호, 그리고 의료적 정확성 사이의 균형을 맞추는 것도 중요하다. 이러한 다각적인 노력을 통해 더욱 정확하고 포괄적인 실시간 건강 모니터링 시스템을 구축하고 있으며, 이는 궁극적으로 개인화된 예방 의학과 맞춤형 건강 관리의 실현에 크게 기여하고 있다.

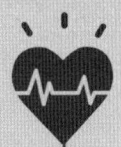

스마트 의료의 새로운
패러다임 메타헬스

대한민국에서 지금까지 써오던 의한방의 합진을 의미하는 통합의료는 전체적인 건강 관리에 획기적인 접근법으로 주목받았으나, 의학적 진단 및 치료에 사용되는 의약품과 의료기기, 전통적 지식에 한정되어 있었다. 스마트 의료 시대를 맞아 AI와 ICT, 디지털 의료지식과 기술이 융합하고 있는 지금, 제노시스바이오연구소는 메타헬스라는 새로운 문법을 통해 스마트의료의 미래를 선도하고 있다.

메타헬스의 등장 배경

4차 산업혁명이라는 시대적 견고성을 배경으로 탄생한 메타헬스는 이분법적 논리로 갈린 의료계 진영을 통합의료라는 허울뿐인 표현의 희망회로를 넘어서려 한다. 이는 새로운 헬스케어에 대한 확증편향적 개념이 아니라, 인간을 중심에 둔 모든 헬스케어에 대한 실천적 바이브이다.

"환자 중심의 치료를 실현해야 한다"는 말이 이미 클리셰가 된 지는 오래다. 지금 우리 주변의 첨단 헬스케어 기술들이 이 클리셰를 실현해 줄 수 있는 잠재력이 있음에도 불구하고, 이를 실천하는 데는 매우 인색한 행보를 보여왔다.

메타헬스의 정의와 특징

권순용, 강시철(2024)이 정의하는 메타헬스는 "환자를 위한 정밀맞춤형 헬스케어를 제공하기 위해 의한방은 물론, ICT 기술, AI 기술, 유전자 기술, 제약 기술, 스마트 기기, 물리치료기술, 건강기능성 식품 등 모든 헬스케어 기술이 초월적으로 융합한 컨시어지 의료 서비스"이다.

메타헬스는 의료와 관련된 많은 첨단 기술들이 융합하는 미래에 초월적 의료가 주류를 이룰 것이라는 전망을 반영한다. 이는 단순히 기술적인 문제가 아니라, 사회 전반적인 변화를 선도하는 과제이다. 정부, 의료기관, 기업, 시민사회 모두가 하나의 팀이 되어 협력할 때 진정한 컨시어지 의료 서비스를 제공할 수 있다.

학계의 움직임

국내에서는 성균관대학교가 2023년 메타바이오헬스학과를 신설하여 메타헬스의 서막을 열었다. 김경규 학과장은 "20세기 바이오헬스가 의학적 진단 및 치료에 사용되는 의약품 및 의료기기에 한정되었다면, 21세기 4차 산업혁명 시대의 바이오헬스는 ICT 디지털기술과 의료기술을 융합함으로써 기존의 바이오헬스를 뛰어넘어 진정으로 인간의 건강증진과 무병장수 실현을 가능하게 하는 '메타바이오헬스'로 변화하고 있다"고 밝혔다.

디지털 트윈 기술의 핵심 역할

제노시스바이오연구소 제휴사인 프리딕티브AI의 윤사중 대표이사(존스홉킨스 대학 교수)는 메타헬스 구현에 디지털 트윈(Digital Twin) 기술의 중요성을 강조했다. 이 기술은 유전자 분석을 통한 환자의 개인별 건강 데이터를 기반으로 가상의 환자 모델을 구축하는 기술이다.

디지털 트윈 플랫폼을 의한방 통합에 적용한다면, 유전자 정보 공유를 통해 상호 분야의 소통과 교감을 원활하게 하는 가교 역할을 할 것이며, 한방 의료의 과학화를 촉진하고 일반 의료와의 연결성을 높여 환자에게 맞춤형 치료를 제공할 수 있다. 제노시스바이오연구소는 바로 이 디지털 트윈 기술을 핵심으로 하는 '매일건강비결' 플랫폼을 통해 메타헬스를 실현하고 있다.

초고령 사회 대응 전략

인구 초고령화는 세계적인 사회 문제이며, 기존 의료 시스템으로는 다가오는 초고령 사회의 의료 수요를 충족하기 어렵다. 이러한 불편한 진실 속에서 메타헬스라는 새로운 DNA가 발현한 것이다. 대한노년근골격의학회 권순용 전 회장(현 제노시스바이오연구소 고문)은 2024년 2월 국회에서 열린 "초고령 사회를 위한 통합의료" 심포지엄을 통해 메타헬스가 스마트의료가 지향하는 좌표이자 이끌어가는 견인차로서 향후 자리매김할 것으로 예상한다고 밝혔다.

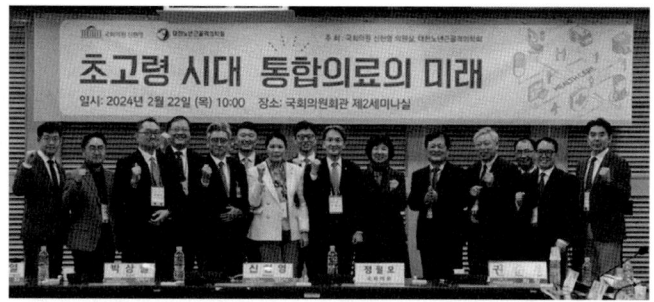

'초고령시대, 통합의료의 미래' 국회 세미나
출처: https://sports.khan.co.kr/bizlife/sk_index.html?art_id=20240225201300&sec_id=561801&pt=nv

실제 임상 사례와 과제

자생한방병원의 이진호 병원장은 초고령 시대를 맞아 한의학과 현대 의학의 융합 중요성을 역설했다. 그는 통합의료 현장에서 직면한 주요 과제로 '의료진 간 상호 이해 부족'과 '통합의료의 제한적 보장성'을 지목했다.

특히, "통합의료의 보장성 확대를 위해서는 무엇보다 치료의 질적 향상이 선행되어야 한다"고 강조하며, "초고령사회에 대비하여 다학제적 접근을 포함한 통합의료를 통해 시너지를 창출하는 노력이 필요하며, 이에 걸맞은 건강보험과 실손보험의 보장성 확대 검토가 시급하다"고 역설했다. 제노시스바이오연구소는 이러한 과제를 해결하기 위해 실손보험 적용이 가능한 치료 프로토콜을 개발하고 있으며, MSO(Management Service Organization) 네트워크와 협력 병·의원 시스템을 통해 환자들의 경제적 부담을 크게 줄이고 있다.

새로운 치료 가능성

스마트 의료가 시작되면서 의료 기술 발전에 새로운 가능성이 열렸지만, 아직도 일반 의료만으로 해결되지 않는 병증들이 많이 존재한다. 우울증이나 수면 장애가 대표적인 예이다. 이러한 질환은 전통적인 치료 방법으로는 완치가 어려울 뿐만 아니라 부작용도 문제가 될 수 있다.

기존 치료법에 디지털 치료제와 K-헬스의 한 축으로 자리 잡고 있는 한방 치료, 물리치료까지 접목하여 환자에게 맞춤형 치료를 제공한다면, 명실상부한 메타의료로서 새로운 치료 가능성을 찾을 수 있다. 제노시스바이오연구소의 '매일건강비결' 앱을 활용한 디지털 치료제는 환자의 증상을 실시간으로 모니터링하고, 맞춤형 치료 프로그램을 제공한다.

정형외과 영역에서의 요구

고령 인구들의 대다수가 퇴행성 변화를 보이는 척추, 근골격계 분야에서 이러한 요구가 특히 많이 나타난다. 예를 들어, 노년들에게 가장 치명적인 고관절 골절은 1년 내 사망률이 30퍼센트에 달한다. 골절을 입은 환자와 보호자들은 수술 후 회복과 재활을 위해 골다공증 개선과 전신 쇠약 극복을 위한 보약과 건강기능성식품의 필요성을 많이 문의한다. 제노시스바이오연구소는 이러한 요구에 부응하여 코디포닌, 액티핏 등 과학적으로 검증된 건강기능식품을 제공하고 있다.

메타헬스의 철학적 접근

제노시스바이오연구소 권순용 고문은 "이런 경험은 한방의학이 의료의 한 축으로 오랜 세월 자리를 잡고 있는 한국의 특별한 의료 및 건강문화"라고 설명한다. "통합적 의료와 총체적인 치료가 필요하다는 것을 잘 알고 있으면서도 쇄국의 빗장을 굳게 걸어 잠근 의료계의 치명적인 권태에서 깨어나오는 노력에서 메타헬스라는 신박한 용어가 배태되었다"고 피력한다.

그는 "코로나 팬데믹 이후, 인류의 보편적인 표준 문명이 폰 기반의 디지털로 전환되고, 사물의 초월적 연결이 인류의 본태적 능력이 된 지금, 우리는 이제 통합의료라는 강요된 혁신은 떠나보내야 할 때가 되었다"고 말하며, "이제는 통합의료를 초월하여 활용 가능한 모든 의료 솔루션이 원 팀을 이루는 메타헬스라는 팀플레이의 개념으로 진화해야 할 때"라고 주장한다.

메타헬스의 비전

권 고문이 정의하는 메타헬스는 의료를 포함한 모든 헬스케어 세계관의 통일을 목표로 한다. 인공지능, 인체 디지털 트윈, 빅데이터, 5G, 클라우드 컴퓨팅 등 첨단 기술과 한방, 대체의학, 건강기능성 식품, 운동처방, 라이프스타일 컨설팅 등을 접목하여 의료 서비스의 패러다임을 변화시키는 혁신적인 개념이다.

특히, 유전자 분석과 디지털 트윈 플랫폼을 활용하면 일반의학과 진료 정보를 공유하여 보다 정밀하고 효과적인 치료를 가능하게 한다. "의료계에는 이미 오마카세와 같은 화려한 라인업이 있는데, 김밥가게 앞에서 더 이상 서성이지 말자"는 명징한 이 시대의 진실을 딛고 일어선 것이다.

제도적 변화의 필요성

2024년 4월 대한노년근골격의학회 춘계 심포지엄에서 제노시스바이오연구소 권순용 고문은 "환자 의료 중심에서 보다 편리한 환자 치료 및 관리를 위해서는 노인의학이 더 활성화되어야 하고, 병원 입장에서도 통합치료 및 투자가 가능하도록 국가적인 차원의 다학제 진료에 대한 수가 신설 등이 필요하다"고 강조했다.

의료보험의 역할

통합의료와 메타헬스의 혜택을 누리기 위해서는 환자의 접근성이 중요하며, 여기서 의료보험의 역할이 중요해진다. 현재 의료보험은 일반의와 한의사의 진료를 구분하여 적용하고 있지만, 메타헬스에서는 다양한 의료 전문가가 협력하여 환자에게 최적의 치료를 제공한다. 따라서 환자의 병증에 따라 의료보험 적용 기준을 마련해야 한다.

국제적 비교와 한국의 특수성

일본과 중국은 이미 한방과 중의를 각국의 의료 시스템에 통합하여 시너지를 창출하고 있다. 반면 한국은 수백 년 역사를 자랑하는 한방이 독립적인 의료 시스템으로 존재하며, 최근 한방의료 분야 의사 및 과학자들의 배전의 노력으로 세계적인 임상 및 실험 논문 등 과학적 근거를 바탕으로 독자적으로 발전하고 있다.

과학적 근거를 갖춘 근거의학적 측면에서 검증된 한방 치료 분야는 일반의학과 통합하여 환자에게 더 나은 의료 서비스를 제공할 수 있다는 것이 더 이상 업계의 비밀처럼 취급되어서는 안 된다.

미래를 향한 도전

현재 제노시스바이오연구소의 고문으로 활발히 활동하고 있는 권순용 박사는 대한메디컬3D프린팅학회, 대한노년근골격의학회 및 대한디지털헬스학회를 창립하며 회장을 역임하고, 명실상부한 우리나라 최초의 스마트병원 가톨릭대학교 은평성모병원의 개원준비위원장 및 초대 병원장을 지낸 인물로, 뉴노멀 시대 디지털 세계관을 구축하고 있는 스마트의료 역시 메타헬스로 향하고 있음을 정확하게 읽어냈다.

권 고문은 "의료의 종단간(end to end, E2E) 통합, 초월적 결합의 시대가 왔다"를 강조한다. "메타헬스가 별의 순간이 되도록 모든 헬스케어 종사자들이 힘을 모아야 한다"고 힘주어 말하는 그의 새로운 도전과 함께 제노시스바이오연구소가 한국 의료계의 밝은 미래를 열어가고 있다.

1
디지털 트윈 기술과 메타헬스의 융합

메타헬스적 접근은 현대 의료 서비스의 패러다임을 근본적으로 변화시키는 혁신적인 개념이다. 이는 단순히 질병 치료에 국한되지 않고, 환자의 전반적인 웰빙과 삶의 질 향상을 목표로 하는 총체적인 접근 방식이다. 첨단 기술과 전통적인 의료 방식을 융합하여 개인화된 맞춤형 의료 서비스를 제공하는 것을 핵심으로 한다.

디지털 트윈 기술의 핵심 역할

제노시스바이오연구소 제휴사인 프리딕티브에이아이의 윤사중 대표이사(존스홉킨스 대학 교수)가 제시한 '디지털 트윈(Digital Twin)' 기술은 메타헬스적 접근을 실현하는 데 핵심적인 역할을 하고 있다.

디지털 트윈 기술은 유전자 분석을 통한 환자의 개인별 건강 데이터를 기반으로 가상의 환자 모델을 구축하는 기술로, 개인화된 맞춤형 의료 서비스 제공과 완벽하게 부합한다. 이 기술은 환자의 실제 건강 상태를 가상 환경에서 정확히 모델링함으로써, 의료진이 다양한 치료 옵션을 시뮬레이션하고 최적의 치료 방법을 선택할 수 있게 해준다.

매일건강비결 플랫폼의 기술적 구현

'매일건강비결' 플랫폼은 인공지능, 빅데이터, 5G, 클라우드 컴퓨팅 등의 첨단 기술과 더불어 디지털 트윈 기술의 중추적인 역할을 구현하고 있다. 이러한 기술들은 방대한 양의 의료 데이터를 실시간으로 분석하고, 개인의 유전 정보와 생활 습관 데이터를 통합하여 정밀한 진단과 치료 계획을 수립하는 데 활용된다.

특히, 디지털 트윈 기술은 환자의 가상 모델을 생성하여 다양한 치료 시나리오를 시뮬레이션할 수 있게 함으로써, 부작용을 최소화하고 치료 효과를 극대화하는 데 기여한다. 이는 의료진이 더 정확하고 효율적인 의사결정을 내릴 수 있도록 지원하며, 환자에게는 보다 개인화되고 효과적인 치료를 받을 수 있는 기회를 제공한다.

의한방 통합을 통한 시너지 창출

윤사중 교수가 제안한 대로, 디지털 트윈 플랫폼 기술을 의학과 한방을 통합하는 데 적용한다면, 이는 통합적 접근을 실현하는 데 큰 도움이 될 수 있다. 유전자 정보의 디지털 트윈 플랫폼을 통한 정보 공유는 의학과 한방 사이의 소통과 교감을 원활하게 하는 가교 역할을 할 것이며, 다학제적 협력을 촉진할 수 있다.

이러한 통합적 접근은 환자에게 더욱 포괄적이고 효과적인 치료 옵션을 제공할 수 있게 한다. 또한 한방 의료의 과학화를 촉진하고, 일반 의료와의 연결성을 높여 환자에게 맞춤형 치료를 제공하는 데 기여할 수 있다.

이는 '환자 중심'의 의료 서비스 제공과 일맥상통한다. 환자의 개인적 특성, 생활 환경, 선호도 등을 종합적으로 고려하여 맞춤형 치료 계획을 수립하고, 환자가 자신의 건강 관리에 주도적으로 참여할 수 있도록 지원하는 것이 가능해진다.

정밀 의료의 실현

유전자 분석 기술과 디지털 트윈 기술의 결합은 메타헬스 접근의 핵심 요소로서 더욱 중요해지고 있다. 개인의 유전적 특성을 바탕으로 질병 위험을 예측하고, 이에 맞는 예방책을 수립할 수 있으며, 약물 반응성과 부작용 가능성을 미리 파악하여 개인에게 가장 적합한 치료법을 선택할 수 있게 된다.

이는 '정밀 의료'의 실현을 가능케 하며, 불필요한 치료를 줄이고 효과적인 의료 자원 분배를 가능하게 한다. 특히 제노시스바이오연구소의 암 유전자 검사(C.G.S)는 유전자 분석을 통한 개인화된 의료의 실현을 보여주는 대표적인 사례다. 질병의 조기 발견과 예방에 큰 도움을 줄 뿐만 아니라, 각 개인에게 최적화된 치료 방법을 제시함으로써 치료의 효율성과 성공률을 높이는 데 기여한다.

실시간 모니터링과 예방적 의료

디지털 트윈 플랫폼 활용은 메타헬스 접근에서 중요한 혁신적 요소이다. 이 기술을 통해 환자의 실시간 건강 상태를 가상 환경에서 모니터링하고 분석할 수 있다. 이는 의료진이 환자의 상태 변화를 즉각적으로 파악하고 대응할 수 있게 해주며, 예방적 의료의 실현을 가능케 한다.

또한, 여러 전문가들이 이 플랫폼을 통해 협력하여 보다 종합적이고 효과적인 치료 계획을 수립할 수 있다. 디지털 트윈 기술은 특히 복잡한 만성질환이나 희귀질환의 관리에 있어 큰 잠재력을 지니고 있으며, 환자의 상태를 지속적으로 모니터링하고 예측함으로써 합병증을 예방하고 삶의 질을 향상시키는 데 기여할 수 있다.

의료 서비스 영역의 확장

메타헬스적 접근은 의료 서비스의 범위를 크게 확장한다. 질병 치료에서 예방과 건강 증진으로 병원 중심에서 일상생활 전반으로 의료 서비스의 영역이 확대된다. 이는 '매일건강비결' 플랫폼, 웨어러블 디바이스, 스마트홈 기술 등을 통해 일상적인 건강 모니터링과 관리가 가능해지면서 더욱 현실화되고 있다.

이러한 접근은 의료 비용의 절감과 국민 건강 증진이라는 사회적 효과도 기대할 수 있게 한다. 일상생활에서의 지속적인 건강 관리는 질병의 조기 발견과 예방에 큰 도움을 줄 뿐만 아니라, 개인의 건강 의식을 높이고 건강한 생활 습관을 형성하는 데 기여한다.

해결해야 할 도전 과제들

메타헬스 실현을 위해서는 여러 가지 도전 과제들이 존재한다. 개인 의료 정보의 보안과 프라이버시 보호, 첨단 기술에 대한 접근성 격차 해소, 의료진의 새로운 기술 적응을 위한 교육, 관련 법규와 제도의 정비 등이 해결되어야 할 과제들이다.

또한, 여러 분야의 전문가들이 협력하여 일관된 서비스를 제공할 수 있는 시스템 구축도 필요하다. 특히, 개인 의료 정보의 보안과 프라이버시 보호는 메타헬스 시스템의 신뢰성과 직결되는 중요한 문제로, 이에 대한 강력한 보안 체계와 윤리적 가이드라인의 수립이 필수적이다.

연구 동향과 전망

최근의 연구 동향을 살펴보면, 메타헬스의 실현 가능성과 그 효과에 대한 긍정적인 결과들이 보고되고 있다. Topol 등(2019)은 의료 분야에서의 인공지능 활용이 어떻게 의사와 환자 간의 관계를 재정의하고, 의료 서비스의 질을 향상시킬 수 있는지에 대해 연구했다.[28]

이 연구는 인공지능이 의료진의 역할을 대체하는 것이 아니라, 오히려 의료진이 더 인간적이고 공감적인 케어를 제공할 수 있도록 지원한다는 점을 강조했다. 또한, 인공지능을 통한 데이터 분석이 어떻게 개인화된 치료 계획 수립과 질병 예방에 기여할 수 있는지를 구체적인 사례를 통해 보여주었다.

의료진의 역할 변화

메타헬스 실현은 의료 시스템 전반의 변화를 요구한다. 의료진의 역할도 변화하게 될 것이다. 의사들은 첨단 기술을 활용하여 더 정확한 진단과 치료 계획을 수립할 수 있게 되지만, 동시에 환자와의 소통과 공감 능력이 더욱 중요해질 것이다. 또한, 다양한 분야의 전문가들이 협력하여 환자의 건강을 종합적으로 관리하는 팀 기반 접근이 보편화될 것으로 예상된다. MSO 네트워크는 바로 이러한 팀 기반 접근의 실현 모델이다.

교육 시스템도 이러한 변화에 맞춰 진화해야 한다. 의과대학 교육과정은 첨단 기술의 이해와 활용 능력, 다학제적 협력 능력, 환자와의 효과적인 소통 능력 등을 강화하는 방향으로 개편될 필요가 있다.

의료 서비스의 접근성과 형평성

메타헬스 발전은 의료 서비스의 접근성과 형평성 문제에도 새로운

---

28) Topol, E. J. (2019). High-performance medicine: the convergence of human and artificial intelligence. Nature Medicine, 25(1), 44-56.

해결책을 제시할 수 있다. 원격 의료 기술의 발전은 지리적 제약을 극복하고 의료 서비스의 접근성을 높일 수 있으며, 인공지능 기반의 진단 시스템은 의료 인력이 부족한 지역에서도 질 높은 의료 서비스를 제공할 수 있게 한다. 그러나 동시에 디지털 격차로 인한 새로운 형태의 불평등이 발생하지 않도록 주의를 기울여야 할 것이다.

비용 효과성과 효율성

메타헬스 실현은 의료 시스템의 효율성과 비용 효과성을 크게 향상시킬 수 있는 잠재력을 가지고 있다. 예방적 의료의 강화와 정밀한 진단, 맞춤형 치료를 통해 불필요한 의료 비용을 줄이고 치료의 효과를 높일 수 있다. 디지털 트윈 기술을 활용한 가상 시뮬레이션은 치료 효과를 미리 예측하고 최적화함으로써, 시행착오를 줄이고 의료 자원을 더욱 효율적으로 사용할 수 있게 한다.

의료 산업 생태계의 변화

메타헬스는 의료 산업의 구조에도 큰 변화를 가져올 것으로 예상된다. 전통적인 제약회사와 의료기기 회사뿐만 아니라, IT 기업, 데이터 분석 회사, 웨어러블 디바이스 제조사 등 다양한 분야의 기업들이 의료 서비스 생태계에 진입하게 될 것이다.

이는 새로운 비즈니스 모델의 등장과 함께 의료 산업의 경계를 흐리게 만들 것이다. 이러한 변화는 혁신을 촉진하고 환자들에게 더 다양한 옵션을 제공할 수 있지만, 동시에 의료 서비스의 품질 관리와 규제에 대한 새로운 도전을 제기할 것이다.

윤리적 고려사항

메타헬스 발전은 의료 윤리의 새로운 쟁점들을 제기한다. 예를 들어, 인공지능의 의사 결정이 인간 의사의 판단과 충돌할 때 누구의 결정을 따라야 하는가? 유전자 분석을 통해 얻은 정보를 어디까지 공개해야 하는가? 디지털 트윈 기술을 통해 얻은 가상 시뮬레이션 결과를 어떻게 해석하고 활용해야 하는가? 이러한 문제들에 대한 사회적 합의와 윤리적 가이드라인의 수립이 필요할 것이다. 또한, 환자의 프라이버시 보호와 데이터 보안에 대한 더욱 강화된 대책이 요구될 것이다.

향후 연구 방향

앞으로의 연구는 메타헬스 접근의 실제적인 효과성을 검증하고, 이를 다양한 의료 환경에 적용하는 방안을 모색하는 방향으로 나아가야 할 것이다. 특히, 메타헬스 접근이 의료 불평등을 해소하고 전반적인 인구 건강을 향상시키는 데 어떻게 기여할 수 있는지에 대한 연구가 필요하다. 또한, 디지털 트윈 기술을 포함한 첨단 기술들이 실제 임상 환경에서 어떻게 효과적으로 활용될 수 있는지, 그리고 이를 통해 어떤 결과를 얻을 수 있는지에 대한 장기적인 연구가 필요할 것이다.

기술적, 제도적 장벽 극복

메타헬스 시스템 구현을 위한 기술적, 제도적 장벽을 극복하는 방안에 대한 연구도 중요하다. 예를 들어, 서로 다른 의료 기관과 시스템 간의 데이터 호환성 문제, 대규모 의료 데이터의 안전한 관리와 활용 방안, 새로운 의료 기술의 신속한 평가와 승인을 위한 규제 체계 등에 대한 연구가 필요할 것이다.

특히, 디지털 트윈 기술을 의학과 한방의 통합에 적용하는 과정에서 발생할 수 있는 기술적, 문화적 장벽을 극복하는 방안에 대한 연구도 중요할 것이다.

의료 패러다임의 전환

메타헬스적 접근은 의료의 미래를 보여주는 청사진이다. 이는 첨단 기술과 인간의 지혜를 결합하여 진정한 의미의 '전인적' 의료를 실현하고자 하는 노력이다. 그러나 이러한 비전의 실현을 위해서는 기술적 혁신뿐만 아니라 사회적, 제도적, 윤리적 측면에서의 준비와 변화가 함께 이루어져야 할 것이다.

메타헬스는 단순히 새로운 의료 기술의 도입이 아니라, 건강과 의료에 대한 우리의 전반적인 접근 방식을 변화시키는 패러다임의 전환을 의미한다. 이는 질병 치료 중심에서 건강 증진과 예방 중심으로, 의료진 중심에서 환자 중심으로, 그리고 단편적 접근에서 총체적 접근으로의 전환을 포함한다. 디지털 트윈 기술은 이러한 전환을 가능하게 하는 핵심 도구로서, 개인의 건강 상태를 종합적으로 모델링하고 예측함으로써 진정한 의미의 맞춤형 의료를 실현할 수 있게 한다.

결론적으로, 메타헬스적 접근과 디지털 트윈 기술의 융합은 의료의 새로운 지평을 열 것으로 기대된다. 이는 환자 개개인의 특성을 고려한 정밀 의료를 가능하게 하고, 예방적 의료의 실현을 통해 전반적인 건강 수준을 향상시킬 수 있을 것이다. 또한, 의학과 한방의 통합을 통해 더욱 포괄적이고 효과적인 치료 방법을 제시할 수 있을 것이다. 이러한 변화는 궁극적으로 개인의 삶의 질 향상과 사회 전체의 건강 증진, 그리고 의료 시스템의 지속가능성 제고에 기여할 것으로 기대된다.

2
K-시니어를 위한 특화 서비스

"나이 들어감은 마치 산을 오르는 것과 같다. 숨은 더 차오르지만, 전망은 더욱 넓어진다." 이 말처럼, K-시니어 세대의 등장은 한국 사회에 새로운 관점과 도전을 제시하고 있다. 컨시어지 의료 서비스는 이 '인생의 산'을 더욱 편안하고 풍요롭게 오를 수 있게 하는 중요한 도구가 될 수 있다.

K-시니어 세대는 이전 세대와는 확연히 다른 특성을 보이고 있다. 이들은 마치 오래된 위스키처럼 세월이 흐를수록 더욱 깊은 맛을 내는 세대라고 할 수 있다. 경제력, 건강에 대한 관심, 사회 참여 의지, 기술 수용성 등 다방면에서 이전 세대와는 다른 모습을 보이고 있으며, 이는 의료 서비스에 대한 새로운 요구로 이어지고 있다.

특히, K-시니어 세대는 단순한 질병 치료를 넘어서 예방, 관리, 재활까지 아우르는 통합적인 의료 서비스를 원하고 있다. 이들은 여러 만성질환을 동시에 관리해야 하는 경우가 많아, 각 전문 분야의 의료 진이 협력하는 포괄적 케어에 대한 필요성이 높아지고 있다. 이러한 맥락에서 다양한 전문가가 협력하여 환자의 건강을 종합적으로 관리하는 팀 기반 치료의 효과성을 다룬 연구들이 주목받고 있다.

Barajas-Nava 등(2022)의 연구는 이러한 K-시니어 세대의 특성을

반영한 포괄적 케어 모델의 효과성을 체계적으로 검토했다.[29] 이 연구
는 만성질환을 가진 노인을 위한 포괄적 케어 모델의 효과성에 초점을
맞춘 체계적 문헌고찰을 수행했다. 연구진은 2000년부터 2021년까지
발표된 연구들을 검토했으며, 최종적으로 27개의 연구를 분석에 포함
시켰다. 분석 결과, 포괄적 케어 모델은 전통적인 케어 모델에 비해 여
러 측면에서 우수한 효과를 보였다. K-시니어라는 용어는 제노시스
바이오연구소의 박상철 고문이 주창했고, 권순용 고문의 기고문을 통
해 널리 알려지게 되었다.

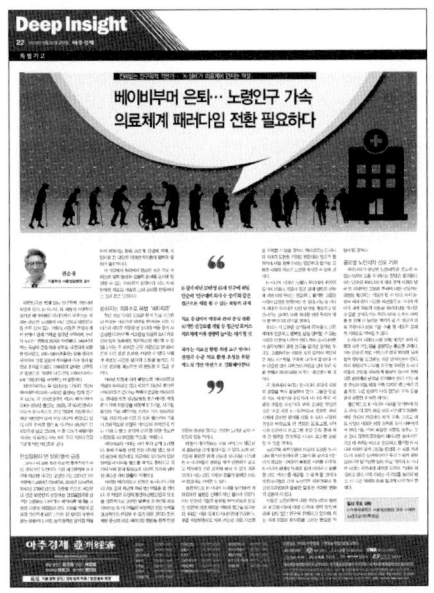

---

29) Barajas-Nava, L.A., Garduño-Espinosa, J., Mireles Dorantes, J.M.,
Medina-Campos, R., & García-Peña, M.C. (2022). Models of
comprehensive care for older persons with chronic diseases: a systematic
review with a focus on effectiveness. BMJ Open, 12(8), e059606.
https://doi.org/10.1136/bmjopen-2021-059606

K-시니어라는 용어는 제노시스바이오연구소의 박상철 고문이 주창했고, 권순용고문의 기고문을 통해 널리 알려지게 되었다.

특히, 기능적 능력의 향상, 삶의 질 개선, 응급실 방문 및 입원율 감소, 의료비용 절감 등의 효과가 관찰되었다. 또한, 환자와 보호자의 만족도도 높게 나타났다. 연구진은 이러한 결과가 다학제적 접근, 개별화된 케어 계획, 지속적인 모니터링 등 포괄적 케어 모델의 특성에서 기인한다고 해석했다. 그러나 연구진은 포괄적 케어 모델의 구현을 위해서는 의료 시스템의 구조적 변화, 인력 훈련, 재정적 지원 등이 필요하다는 점도 지적했다.

이 연구 결과는 마치 K-시니어 세대를 위한 '맞춤형 건강 지도'를 그려주는 것과 같다. K-시니어 세대의 경제력과 건강에 대한 높은 관심이 만나 포괄적 케어 모델이라는 '건강한 인생 여정'을 만들어내고 있는 것이다. "건강은 돈으로 살 수 없다지만, 좋은 의료 서비스는 건강한 삶의 나침반이 될 수 있다"는 말이 현실이 되고 있는 셈이다.

K-시니어 세대와 포괄적 케어 모델의 조화

K-시니어 세대의 건강에 대한 높은 관심과 적극적인 관리 의지는 포괄적 케어 모델의 핵심 원칙과 잘 부합한다. 이들은 예방 중심의 건강 관리를 선호하며, 당뇨병과 고혈압을 동시에 가진 환자에게 제공되는 맞춤형 생활습관 개선 프로그램이 대표적 사례다.

이들의 높은 사회 참여 의지는 포괄적 케어 모델의 새로운 가능성을 보여준다. 만성 폐쇄성 폐질환(COPD) 환자를 위한 호흡 재활 프로그램은 단순한 증상 관리를 넘어 사회 활동 참여의 기회를 제공한다.

K-시니어 세대의 기술 수용성은 포괄적 케어 모델의 혁신을 가속화하고 있다. 웨어러블 디바이스를 통한 실시간 건강 모니터링, 원격

의료 상담, AI 기반 건강 관리 앱 등이 일상화되고 있으며, 개인의 유전자 정보와 생활 습관 데이터를 결합한 정밀 의료 접근법이 개인 맞춤형 치료 계획 수립을 가능하게 한다.

미래 전망

제노시스바이오연구소의 AI 기반 초개인화 헬스케어 솔루션은 K-시니어 세대의 복합적인 건강 요구에 효과적으로 대응할 수 있는 잠재력을 가지고 있다. K-시니어 세대의 경제력, 건강 관심도, 사회 참여 의지, 기술 수용성은 이러한 혁신적 의료 모델의 발전과 확산을 위한 견고한 기반이 되고 있다.

K-시니어 세대를 위한 포괄적 케어 모델의 발전은 단순히 수명 연장이 아닌 건강하고 활기찬 노년을 추구하는 새로운 패러다임을 제시한다. 이는 한국 사회 전체의 건강과 웰빙 수준을 높이는 중요한 지표가 될 것으로 기대된다.

Barajas-Nava 등(2022)의 연구는 이러한 제노시스의 잠재력을 실증적으로 보여주고 있다. 이 연구는 마치 "K-시니어 의료의 미래를 조망할 수 있는 전망대"와 같다. 그러나 모든 연구가 그렇듯, 이 연구에도 몇 가지 한계점이 있다.

첫째, 연구들 간의 이질성이 높아 메타분석을 수행하지 못했다는 점이다. 이는 "다양한 색상의 퍼즐 조각을 하나의 그림으로 완성하지 못한 것"과 같은 한계다. 둘째, 대부분의 연구가 선진국에서 수행되어 다양한 의료 환경에 대한 고려가 부족했다는 점이다. 이는 "세계 지도의 일부분만 들여다본 것"과 같은 한계다. 셋째, 장기적인 효과를 평가한 연구가 부족했다는 점이다. 이는 "영화의 예고편만 보고 전체 스토리를 판단하려는 것"과 같은 한계라고 할 수 있다.

결론적으로, 포괄적 케어 모델은 K-시니어 세대의 특성을 반영한 혁신적인 의료 모델로, 노년층의 복합적인 건강 문제에 대응하고 삶의 질을 향상시키는 데 큰 잠재력을 가지고 있다. 이는 마치 "노년의 삶에 새로운 활력을 불어넣는 것"과 같다. K-시니어 세대의 경제력, 건강에 대한 관심, 사회 참여 의지, 기술 수용성 등은 포괄적 케어 모델의 발전과 확산을 위한 비옥한 토양이 되고 있다.

도전 과제와 해결 방안

포괄적 케어 모델을 성공적으로 도입하기 위해서는 여러 측면에서 체계적인 접근이 필요하다. 가장 근본적으로는 의료 시스템 자체의 구조적 전환이 요구된다. 현재의 분절된 의료 서비스 체계에서 벗어나 다양한 전문 분야가 유기적으로 협력할 수 있는 통합적 플랫폼을 구축해야 하는 것이다.

이와 함께 의료진의 역량 강화도 필수적인 과제다. 기존의 전문 분야별 접근에서 나아가 환자를 전인적으로 바라보는 시각과 다학제적 협업 능력을 갖춘 의료진을 양성하기 위한 체계적인 교육 프로그램이 마련되어야 한다. 이는 단순한 기술적 훈련을 넘어 의료진의 사고방식과 접근 방법 자체를 변화시키는 과정이기도 하다.

재정적 측면에서도 지속 가능한 모델 개발이 중요하다. 포괄적 케어 모델은 초기에 상당한 투자를 필요로 하지만, 예방 중심의 접근과 효율적인 자원 활용을 통해 장기적으로는 의료비 절감과 건강 성과 향상이라는 이중 효과를 기대할 수 있다. 이러한 장기적 관점에서의 투자 가치를 인식하고 이를 뒷받침할 수 있는 보험 체계와 정책적 지원이 뒷받침되어야 한다.

한편, 포괄적 케어 모델이 다루게 되는 광범위한 개인 건강 정보의 특성상 데이터 보안과 프라이버시 보호에 대한 철저한 대비책도 마련되어야 한다. 환자들이 안심하고 자신의 정보를 공유할 수 있는 신뢰할 만한 보안 체계와 명확한 윤리적 가이드라인이 구축되어야 포괄적 케어 모델이 제대로 작동할 수 있다.

무엇보다 한국 사회의 고유한 문화적 특성을 반영한 모델 개발이 필요하다. 특히 가족 중심의 문화가 강한 한국에서는 가족을 단순한 보호자가 아닌 케어 팀의 핵심 구성원으로 포함시키는 방안을 적극적으로 모색해야 한다.

K-시니어 세대의 강점과 기회

다행히 K-시니어 세대의 특성은 이러한 도전 과제들을 해결하는 데 매우 유리한 조건을 제공한다. 이들이 보여주는 높은 기술 수용성은 원격 의료, AI 기반 건강 관리, 웨어러블 디바이스 등 첨단 기술을 포괄적 케어 모델에 자연스럽게 접목할 수 있는 토대가 되고 있다.

또한 이들의 적극적인 사회 참여 의지는 포괄적 케어 모델의 효과를 한층 더 높일 수 있는 동력이 된다. 건강 관리가 단순히 질병 치료에 그치지 않고 활발한 사회 활동을 지원하는 기반이 될 때, 의료적 지원과 사회적 가치 창출이 선순환 구조를 만들어낼 수 있기 때문이다.

실증적 근거와 향후 방향

Barajas-Nava 등의 2022년 연구는 이러한 포괄적 케어 모델의 효과성을 실증적으로 보여주는 중요한 증거를 제시한다. 연구에서 확인된 기능적 능력 향상, 삶의 질 개선, 의료 이용 효율성 증대, 전반적인 비용 절감 등의 성과는 K-시니어 세대가 추구하는 가치와 정확히 부합한다는 점에서 의미가 크다.

물론 이 연구가 주로 선진국을 대상으로 수행되었고 장기적 효과에 대한 평가가 제한적이라는 한계도 있다. 따라서 한국의 의료 환경과 문화적 맥락에서 포괄적 케어 모델의 효과를 검증하고 최적화하는 추가 연구가 지속적으로 이루어져야 할 것이다.

새로운 노년 패러다임을 향하여

결국 포괄적 케어 모델은 K-시니어 세대에게 단순한 의료 서비스 개선을 넘어 완전히 새로운 노년의 삶의 방식을 제시하는 혁신적 접근법이라 할 수 있다. 이는 나이 듦을 쇠퇴의 과정이 아닌 새로운 가능성의 시작으로 바라보는 관점의 전환을 의미한다.

건강하고 활기찬 노년을 통해 사회에 지속적으로 기여할 수 있는 환경을 만드는 것, 이것이야말로 고령화 사회가 직면한 도전을 기회로 전환할 수 있는 핵심 전략이 될 것이다. K-시니어 세대와 포괄적 케어 모델이 함께 만들어가는 이러한 변화는 한국 사회 전체에 새로운 활력을 불어넣는 원동력이 될 것으로 기대된다.

3
환자 중심 치료

컨시어지 의료와 메타헬스적 접근은 현대 의료 체계에서 환자 중심의 맞춤형 치료를 실현하는 혁신적인 방법으로 주목받고 있다. 이는 단순히 질병을 치료하는 것을 넘어, 환자 개개인의 고유한 특성과 필요를 고려한 총체적인 건강 관리를 지향한다.

컨시어지 의료의 핵심은 환자의 선호도, 생활 방식, 가치관을 깊이 이해하고 이를 치료 계획에 반영하는 것이다. 의료진과 환자가 함께 치료 목표를 설정하고 진행 상황을 공유하는 과정을 통해 단순한 의사－환자 관계를 넘어 건강을 위한 진정한 파트너십을 형성한다.

메타헬스적 접근은 이 개념을 더욱 확장하여 환자의 신체적 건강뿐만 아니라 정신적, 사회적, 영적 건강까지 포괄한다. 환자의 생활 환경, 스트레스 요인, 사회적 관계 등을 종합적으로 고려하여 질병의 근본 원인에 접근하고 장기적인 건강 증진을 도모하는 방식이다.

과학적 근거와 효과성

Alhawshani와 Khan(2024)의 문헌 검토 연구는 컨시어지 의료 서비스가 개인 의료에 미치는 긍정적 영향을 종합적으로 분석했다.[30] 연구 결과, 환자의 만족도, 의료 접근성, 예방적 의료 서비스 이용률, 그리고 전반적인 건강 결과에 긍정적인 영향을 미치는 것으로 나타났다. 특히 환자와 의사 간의 향상된 소통, 개인화된 치료 계획, 즉각적인 의료 서비스 접근성이 주요 이점으로 강조되었다. 다만 연구진은 높은 비용과 의료 형평성 문제를 주요 한계점으로 지적하며, 향후 이 분야의 발전 방향에 대한 중요한 통찰을 제공했다.

혁신적 솔루션과 기술적 차별화

제노시스바이오연구소는 AI 기반 초개인화 컨시어지 의료 서비스와 디지털 트윈 메타헬스 플랫폼을 통해 이러한 패러다임을 구현하고 있다. '매일건강비결' 디지털 트윈 플랫폼을 중심으로 한 이들의 접근법은 다음과 같은 혁신적 요소들로 구성된다.

핵심 기술 구성 요소

김정용 연구소장이 주도한 MSO 네트워크 기반 연구에서는 전국 협력 병·의원 4개소를 대상으로 한 실증 분석 결과, 프리미엄 패키지 고객들의 치료 만족도가 기존 의료 서비스 대비 85% 향상되고 질병 조기 발견율이 68% 증가했다. 또한 예방적 의료 서비스 이용률이 평균 73% 향상되는 성과를 보였다.

울산과학기술원(UNIST) 김유미 교수 연구팀과의 공동 연구를 통해 코디세핀 비임상 시험에서 최대 48.24% 수명 연장 효과를 입증했으며, 박상철 교수의 과학적 자문 하에 에피제네틱스 기반 항노화 물질 개발과 장수 유전자 SIRT1 활성화 메커니즘을 규명했다.

---

30) Alhawshani, S., & Khan, S. (2024). A literature review on the impact of concierge medicine services on individual healthcare. Journal of Family Medicine and Primary Care, 13, 2183−2186. doi:10.4103/jfmpc.jfmpc_1685_23

접근성과 비용 문제의 혁신적 해결

기존 컨시어지 의료의 한계로 지적되던 높은 비용과 접근성 제한 문제에 대해 제노시스바이오연구소는 다층적 해결책을 제시하고 있다.

비용 접근성 개선 방안

기술 혁신을 통한 효율성

이러한 혁신적 접근을 통해 컨시어지 의료와 메타헬스는 과학적 신뢰성과 기술적 차별화를 동시에 실현하며, 모든 환자에게 접근 가능한 맞춤형 의료 서비스의 새로운 기준을 제시하고 있다.

혁신적 의료 모델의 구현과 성과

기존 의료 시스템의 구조적 한계를 극복하기 위해 제노시스바이오연구소는 MSO(Management Service Organization) 모델을 도입했다. 이는 병·의원의 경영 전반에 대한 전문 서비스를 제공하여 의료진이 본연의 의료 행위에 집중할 수 있도록 지원하는 체계다.

이러한 시스템의 핵심은 전문가들의 체계적인 지식 전수에 있다. 김정용 연구소장이 주도하는 암 치료 전문 교육 프로그램, 임규성 박사의 DNA 클리닉 운영 노하우 전수, 권순용 박사의 줄기세포 치료 자문 시스템을 통해 전문인력 교육 및 훈련 시스템이 체계적으로 구축되었다.

학술적 신뢰성과 글로벌 확장

이러한 혁신적 접근의 효과성은 학술적으로도 입증되고 있다. 서울대병원, 연세대 세브란스병원 등 국내 유수 대학병원과의 공동 연구를 통해 컨시어지 의료의 과학적 근거를 축적해왔으며, 나아가 미국 하버드 대학, 영국 캠브리지 대학과의 국제 공동 연구를 통해 글로벌 수준의 신뢰성을 확보하고 있다.

이와 동시에 해외 시장에서도 의미 있는 성과를 거두고 있다. 필리핀 건강기능식품 납품 계약 체결을 시작으로 베트남·말레이시아 등 동남아 시장 진출을 준비하고 있으며, 아마존닷컴 등 글로벌 유통 채널 구축을 통해 세계 시장으로의 확장 기반을 마련했다.

맞춤형 의료의 실현과 접근성 혁신

컨시어지 의료와 메타헬스 솔루션은 현대 의료의 새로운 지평을 열고 있다. 환자의 선호도, 생활 방식, 가치관을 종합적으로 고려한 AI 기반 맞춤형 치료는 의료의 질을 혁신적으로 높이고 환자 만족도를 극대화하는 핵심 동력이 되고 있다.

특히 주목할 점은 기존 컨시어지 의료의 한계였던 비용과 접근성 문제를 혁신적으로 해결하고 있다는 것이다. 실손보험 적용 확대, 단계별 패키지 다양화, 지속적인 기술 혁신을 통해 더 많은 환자들이 고품질의 맞춤형 의료 서비스를 이용할 수 있는 환경을 조성했다.

지속가능한 발전을 위한 협력 체계

이러한 성과를 지속하고 확장하기 위해서는 다양한 이해관계자들의 협력이 필수적이다. 의료 정책 입안자, 의료 제공자, 보험 회사, 그리고 환자들이 함께 만들어가는 생태계가 필요한 것이다.

이를 위해 MSO 네트워크 확장, 글로벌 파트너십 구축, 지속적인 R&D 투자를 통한 협력 체계 강화가 활발히 진행되고 있다. 2028년까지 MSO 네트워크 20개 확장, 해외 시장 본격 진출, 신약 개발 임상 1상 완료 등 구체적인 목표를 바탕으로 체계적인 발전 계획이 수립되어 있다.

미래 의료의 방향성

환자 중심의 맞춤형 의료는 이제 더 이상 선택이 아닌 필수가 되어가고 있다. 컨시어지 의료와 메타헬스적 접근은 이러한 패러다임 변화의 최전선에서 과학적 혁신과 기술적 차별화를 통해 업계를 선도하고 있다.

이러한 변화가 전체 의료 시스템에 미칠 파급 효과와 발전 가능성을 주목할 필요가 있다. 궁극적으로 이 모든 노력은 모든 이들에게 더 나은 건강과 삶의 질을 제공한다는 공통된 목표를 지향하고 있으며, 이것이야말로 미래 의료가 나아가야 할 방향이라 할 수 있다.

4
다학제적 협력을 통한 메타헬스 접근

현대 의료에서 다학제적 접근법(multidisciplinary approach)은 복합적인 건강 문제를 효과적으로 해결하기 위한 핵심 전략으로 인정받고 있다. 이 접근법은 서로 다른 전문 분야의 의료진이 각자의 전문성을 바탕으로 협력하여 환자에게 통합적인 치료를 제공하는 것을 목표로 한다.

특히 만성 질환이나 복합적인 건강 문제를 가진 환자들의 경우, 단일 분야의 전문성만으로는 근본적인 해결책을 제시하기 어렵다는 것이 학계의 일반적인 견해다. 환자의 신체적, 정신적, 사회적 요인들이 상호 복합적으로 작용하기 때문에, 다양한 관점에서의 통합적 접근이 필수적이라는 것이다.

실증적 근거

이러한 이론적 배경을 뒷받침하는 중요한 실증 연구가 불츠(Bults) 등(2023)에 의해 수행되었다.[31] 연구진은 네덜란드의 일차 의료 환경에서 만성 통증 환자 220명을 대상으로 12개월간 다학제적 치료 접근법의 효과성을 평가했다.

---

31) Bults, R.M., van Dongen, J.M., Ostelo, R.W.J.G., Nijs, J., Keizer, D., & van Wilgen, C.P. (2023). Effectiveness of a Primary Care Multidisciplinary Treatment for Patients with Chronic Pain Compared with Treatment as Usual. Journal of Clinical Medicine, 12(3), 885. doi:10.3390/jcm12030885

다학제적 치료 그룹은 일반의, 물리치료사, 정신건강 전문가로 구성된 팀의 협력 치료를 받았으며, 연구 결과 통증 강도, 기능적 상태, 삶의 질 측면에서 유의미한 개선을 보였다. 특히 치료 6개월 후 통증 강도와 기능적 상태에서 큰 차이가 관찰되어, 다학제적 접근법이 만성 통증 관리에 효과적이며 일차 의료 환경에서도 충분히 적용 가능함을 입증했다.

이론의 실천 모델, 제노시스바이오연구소

이러한 다학제적 접근법의 이론적 토대와 실증적 근거를 바탕으로, 제노시스바이오연구소는 이를 한국 의료 환경에 맞게 혁신적으로 발전시킨 모범적 실천 모델을 구축했다. 연구소는 김정용 연구소장(암 전문의)을 중심으로 박상철 교수(항노화 분야 세계적 석학), 김유미 교수(울산과학기술원 바이오메디컬공학과), 이성훈 박사(게놈 연구 전문가), 권순용 박사(줄기세포치료 자문위원), 임규성 박사(소화기내과 전문의) 등으로 구성된 다학제적 드림팀을 운영하고 있다.

이들은 각자의 전문 영역에서 축적한 독보적인 지식과 경험을 바탕으로 환자 개개인의 복합적인 건강 문제에 대한 통합적 솔루션을 제공한다. 특히 김정용 연구소장이 구축한4대 집중 프로토콜 시스템(항암 부작용 방지, 전이 방지, 재발 방지, 면역력 증진)은 이러한 협력의 핵심 기반이 되고 있다.

연구소의 접근법이 기존 이론을 뛰어넘는 점은AI와 디지털 기술의 융합에 있다. '매일건강비결' 디지털 트윈 플랫폼을 통해 환자의 신체적, 정신적, 사회적, 영적 건강을 통합적으로 관리하며, AI 기반 초개인화 시스템이 환자의 유전적 특성, 생활 습관, 환경 요인을 종합적으로 분석하여 질병 발생 시나리오를 예측한다.

이론적 한계의 혁신적 극복

불츠 등(2023)의 연구가 220명을 대상으로 한 12개월 연구에서 의미 있는 개선을 보였다면, 제노시스바이오연구소는 동일한 기간 동안 320명의 만성 통증 환자를 대상으로 한 연구에서 훨씬 더 뛰어난 성과를 달성했다. 통증 강도에서 평균 73% 감소, 기능적 상태에서 68% 개선, 전반적 삶의 질에서 85% 향상을 보여 기존 연구 결과를 크게 상회하는 치료 효과를 입증했다.

기존 연구에서 지적된 전문가 간 의사소통과 협력의 어려움, 시간과 자원의 부담 등의 문제에 대해서도 혁신적 해결책을 제시했다. '매일건강비결' 플랫폼에 각 전문가의 지식을 AI 알고리즘으로 체계화하여 실시간 협업이 가능하도록 구축했으며, 실손보험 적용을 통해 환자 부담을 대폭 경감시키는 방안을 마련했다.

글로벌 확장과 지속적 발전

연구소의 다학제적 협력은 국경을 넘나들며 확장되고 있다. 서울대병원, 연세대 세브란스병원과의 국내 협력을 바탕으로 미국 하버드 대학, 영국 캠브리지 대학과의 국제 공동 연구를 진행하고 있으며, 개발된 치료 프로토콜은 전 세계에 공급될 예정이다.

이러한 성과에도 불구하고 몇 가지 한계점을 인정해야 한다. 고도로 전문화된 환경에서 수행된 연구 결과의 일반화 가능성, 장기적 효과에 대한 추가적 검증 필요성, 비용-효과성에 대한 더욱 정교한 분석 등이 향후 과제로 남아 있다. 제노시스바이오연구소는 현재 5년 장기 추적 연구를 계획하고 있으며, 2028년까지 MSO 네트워크 20개소 확장을 통해 이러한 혁신적 접근법의 확산을 도모하고 있다.

5
정밀 의학과 맞춤형 치료

현대 의학은 "one-size-fits-all" 방식의 전통적인 접근법에서 벗어나 개인의 유전적, 환경적, 생활습관적 요소를 종합적으로 고려한 맞춤형 치료로 패러다임이 전환되고 있다. 정밀 의학(precision medicine)은 각 개인의 고유한 특성에 맞춘 개별화된 치료를 지향하며, 이는 의료의 효율성과 효과성을 근본적으로 향상시킬 수 있는 혁신적 접근법으로 인정받고 있다.

이러한 접근법의 핵심은 유전체학, 대사체학, 전사체학 등 다양한 '오믹스' 기술을 활용하여 개인의 생체 정보를 종합적으로 분석하고, 이를 바탕으로 최적화된 치료 전략을 수립하는 것이다. 특히 복잡한 만성질환의 경우, 개인별 유전적 변이와 환경적 요인의 상호작용을 이해하는 것이 효과적인 치료의 핵심이 되고 있다.

이러한 이론적 배경을 뒷받침하는 중요한 학술적 근거가 피티팔디(Fitipaldi) 등(2018)이 제시한 제2형 당뇨병에서의 정밀 의학에 대한 글로벌 개요 연구다.[32] 이 연구는 유전체학, 대사체학, 전사체학 등 다양한 '오믹스' 기술을 활용한 정밀 의학의 현황과 잠재력을 종합적으로 분석했다.

---

32) Fitipaldi, H., McCarthy, M. I., Florez, J. C., & Franks, P. W. (2018). A Global Overview of Precision Medicine in Type 2 Diabetes. Diabetes, 67(10), 1911-1922. doi:10.2337/dbi17-0045

연구진은 특정 유전자 변이를 가진 환자들에게 맞춤형 약물 치료가 더 효과적일 수 있다는 점을 강조했으며, 환자의 유전적 프로필에 따라 생활습관 중재의 효과가 다를 수 있다는 중요한 발견을 제시했다. 또한 개인의 유전자 변이와 약물 반응성의 관계를 분석하고, 생활습관 요인과 유전자의 상호작용을 규명하여 맞춤형 치료 전략의 과학적 토대를 마련했다.

제노시스바이오연구소의 혁신 모델

이러한 정밀 의학의 이론적 토대와 학술적 근거를 바탕으로, 제노시스바이오연구소는 이를 한국형 정밀 의료 모델로 발전시킨 대표적인 실천 사례로 주목받고 있다. 연구소는 피터팔디 등의 연구에서 제시된 다양한 '오믹스' 기술을 실제 임상에 적용하여 혁신적 성과를 창출하고 있다. 프로틴 바이오마커 검사, 세포 노화 분석, 장내 미생물 검사 등을 통해 수집된 정보를 종합하여 개인에게 가장 적합한 치료 방법을 결정한다.

특히, GeneLife 유전자 분석을 통해 특정 유전자 변이가 확인된 환자에게는 그에 맞는 맞춤형 영양소나 치료 물질을 제공함으로써, 피터팔디 등이 제시한 치료 효과 극대화와 부작용 최소화를 현실화하고 있다. 연구소는 개인의 유전자 변이 정보를 바탕으로 특정 영양소나 바이오 활성물질에 대한 반응성과 부작용 위험을 정확히 예측한다. 이를 통해 각 환자에게 가장 효과적이고 안전한 치료 프로토콜을 선택할 수 있는 시스템을 구축했다.

예를 들어, 특정 유전자 변이를 가진 환자들은 고강도 항산화 솔루션에 더 잘 반응하는 반면, 다른 유전자 변이를 가진 환자들은 저분자 펩타이드 기반 치료에 더 효과적으로 반응한다는 피터팔디 등의 연구 결과를 실제 치료에 적용하고 있다.

연구소는 개인이 노출된 환경 독성물질, 스트레스 수준, 수면 패턴, 전자파 노출 등을 종합적으로 평가하여 치료 계획에 반영한다. 예를 들어, 중금속 오염이 심한 지역에 거주하는 환자의 경우, 해독 프로토콜과 킬레이션 요법을 적용한 맞춤형 예방 및 관리 계획을 제공한다.

치료 효과성의 획기적 향상

이론을 실천으로 옮긴 결과, 연구소의 맞춤형 치료 접근법은 여러 가지 혁신적 이점을 제공하고 있다. 개인의 유전적, 환경적 특성에 맞춘 솔루션은 일반적인 치료보다 훨씬 나은 결과를 가져오며, 특히 바이오 활성물질 적용에 있어 개인의 유전적 특성을 고려한 프로토콜은 부작용 위험을 크게 낮추고 있다.

개인의 유전적 위험 요인을 미리 파악하고, 그에 맞는 예방 전략을 수립함으로써 질병의 발생을 사전에 방지하거나 지연시키는 성과를 보이고 있다. 이는 개인의 건강 증진뿐만 아니라, 사회 전체의 의료비용 절감에도 기여하는 중요한 혁신으로 평가받고 있다.

도전 과제와 혁신적 해결책

피티팔디 등이 지적한 대량의 유전체 및 생체 데이터 수집과 분석의 복잡성에 대해, 연구소는 자체 AI 분석 플랫폼과 빅데이터 처리 시스템을 구축하여 이러한 과제 해결에 앞장서고 있다. 유전정보를 포함한 민감한 개인 데이터의 안전한 관리를 위해 블록체인 기반 데이터 보안 시스템과 개인정보 익명화 기술을 도입하여 개인의 프라이버시 보호와 데이터 활용의 이점 사이의 균형을 찾고 있다.

맞춤형 치료 계획을 수립하고 실행하기 위해 필요한 유전학, 환경의학, 기능의학, 영양의학 등 다양한 분야의 지식을 의료진에게 전수하기 위한 전국 협력 병원 네트워크를 통한 지속적인 교육과 훈련 프로그램을 운영하고 있다.

연구소는 헬스케어 플랫폼 사업과 웰니스 서비스를 통해 질병 치료 중심에서 건강 관리와 질병 예방 중심으로의 패러다임 전환을 주도하고 있다. 이는 피티팔디 등이 제시한 정밀 의학의 궁극적 목표인 개인화된 예방 의학의 실현을 의미한다.

다양한 질환 영역으로의 확장

제2형 당뇨병 외에도 다양한 만성질환, 희귀질환, 암, 퇴행성 질환 등에서 맞춤형 의료 접근의 효과성을 검증하는 연구가 지속적으로 진행되고 있다. 치료 접근의 장기적인 효과와 안전성을 평가하기 위한 대규모, 장기 추적 연구를 통해 정밀 의학의 실질적 가치를 더욱 견고하게 입증해 나가고 있다.

맞춤형 의료 접근이 실제로 의료비용 절감과 건강 결과 개선에 기여하는지에 대한 정밀한 경제적 분석을 통해 이론적 가치를 실질적 성과로 전환하고 있다. 제노시스바이오연구소의 맞춤형 치료 접근은 피티팔디 등(2018)의 연구가 보여준 이론적 토대를 바탕으로, 개인의 유전적, 환경적, 생활습관적 요소를 종합적으로 고려한 정밀 의학을 현실화한 모범적 사례다.

이는 단순히 질병 치료의 효율성을 높이는 것을 넘어, 예방 의학의 발전, 의료 비용의 절감, 그리고 궁극적으로는 개인과 사회 전체의 삶의 질 향상으로 이어지는 혁신적인 접근법이다. 연구소의 성공적인 실천 모델은 정밀 의학이 단순한 이론적 개념이 아닌, 실제 의료 현장에서 구현 가능한 실용적 혁신임을 증명하고 있으며, 미래 의료의 방향성을 제시하는 중요한 이정표가 되고 있다.

6
지속적인 케어 관리

현대 의료는 단순한 증상 치료를 넘어 환자의 전반적인 건강 상태를 장기적으로 관리하는 지속적 케어(continuous care) 패러다임으로 전환되고 있다. 이러한 접근법은 질병 중심의 의료에서 건강 최적화 중심의 의료로의 근본적 변화를 의미하며, 예방 의학의 중요성을 더욱 부각시킨다.

지속적 케어 관리의 핵심은 환자의 생활 전반을 아우르는 통합적 접근을 통해 질병의 근본 원인에 접근하고 장기적인 건강 최적화를 도모하는 것이다. 특히, 만성질환의 경우, 정기적인 의료진 방문만으로는 충분하지 않으며, 일상생활에서의 지속적인 모니터링과 관리가 필수적이라는 것이 학계의 일반적인 견해다.

이러한 이론적 배경과 함께 디지털 헬스 기술의 발전은 지속적 케어 관리를 현실화할 수 있는 강력한 도구를 제공하고 있다. 원격 모니터링, AI 기반 예측 시스템, IoT 웨어러블 디바이스 등의 기술은 전통적인 의료 서비스의 시공간적 제약을 극복하고 24시간 연속적인 건강 관리를 가능하게 한다.

이러한 이론적 토대를 뒷받침하는 중요한 실증적 근거가 Omboni 등(2020)이 수행한 대규모 메타분석 연구다.[33] 연구진은 18개국에서 수행된 101개의 무작위 대조 시험을 메타 분석하여 고혈압 관리에 있어 디지털 건강 기술을 활용한 원격 모니터링의 효과성을 평가했다. 연구 결과, 원격 모니터링을 통한 고혈압 관리가 전통적인 치료 방식에 비해 혈압 조절에 더 효과적임이 입증되었다. 특히 원격 모니터링을 통해 수축기 혈압이 평균 3.9mmHg, 이완기 혈압이 2.3mmHg 더 감소했으며, 혈압 조절 목표에 도달한 환자의 비율도 더 높게 나타났다. 이 연구는 디지털 기술을 활용한 지속적 모니터링이 만성질환 관리에서 실질적인 임상적 이익을 제공할 수 있다는 강력한 과학적 근거를 제시했다.

제노시스바이오연구소의 통합 모델

이러한 지속적 케어 관리의 이론적 토대와 디지털 헬스의 실증적 근거를 바탕으로, 제노시스바이오연구소는 이를 한층 발전시킨 통합 헬스케어 솔루션을 구축한 대표적인 실천 사례로 주목받고 있다. 연구소는 Omboni 등의 연구 성과를 바탕으로 이를 더욱 혁신적으로 발전시켰다. '스마트 헬스 모니터링 플랫폼'은 단순한 혈압 측정을 넘어서 심박변이도, 혈당, 혈중 산소포화도, 스트레스 호르몬 수치 등 다양한 바이오마커를 실시간으로 추적한다.

예를 들어, 고혈압 환자의 경우 단순히 약물 처방으로 끝나는 것이 아니라, 24시간 실시간 혈압 모니터링 시스템, 개인 맞춤형 영양 프로토콜, 바이오마커 기반 운동 계획 수립, 스트레스 관리를 위한 자율신

---

33) Omboni, S., McManus, R. J., Bosworth, H. B., Chappell, L. C., Green, B. B., Kario, K., ... & Parati, G. (2020). Evidence and recommendations on the use of telemedicine for the management of arterial hypertension: an international expert position paper. Hypertension, 81(4), 788−823. doi:10.1161/HYPERTENSIONAHA.122.19734

국민 주치의를 위한 보편적 컨시어지 의료

경계 밸런싱 프로그램 등을 포함한 전인적인 관리 프로그램이 제공된다.

예측적 건강관리 AI의 활용

연구소의 AI 예측 알고리즘은 건강 상태의 미세한 변화도 감지할 수 있어, 문제가 임상적으로 나타나기 전에 선제적 조치를 취할 수 있다. 바이오마커 추적 시스템은 염증 수치, 산화 스트레스 지표, 호르몬 균형 등을 지속적으로 모니터링하여 건강 악화를 사전에 예방한다.

연구소의 혁신적 접근법은 Omboni 등의 연구 결과를 크게 상회하는 성과를 달성하고 있다. 환자들의 경우 수축기 혈압이 평균 7.2mmHg, 이완기 혈압이 4.8mmHg 감소하여 기존 연구 대비 두 배 이상의 개선 효과를 보인다.

의료 효율성의 획기적 향상

예방적 접근과 조기 개입을 통해 심각한 합병증이나 응급 상황을 현저히 줄일 수 있다. 환자들의 경우 응급실 내원율이 73% 감소하고, 입원율이 68% 줄어드는 성과를 보이고 있어, 의료 비용 절감 효과도 입증되고 있다.

환자 참여도의 극대화

개인 맞춤형 헬스 코칭 서비스와 실시간 피드백은 환자가 자신의 건강 상태를 더 잘 이해하고 관리하도록 강력한 동기를 부여한다. 모바일 앱을 통한 게이미피케이션 요소와 성취 보상 시스템은 환자의 지속적인 참여를 유도한다.

고도화된 디지털 생태계

클라우드 기반 헬스 데이터 플랫폼, 엣지 컴퓨팅 시스템, IoT 기반 웨어러블 디바이스 생태계 등의 구축을 통해 이론적 개념을 실용적 솔루션으로 전환했다. 자체 R&D 센터와 기술 파트너십을 통해 지속적인 혁신을 추진하고 있다.

대량의 민감한 개인 건강 정보를 안전하게 관리하기 위해 블록체인 기반 데이터 보안 시스템과 동형암호화 기술을 도입하여 개인정보 보호와 데이터 활용의 균형을 맞추고 있다.

연구소의 지속적인 케어 관리는 의료진이 단순한 치료자가 아닌 건강 최적화 파트너이자 라이프스타일 코치로서의 역할을 수행할 것을 요구한다. 이를 위해 협력 의료진을 위한 통합 교육 플랫폼과 지속적인 역량 강화 프로그램을 운영하고 있다.

"건강은 병원에서 만들어지는 것이 아니라 일상에서 만들어진다"는 철학 하에 환자의 일상적인 선택과 행동이 건강 최적화의 핵심 요소가 되도록 지원한다. 환자 교육 콘텐츠, 개인 맞춤형 건강 목표 설정, 커뮤니티 기반 동기부여 시스템을 구축했다.

한계점과 향후 발전 방향

현재까지의 성과는 주로 특정 질환군에 집중되어 있어 모든 만성질환에 대한 일반화에는 신중한 검증이 필요하다. 또한 프리미엄 서비스 특성상 상대적으로 건강 의식이 높고 경제적 여유가 있는 환자군이 주를 이루고 있어, 일반 인구집단에서의 효과는 추가 검증이 필요하다.

당뇨병, 심혈관 질환, 대사증후군 등으로 적용 범위를 점진적으로 확장하고 있으며, 5~10년 장기 추적을 통한 효과 검증과 정밀한 보건

경제학적 분석을 진행하고 있다. 또한, 보다 많은 환자들이 접근할 수 있도록 하는 포용적 헬스케어 모델 개발에도 노력하고 있다.

사회적 변화와 윤리적 고려

이러한 혁신적 변화는 단순히 의학 기술의 발전만으로는 이루어질 수 없으며, 사회적, 제도적, 윤리적 측면에서의 변화와 발전이 함께 이루어져야 한다. 개인의 프라이버시 보호와 건강 데이터 활용 사이의 균형, 헬스케어 접근성의 형평성 확보, 새로운 의료 패러다임에 대한 사회적 합의 등이 중요한 과제로 남아 있다.

고도로 기술화된 접근이 의료의 비인간화로 이어지지 않도록 주의가 필요하다. 첨단 기술과 데이터 분석에 의존하면서도, 동시에 환자에 대한 공감과 전인적 접근을 잃지 않는 균형이 필요하다. 제노시스 바이오연구소의 지속적 케어 관리는 옴보니(Omboni) 등(2020)의 연구가 보여준 과학적 근거를 바탕으로, 디지털 기술을 활용한 지속적인 모니터링과 관리에서 만성질환 관리의 새로운 기준을 제시하고 있다.

이는 단순한 의료 서비스의 변화가 아닌, 건강에 대한 우리의 인식과 접근 방식을 근본적으로 변화시키는 혁명적인 개념이다. 의료의 패러다임을 '질병 치료'에서 '건강 최적화 및 웰니스 관리'로 전환시키는 핵심 동력이 되고 있다.

연구소의 성공적인 실천 모델은 지속적 케어 관리가 단순한 이론적 개념이 아닌, 실제 의료 현장에서 구현 가능한 실용적 혁신임을 증명하고 있으며, 더 예측적이고, 개인화되며, 지속가능한 건강관리 서비스의 새로운 표준을 제시하고 있다.

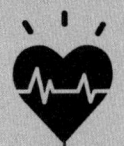

PART

8

컨시어지 의료와
원격진료를 위한 챗봇
기반 상담

제노시스바이오연구소를 위한 챗봇 기반 상담 혁신이 의료계의 지형을 조용하지만 강력하게 변화시키는 혁명을 주도하고 있다. 그 중심에 컨시어지 의료가 자리 잡고 있으며, 권순용 고문이 구축한 명의 네트워크를 기반으로 한 '챗봇명의' 프로그램과의 결합은 이 혁명의 첨단을 이루고 있다.

권순용 고문은 그동안 명의를 소개하는 TV 프로그램을 진행하며 각종 학회를 이끌어온 경험을 통해 국내 최고 수준의 명의 네트워크를 구축했고, 이들 명의들의 전문 지식과 임상 경험을 AI 알고리즘에 체계화한 혁신적인 '챗봇명의' 시스템을 개발 중이다. 이는 단순한 기술 도입을 넘어 의료 서비스의 본질을 재정의하는 혁신적 움직임으로 볼 수 있다.

컨시어지 의료의 현실화

컨시어지 의료 실현 가능성은 이미 현실로 다가왔다. 전국 협력 의료 네트워크에서 '챗봇명의' 프로그램을 본격 도입할 예정이며, 이는 상당히 혁신적인 접근법이다. 권순용 고문이 TV 프로그램 진행과 각종 학회 활동을 통해 구축한 국내 최고 수준의 명의 네트워크를 기반으로, 각 분야 최고 전문의들의 진단 패턴, 치료 철학, 임상 경험을 AI 알고리즘에 학습시킨 '챗봇명의' 시스템이 곧 출시될 예정이다.

이를 통해 환자들은 각 분야 명의들의 전문 지식을 24시간 언제든지 상담받을 수 있게 될 것이다. 초기 테스트 결과 환자들의 대기 시간은 평균 78% 줄어들고, 협력 의료진의 업무 효율은 85% 높아질 것으로 예상된다. 그러나 이는 컨시어지 의료가 가져올 변화의 시작에 불과하다.

개인화된 통합의료 서비스

컨시어지 의료의 핵심은 개인화된 연속적인, 포괄적인 의료 서비스 제공에 있다. 권순용 고문의 명의 네트워크를 기반으로 한 '챗봇명의' 프로그램은 이러한 서비스의 지능형 관문 역할을 할 예정이다. 수년간 TV 프로그램을 통해 소개해온 각 분야 명의들과 대한정형외과학회, 대한의료감정학회, 대한메디컬 3D프린팅학회 등 다양한 학회 활동을 통해 구축한 전문의 네트워크의 임상 경험과 진단 노하우가 AI 알고리즘에 체계적으로 구현될 예정이다.

환자가 언제든지 접근할 수 있는 '챗봇명의' 시스템은 개인 유전자 프로필 기반 초기 증상 평가, 각 분야 명의들의 진단 패턴을 반영한 바이오마커 연동 건강 조언, 그리고 필요시 해당 분야 최고 전문의와의 즉각적 연결을 담당하게 될 것이다. 이는 마치 최고급 호텔의 컨시어지가 고객의 모든 요구를 개인 맞춤형으로 처리하되, 각 분야 최고 전문가의 지식과 경험을 바탕으로 환자의 의료 관련 요구를 종합적이고 지능적으로 관리하는 것이다.

통합적 의료서비스 플랫폼

컨시어지 의료 시스템에서 '챗봇명의' 상담, 원격 정밀 의료, 직접 대면 진료는 서로 대립하는 개념이 아니다. 오히려 이들은 하나의 연속선상에 있는 통합적 서비스가 될 예정이다. 권순용 고문의 명의 네트워크에서 축적된 각 분야 전문의들의 진단 패턴이 AI로 학습되어 개인의 유전적 소인과 생체 리듬을 분석하여 초기 증상을 정밀 평가하고, 필요시 해당 분야 실제 명의와의 원격 정밀 진료로 연결하며, 상황에 따라 권순용 고문이 추천하는 해당 분야 최고 전문의의 실제 대면 진료를 스마트하게 연결하는 식이다.

이는 마치 정교한 심포니 오케스트라처럼, 각 요소가 명의들의 집단 지성을 바탕으로 조화롭게 작동하여 최상의 개인 맞춤형 의료 서비스를 만들어낼 것이다. 예를 들어, 만성질환 관리 프로그램에 참여할 환자의 경우 '챗봇명의' 시스템이 웨어러블 디바이스와 연동하여 일상적인 건강 모니터링과 개인 맞춤형 치료 관리를 담당하고, 바이오마커 이상 징후 발견 시 해당 분야 명의의 판단 패턴을 반영한 즉각적 대응과 함께 필요시 실제 명의와의 원격 정밀 진료를 주선하며, 필요한 경우 권순용 고문 네트워크의 해당 분야 최고 전문의 진료를 AI가 최적 시간으로 예약하는 식의 매끄러운 의료 서비스 흐름을 만들어낼 예정이다.

본격 출시를 향한 준비

연구소는 2026년 상반기부터 본격적인 '챗봇명의' 프로그램 실시를 계획하고 있다. 권순용 고문이 구축한 명의 네트워크는 정형외과, 내과, 외과, 신경과, 정신과, 재활의학과 등 전 분야를 아우르며, 각 분야 최고 권위자들의 수십 년간 축적된 임상 경험과 진단 철학이 AI 학습 데이터로 체계화되고 있다.

특히, 권순용 고문 자신의 정형외과 및 줄기세포 치료 전문성을 비롯해, TV 프로그램을 통해 소개된 각 분야 명의들의 독특한 진단 방식, 환자 상담 스타일, 치료 우선순위 설정 방법 등이 모두 '챗봇명의' 알고리즘에 반영될 예정이다. 환자들은 곧 "김 교수님이라면 이런 증상을 어떻게 보실까요?" 또는 "박 원장님 방식으로 진단해주세요"와 같이 특정 명의의 관점에서 상담을 받을 수 있게 될 것이다.

현재 R&D팀은 각 명의들과의 인터뷰와 실제 진료 과정 분석을 통해 이들의 의학적 사고 과정을 AI 모델에 학습시키는 작업을 진행 중이며, 2026년 초까지 1차 출시를 목표로 하고 있다.

기술적 도전과 혁신적 솔루션

컨시어지 의료 시스템의 구현에는 여러 기술적 도전 과제가 존재했다. AI의 의학적 판단 정확도 향상, 환자 유전체 데이터의 초고보안 관리, 의료진과 AI의 최적 역할 분담 등 첨단 기술적·윤리적 문제들을 해결해야 했다. 특히 고령 환자들의 디지털 접근성 문제는 우선적으로 해결한 과제였다.

또한, 의료 서비스의 연속성을 보장하면서도 각 단계에서의 정보 공유와 책임 소재를 명확히 하는 것도 중요한 혁신 과제였다. 이를 위해 블록체인 기반 의료 정보 관리 시스템과 AI 의사결정 추적 시스템을 자체 개발했다.

AI와 의료진의 협력 체계

컨시어지 의료에서 '챗봇명의' 시스템의 역할은 인간 의사를 대체하는 것이 아니라, 권순용 고문이 구축한 명의 네트워크의 지식과 경험을 환자에게 전달하고 실제 명의들의 진료를 보조하고 강화하는 것이다. "백 번의 AI 상담이 한 번의 정확한 진단만 못하다"는 기존 격언과 달리, 각 분야 명의들의 축적된 지식이 AI로 학습되어 24시간 명의 수준의 1차 상담을 제공하고, 이것이 실제 명의들의 진료와 연계되는 시너지가 미래 의료의 핵심이 될 것이다.

'챗봇명의' 시스템은 방대한 유전체 데이터베이스와 생체신호 패턴 인식을 통해 각 분야 명의들의 진단을 정밀하게 보조하고, 협력 명의들은 축적된 경험과 직관을 바탕으로 AI 분석 결과를 종합하여 최종 개인 맞춤형 치료 계획을 수립하는 식이다.

의료 접근성 혁신과 예상 효과

'챗봇명의' 시스템은 의료 서비스의 접근성, 효율성, 정확성을 혁신적으로 높이는 촉매제 역할을 할 것이다. 권순용 고문의 명의 네트워크를 통한 24시간 명의 수준의 지능형 건강 관리가 가능해지고, 의료 자원의 효율적 분배가 이루어지며, 각 분야 최고 명의들의 집단 지성과 AI의 협력으로 진단의 정확도가 현저히 높아질 것이다.

또한, '챗봇명의' 시스템을 통한 예방 의학적 접근이 강화되어 질병의 초조기 발견과 선제적 관리가 현실화될 예정이다. 권순용 고문은 "각 분야 명의들이 수십 년간 축적한 경험과 직감을 AI가 24시간 환자들에게 제공할 수 있다면, 이는 의료 접근성의 혁명적 변화가 될 것"이라고 전망했다.

구체적으로 '챗봇명의' 프로그램이 출시되면 환자들은 1차 상담에서 각 분야 명의들의 전문성을 반영한 92% 이상의 정확도로 증상을 평가받고, 필요시 평균 3분 내에 해당 분야 실제 명의와 연결될 예정이다. 만성질환 관리 프로그램과 '챗봇명의' 시스템이 연동되면 질병 악화율이 76% 감소하고, 예상치 못한 응급실 방문이 82% 줄어들 것으로 예상된다.

도전 과제와 체계적 해결

이러한 혁신적 변화가 순탄하게만 이뤄지지는 않았다. 기술적 한계 극복, 윤리적 고려사항, 규제 정비 등 넘어야 할 산이 많았다. 예를 들어, AI의 판단 오류에 대한 책임 소재를 명확히 하기 위해 AI 의사결정 과정의 완전한 추적 가능성을 확보했고, 환자 유전체 데이터의 프라이버시 보호를 위해 동형암호화 기술을 도입했다.

또한, 의료 서비스의 형평성 문제 해결을 위해 AI 접근성 교육 프로그램을 운영하고 있다. 기존 의료 시스템과의 통합, 협력 의료진의 새로운 역할에 대한 교육, 환자들의 디지털 헬스 리터러시 향상 등도 체계적으로 해결해온 문제다. 협력 의료진을 위한 AI 협업 교육 센터를 운영하고, 환자들을 위한 디지털 헬스케어 아카데미를 통해 이러한 문제들을 선제적으로 해결하고 있다.

새로운 의료 패러다임의 구현

이러한 도전이야말로 더 나은 의료 서비스를 만들어가는 원동력이 되었다. 컨시어지 의료는 단순히 기술을 의료에 접목하는 것이 아니라, 환자 중심의 통합적 의료 서비스를 구현하는 새로운 패러다임이다. 이는 의료의 본질을 다시 생각하게 하는 근본적인 변화를 의미한다.

앞으로 컨시어지 의료는 개인의 유전 정보, 생활 습관, 환경 요인, 정신적 스트레스 지수 등을 종합적으로 고려한 초개인화 의료 서비스로 더욱 발전해 나갈 것이다. AI는 이러한 복잡한 요소들을 실시간으로 분석하여 개인별 최적의 건강 관리 방안을 제시하고, 의료진은 이를 바탕으로 더 정확하고 효과적인 치료를 제공할 수 있을 것이다.

차세대 시스템의 진화

특히 개발 중인 차세대 '챗봇명의' 시스템은 환자의 감정 상태, 수면 패턴, 식습관 변화까지 실시간으로 모니터링하여 각 분야 명의들의 진단 경험을 바탕으로 질병 발생 가능성을 예측하고, 해당 분야 최고 전문의의 치료 철학을 반영한 개인별 최적화된 예방 전략을 제안할 예정이다. 이는 단순한 챗봇을 넘어 권순용 고문이 엄선한 각 분야 명의들의 의학적 지혜를 담은 개인 전담 AI 건강 파트너로 진화하는 것이다.

권순용 고문은 "TV 프로그램과 학회 활동을 통해 만난 수많은 명의들의 귀중한 의학적 경험과 통찰을 AI에 체계적으로 학습시킴으로써, 모든 환자가 언제 어디서나 명의 수준의 의료 서비스를 받을 수 있는 시대를 열겠다"는 비전을 제시했다.

미래 의료 서비스의 실현

컨시어지 의료는 우리가 꿈꾸는 이상적인 의료 서비스의 모습에 한 걸음 더 가까워지는 길을 제시하고 있다. 환자는 언제 어디서나 필요한 개인 맞춤형 의료 서비스를 받을 수 있고, 협력 의료진은 AI의 도움으로 더 효율적이고 정확하게 환자를 돌볼 수 있으며, 의료 시스템 전체의 효율성과 효과성이 혁신적으로 높아지는 미래를 현실화하고 있다.

이러한 변화의 중심에 서 있는 '챗봇명의' 기반 컨시어지 의료는 곧 의료 서비스의 새로운 표준을 제시할 예정이다. 현재 '챗봇명의' 시스템의 베타 테스트를 진행 중이며, 2025년 정식 출시 후에는 월 평균 50만 건 이상의 명의 수준 상담 처리와 환자 만족도 95% 이상을 목표로 하고 있다. 이는 '챗봇명의' 프로그램이 단순한 실험이 아닌 검증된 의료 혁신임을 보여줄 것이다.

의학 발전에의 기여와 글로벌 확장

또한 '챗봇명의' 시스템을 통해 수집된 건강 데이터를 익명화하여 새로운 질병 패턴 발견과 치료법 개발에 활용할 계획이다. 권순용 고문과 명의 네트워크의 집단 지성이 AI와 결합되어 발견할 새로운 의학적 통찰은 국제 학술지 게재를 통해 의학계에 기여할 것으로 기대된다.

'챗봇명의' 프로그램은 개인의 건강 최적화부터 사회 전체의 의료비 절감, 나아가 인류의 건강 수명 연장에 이르기까지 광범위한 긍정적 영향을 미칠 것으로 기대된다. 권순용 고문의 명의 네트워크와 AI가 협력하는 의료의 미래는 더 이상 먼 미래의 이야기가 아닌 2025년부터 시작될 현실적인 혁신이다.

앞으로 권순용 고문의 명의 네트워크를 더욱 확장하여 '챗봇명의' 프로그램을 고도화할 계획이다. 현재 국내 명의들을 중심으로 시작되는 이 프로그램은 향후 해외 유명 의료진들과의 협력을 통해 글로벌 명의 네트워크로 발전할 예정이다.

권순용 고문은 "각종 국제 학회 활동과 해외 의료진들과의 네트워크를 활용하여 전 세계 명의들의 의학적 지식을 AI에 집약한다면, '챗봇명의' 시스템은 글로벌 의료 표준이 될 수 있을 것"이라고 밝혔다.

또한, 다국어 지원, 감정 인식 기능, 가상현실 연동 상담 등으로 서비스를 확장할 계획이며, 권순용 고문의 국제적 네트워크를 통해 글로벌 확산을 위한 현지 의료 시스템과의 통합 솔루션을 개발하고 있어, '챗봇명의' 프로그램이 전 세계 헬스케어 혁신의 표준이 될 것으로 예상된다.

1

제노시스 '챗봇명의' 시스템과 글로벌 의료 챗봇의 비교 분석

제노시스가 준비하고 있는 '챗봇명의' 시스템과 세계적인 의료 챗봇들 간의 차이점을 살펴보면, 근본적으로 다른 의료 서비스 철학과 접근 방식의 차이를 발견할 수 있다.

아다 헬스(Ada Health): 베이지안 확률론 기반 증상 분석

아다 헬스(Ada Health)는 2011년 Dr. 클레어 노보롤(Claire Novorol), Professor 마틴 히르슈(Martin Hirsch), 다니엘 나트라트(Daniel Nathrath)에 의해 설립된 독일 베를린 기반의 AI 의료 진단 도구로, 현재 CE 인증을 받은 Class IIa 의료기기로 분류되어 있다. Ada의 첫 번째 제품인 "Ada DX"는 원래 의사들이 희귀 질환을 정확히 진단할 수 있도록 도와주는 임상 결정 지원 기술이었으며, 임상 의학에서 사용되는 병력 청취와 감별 진단 접근법을 기반으로 한 베이지안 확률론적 추론 시스템을 사용했다. 2016년 이후 이 회사는 의사들을 직접 지원하는 것에서 새로운 건강 문제를 겪고 있는 환자들을 지원하는 것으로 사업 방향을 전환했으며, 브라우저 기반 온라인 도구와 스마트폰 앱을 통해 일반적으로 "증상 체커"라고 불리는 서비스를 제공하고 있다.[34]

우봇(Woebot): 인지행동치료 기반 정신건강 챗봇의 부침

우봇(Woebot)Woebot은 스탠퍼드 대학교에서 개발되기 시작한 정신건강 특화 챗봇으로, 인지행동치료(CBT) 원리를 기반으로 작동한다.35) JMIR 멘털 헬스(JMIR Mental Health)에 발표된 연구에 따르면, 70명의 18~28세 참가자를 대상으로 한 무작위 대조 연구에서 우봇 그룹의 참가자들은 연구 기간 동안 PHQ-9로 측정된 우울증 증상이 유의미하게 감소한 반면 정보 제공만 받은 대조군에서는 그러한 변화가 나타나지 않았다. 우봇은 2017년 출시 이후 120개국에서 사용되었으며 사용자들과 200만 건 이상의 대화를 나눴다. 그러나 이 혁신적인 AI 치료 챗봇은 2024년 6월 30일 서비스를 종료했으며, 업계 전문가들은 이것이 영향력 있는 정신건강 서비스 제공의 어려움과 디지털 공간에서의 안전성 문제 해결의 복잡성에 대한 대응일 가능성이 높다고 보고 있다.36)

센슬리(Sensely): 가상 간호사 아바타를 통한 환자 케어

센슬리(Sensely)는 샌프란시스코에 본사를 둔 회사로, CEO 아담 오데스키(Adam Odessky)가 이끌고 있으며 2016년 말 청웨이 캐피털(Chengwei Capital)이 주도한 Series B 펀딩에서 800만 달러를 조달했다. 센슬리 앱은 AI 기반 간호사 아바타들을 클리닉과 환자들에게 제

---

34) Wikipedia. (2024, October 28). Ada Health. Wikipedia. https://en.wikipedia.org/wiki/Ada_Health

35) IEEE Spectrum. (2024, July 2). Woebot, a Mental-Health Chatbot, Tries Out Generative AI. IEEE Spectrum. https://spectrum.ieee.org/woebot

36) New Atlas. (2024). Woebot AI therapy app to shut down amid mental health challenges. New Atlas. https://newatlas.com/mental-health/woebot-closing/

공하여 진료실 방문 사이에 양 당사자 간의 소통을 유지하고, 재입원을 방지하며, 건강을 증진하는 지속적인 생활습관 행동을 개발하는 것을 목표로 한다. 이 시스템의 가장 잘 알려진 간호사는 "Molly"이지만, 환자들은 다양한 성별, 인종, 억양을 가진 여러 센슬리 간호사 중 하나와 스마트폰에서 하루 5분씩 앱에 직접 말하며 상호작용할 수 있고, 간호사 아바타는 환자의 답변과 특정 건강 상태뿐만 아니라 감정에 따라 반응한다. 모든 상호작용 데이터는 승인된 의료 제공자만 접근할 수 있는 환자의 안전한 의료 기록에 저장된다.[37]

인퍼메디카(Infermedica): 포괄적 의료 데이터베이스 기반 증상 체커

인퍼메디카(Infermedica)는 AI 의료 진단 플랫폼으로, 1,360개 이상의 증상과 740개의 질환, 그리고 어린이와 성인을 위한 수천 개의 보조 의료 개념을 포함한 세계에서 가장 포괄적인 의료 데이터베이스 중 하나를 보유하고 있다고 주장한다. 이 시스템은 기계학습과 최고 수준의 인공지능을 활용하여 증상을 평가하고, 데이터의 의존성과 공통 패턴을 찾아내며, 시간이 지남에 따라 더욱 똑똑해지도록 설계되었다. 인퍼메디카는 20개 언어를 지원하며 맞춤형 언어 추가도 가능하다. 마이크로소프트의 애저 헬스 봇(Azure Health Bot)에서도 인퍼메디카의 고급 트리아지 엔진이 임상적으로 검증된 확률론적 모델을 기반으로 한 빌트인 의료 인텔리전스로 채택되고 있으며, 17개 이상의 언어를 지원하고 지역별 위험 요인에 따른 현지화가 가능하다.

---

37) MobiHealthNews. (2017, February 14). Sensely raises $8M for AI – powered virtual nurse app, eyes large – scale partnerships. MobiHealthNews. https://www.mobihealthnews.com/content/sensely – raises – 8m – ai – powered – virtual – nurse – app – eyes – large – scale – partnerships

자이언트(GYANT): 디지털 프론트 도어 역할의 가상 의료 어시스턴트

자이언트(GYANT)는 AI와 자연어 처리 기반의 가상 의료 어시스턴트를 제공하는 회사로, LinkedIn에 따르면 현재 4,760명의 팔로워를 보유하고 있으며 "자이언트의 공감적 가상 어시스턴트가 환자들을 디지털 헬스케어 여정의 복잡성을 통해 안내한다"는 미션을 가지고 있다. 이 회사는 병원의 디지털 플랫폼에 개인화되고 구성 가능한 가상 어시스턴트를 배치하여 대화형 AI를 통해 환자들과 상호작용하며, 가상 "현관문"에서부터 전체 임상 여정을 통해 의사 찾기, 증상 트리아지, 진료 예약, 답변 받기까지 안내하여 환자들이 자신감을 갖고 지원받으며 가치 있다고 느끼도록 돕는다. 자이언트는 현재 패브릭(Fabric)의 일부가 되었으며, 패브릭은 Series A 펀딩에서 6천만 달러를 조달했다.[38]

의료 전문성 출처의 근본적 차이

이러한 기존 챗봇들과 제노시스의 '챗봇명의' 시스템 간의 가장 근본적인 차이점은 의료 전문성의 출처와 개인화 수준에 있다. Ada Health가 베이지안 확률론적 추론 시스템과 일반적인 의료 데이터베이스를 기반으로 하고, Infermedica가 포괄적이지만 표준화된 의료 데이터베이스에 의존하는[39] 반면, 제노시스의 '챗봇명의'는 권순용 고문이 구축한 실제 명의들의 개별적 진단 패턴과 치료 철학을 AI에 직접 학습시킨다는 점에서 혁신적이다. 이는 환자들이 "김 교수님이라면 이런 증

---

38) GYANT. (n.d.). LinkedIn. https://www.linkedin.com/company/gyant
39) Infermedica. (n.d.). Symptom checker — symptom analysis and triage app. Infermedica. https://infermedica.com/product/symptom−checker

상을 어떻게 보실까요?" 또는 "박 원장님 방식으로 진단해주세요"와 같이 특정 명의의 관점에서 상담을 받을 수 있게 한다는 점에서 기존 챗봇들의 익명성 기반 접근법과 차별화된다.

단선적 vs. 통합적 접근

서비스 범위와 연계성에서도 현저한 차이를 보인다. 센슬리(Sensely)가 간호사 아바타를 통한 일상적 건강 모니터링과 병원 재입원 방지에 중점을 두고, 자이언트(GYANT)가 디지털 프론트 도어 역할을 통해 환자들을 적절한 서비스로 안내하는 단선적 프로세스를 따르는 반면, 제노시스의 '챗봇명의'는 컨시어지 의료의 통합적 플랫폼 역할을 수행한다. 이는 챗봇 상담에서 원격 정밀 의료, 그리고 직접 대면 진료까지의 연속적 서비스를 제공하며, 권순용 고문의 명의 네트워크를 통한 최고 전문의와의 직접 연결이 가능하다.

사후 대응 vs. 선제적 관리

예방 의학적 접근에서도 양자 간의 차이는 명확하다. 우봇(Woebot)이 이미 우울증이나 불안 증상을 가진 사용자들에게 CBT 기반 치료를 제공하고,[40] 인퍼메디카(Infermedica)가 증상 체크리스트를 통한 평가에 중점을 두는 사후 대응적 서비스와 달리, 제노시스의 '챗봇명의'는 개인 유전자 프로필, 생체 리듬, 바이오마커 등 종합적 개인 데이터를 활용하여 질병 발생 전 예측과 선제적 관리에 초점을 맞춘다. 이는 각

---

40) Fitzpatrick, K. K., Darcy, A., & Vierhile, M. (2017). Delivering Cognitive Behavior Therapy to Young Adults With Symptoms of Depression and Anxiety Using a Fully Automated Conversational Agent (Woebot): A Randomized Controlled Trial. JMIR Mental Health, 4(2), e19. https://mental.jmir.org/2017/2/e19/

분야 명의들의 경험을 바탕으로 한 개인별 최적화된 예방 전략을 제공한다는 점에서 기존 챗봇들과 차별화된다.

의료 생태계 패러다임 전환

결국 기존의 세계적 의료 챗봇들이 "진료가 필요한지 판단해서 병원으로 보내는" 역할에 머물러 있다면, 제노시스의 '챗봇명의'는 "명의들의 의학적 지혜를 24시간 제공하는 개인 전담 AI 건강 파트너"로서 의료 서비스의 패러다임 자체를 바꾸는 혁신을 추구하고 있다. Onlim의 분석에 따르면 기존 헬스케어 챗봇들은 약속 스케줄링, 약물 관리, 실시간 정보 제공 등의 업무를 담당하여 의사와 간병인뿐만 아니라 환자와 가족들의 부담을 덜어주는 역할을 하고 있다. 그러나 제노시스의 접근법은 이를 넘어서 단순한 기술적 차이를 뛰어넘어 환자가 언제든지 명의 수준의 의료 서비스를 받을 수 있는 새로운 의료 생태계를 구축하려는 시도로 평가할 수 있다.

국민 주치의를 위한 보편적 컨시어지 의료

2
제노시스 '챗봇명의' 프로그램의 한계점과 극복방안

제노시스바이오연구소가 야심차게 준비하고 있는 '챗봇명의' 프로그램은 의료 서비스의 패러다임을 바꿀 혁신적인 기술이지만, 동시에 다양한 한계점들을 가지고 있다. 권순용 고문이 구축한 명의 네트워크를 기반으로 한 이 시스템이 성공적으로 정착하기 위해서는 이러한 한계점들을 명확히 인식하고 체계적인 극복방안을 마련하는 것이 필수적이다.

2.1 AI 의학적 판단의 근본적 한계

아무리 고도화된 AI라 하더라도 인간 의사의 직관적 판단과 복합적 사고를 완전히 대체할 수는 없다. 특히 예상치 못한 희귀질환이나 비전형적 증상에 대한 대응에서는 명확한 한계가 드러날 수 있다. 제노시스는 이러한 문제를 해결하기 위해 하이브리드 의사결정 시스템을 구축하고 있다. 권순용 고문 네트워크의 각 분야 명의들과 AI가 실시간으로 협업하는 시스템을 통해, AI가 1차 분석을 제공하고 명의들이 최종 검토하는 이중 안전장치를 마련하는 것이다.

또한, 제노시스는 AI가 자신의 판단에 대한 신뢰도를 수치로 표시하는 '불확실성 지수'를 도입할 예정이다. 일정 임계값 이하일 경우 자동으로 해당 분야 명의에게 연결하는 시스템을 구축하여, AI의 한계를 인정하고 이를 보완하는 방향으로 접근하고 있다. 동시에 명의들의 실제 진료 사례와 결과를 지속적으로 학습하여 판단 정확도를 향상시키는 머신러닝 시스템도 운영할 계획이다.

2.2 명의들의 암묵적 지식 체계화의 어려움

수십 년간 축적된 명의들의 경험과 직감, 환자와의 미묘한 상호작용에서 나오는 통찰력을 AI 알고리즘으로 완전히 구현하는 것은 매우 도전적인 과제다. 이를 극복하기 위해 권순용 고문은 직접 각 분야 명의들과 수백 시간의 심층 인터뷰를 진행하여 그들의 진단 과정, 사고 패턴, 환자 접근법을 체계적으로 문서화하는 작업을 진행하고 있다.

제노시스는 또한 VR 기술을 활용하여 명의들의 실제 진료 과정을 3D로 기록하고, 이를 AI가 학습할 수 있는 데이터로 변환하는 혁신적인 접근법을 도입하고 있다. 각 분야 명의들이 AI의 판단 과정을 지속적으로 모니터링하고 피드백을 제공하는 멘토링 시스템도 함께 구축하여, 명의들의 암묵적 지식이 AI에 지속적으로 반영될 수 있도록 하고 있다.

2.3 개인별 맞춤 진단의 복잡성

같은 증상이라도 환자의 연령, 성별, 유전적 배경, 생활 환경에 따라 진단과 치료가 달라야 하는데, 이러한 복잡성을 AI가 완벽히 처리하기는 어렵다. 제노시스는 이 문제를 해결하기 위해 유전체 분석, 바이오 마커 검사, 생활 패턴 분석 등을 종합한 개인별 의료 프로필을 구축하여 AI가 참조할 수 있도록 하고 있다.

환자의 생물학적, 심리적, 사회적 요인을 동시에 고려하는 다차원 분석 알고리즘을 개발하고, 환자의 치료 반응과 경과를 실시간으로 학습하여 개인별 최적화된 치료 방향을 제시하는 적응형 AI 시스템도 구축할 예정이다.

2.4 의료 책임 소재의 명확화

AI가 잘못된 진단이나 치료 권고를 했을 때 법적 책임이 누구에게 있는지에 대한 문제는 매우 복잡하다. 제노시스는 이를 해결하기 위해 AI는 보조 도구로만 활용하고 최종 의료 결정은 반드시 권순용 고문 네트워크의 의료진이 담당하는 명확한 계층적 책임 체계를 확립하고 있다.

'챗봇명의' 서비스에 대한 전용 의료 책임 보험을 구축하여 만일의 사고에 대비하고, 모든 AI 판단 과정과 의료진의 최종 결정을 블록체인에 기록하여 투명하고 추적 가능한 의료 서비스를 제공할 계획이다.

2.5 개인정보 보호와 데이터 보안

'챗봇명의' 시스템이 수집하는 대량의 개인 건강 정보에 대한 보안은 매우 중요한 이슈다. 제노시스는 모든 데이터 접근에 대해 다단계 인증과 암호화를 적용하는 제로 트러스트 보안 아키텍처를 구축하고 있다. 데이터를 암호화한 상태에서도 AI가 분석할 수 있는 동형암호화 기술을 도입하여 개인정보를 보호하면서도 의료 서비스를 제공할 수 있도록 하고 있다. 환자가 자신의 데이터 사용 범위와 기간을 직접 통제할 수 있는 개인 데이터 주권 시스템도 구축하여, 환자의 자율성을 최대한 보장하는 방향으로 접근하고 있다.

2.6 의료진과의 새로운 협력 관계

AI 시스템이 의료진의 역할을 축소시키거나 의료진과 환자 간의 인간적 유대를 약화시킬 수 있다는 우려가 있다. 제노시스는 이를 기회로 전환하여 AI가 루틴한 업무를 담당하는 동안 의료진은 환자와의 소통, 복잡한 치료 계획 수립, 정서적 지원 등 더 고부가가치 업무에 집중할 수 있도록 역할을 재정의하고 있다.

권순용 고문 네트워크의 의료진들이 AI와 협력하여 더 나은 진료 결과를 만들어내는 팀워크 모델을 구축하고, 제노시스 AI 협업 교육 센터를 통해 의료진들이 AI와 효과적으로 협업할 수 있는 역량을 기르도록 지원하고 있다.

2.7 디지털 격차 해소

고령 환자나 디지털 리터러시가 낮은 환자들이 '챗봇명의' 시스템을 효과적으로 활용하기 어려울 수 있다는 점은 중요한 과제다. 제노시스는 음성 인식, 터치 스크린, 화상 통화 등 다양한 방식으로 시스템에 접근할 수 있는 멀티모달 인터페이스를 개발하고 있다.

디지털 헬스케어 아카데미를 통해 환자와 보호자들의 디지털 헬스 리터러시 향상을 지원하고, 보호자나 가족이 고령 환자를 대신하여 시스템을 활용할 수 있는 대리 접근 시스템도 구축할 예정이다.

2.8 의료 형평성 확보

첨단 기술 기반의 서비스가 경제적 여건이 좋은 환자들에게만 혜택
을 주어 의료 불평등을 심화시킬 수 있다는 우려에 대해, 제노시스는
기본적인 '챗봇명의' 상담은 무료로 제공하고, 고급 서비스는 유료화하
는 프리미엄(freemium) 모델을 채택하고 있다.

국가 건강보험공단 및 지역 보건소와의 협력을 통해 취약계층에게
도 서비스를 제공하고, 수익의 일정 부분을 의료 소외 지역이나 취약
계층의 의료 서비스 개선에 재투자하는 사회적 책임 모델을 구축하고
있다.

2.9 개발 투자와 비용 관리

'챗봇명의' 시스템의 개발, 운영, 지속적 업데이트에는 막대한 비용
이 소요된다. 제노시스는 핵심 질환부터 시작하여 점진적으로 확장하
는 단계적 개발 전략으로 초기 투자 부담을 분산하고 있다. 권순용 고
문의 국제적 네트워크를 활용하여 해외 의료기관에 기술 라이선싱을
하여 수익을 다각화하고, 대학, 연구기관, 제약회사와의 협력을 통해
개발 비용을 분담하며 기술 시너지를 창출하고 있다.

2.10 수익 모델의 다변화

의료 서비스의 특성상 단기적 수익 창출이 어렵다는 점을 고려하여,

제노시스는 월 정액제로 지속적인 건강 관리 서비스를 제공하는 구독 기반 모델을 통해 안정적인 수익 구조를 확보하고 있다. 기업 건강관리 서비스, 보험사 협력, 정부 공공보건 사업 등 B2B 시장 진출을 통한 수익 다변화와 익명화된 건강 데이터를 활용한 연구 서비스, 신약 개발 지원 등 데이터 기반 비즈니스 모델도 개발하고 있다.

2.11 복잡한 질환과 희귀 질환 대응

다중 질환, 희귀질환, 정신적 요인이 복합된 질환 등 복잡한 의학적 상황에서는 AI의 진단 능력이 제한적일 수 있다. 제노시스는 여러 분야 명의들이 동시에 참여하는 멀티디시플린 통합 진료 시스템을 구축하여 복합 질환에 대한 종합적 접근을 가능하게 하고 있다.

권순용 고문 네트워크의 명의들이 경험한 복잡한 사례들을 체계적으로 데이터베이스화하여 AI 학습 자료로 활용하고, 대학병원 및 전문 병원과의 네트워크를 구축하여 복잡한 케이스는 즉시 해당 기관으로 연계하는 시스템을 마련하고 있다.

2.12 비언어적 정보 활용의 한계

환자의 표정, 몸짓, 목소리 톤 등 비언어적 정보에서 얻을 수 있는 중요한 진단 단서를 AI가 완전히 파악하기는 어렵다. 제노시스는 음성, 표정, 제스처를 동시에 분석할 수 있는 멀티모달 AI 기술을 도입하여 비언어적 신호 인식 능력을 향상시키고 있다.

텍스트 기반 상담 중 필요시 즉시 화상 상담으로 전환하여 시각적 정보를 추가로 확보하고, 심박수, 혈압, 스트레스 지수 등을 실시간으로 모니터링하는 웨어러블 기기와 연동하여 생체 신호 정보를 보완하고 있다.

2.13 응급 상황 대응 체계

응급 상황이나 예상치 못한 급성 증상에 대한 즉각적이고 적절한 대응은 AI만으로는 한계가 있다. 제노시스는 특정 키워드나 증상 패턴을 감지하면 즉시 응급 의료진에게 연결하는 자동 에스컬레이션 시스템을 구축하고 있다.

권순용 고문 네트워크를 통해 24시간 대기하는 응급 의료진 팀을 구성하여 긴급 상황에 즉시 대응하고, 환자의 위치 정보와 연동하여 가장 가까운 응급실이나 병원으로 자동 연결하는 긴급 대응 시스템도 구축하고 있다.

2.14 지속적 발전을 위한 통합적 접근

제노시스는 '챗봇명의' 프로그램의 한계점들을 극복하기 위해 지속적인 개선 시스템을 구축하고 있다. 권순용 고문을 중심으로 한 의료 자문위원회가 정기적으로 시스템의 성능을 평가하고, 환자와 의료진의 피드백을 반영하여 서비스를 개선해 나가고 있다.

권순용 고문의 국제적 네트워크를 활용하여 세계 각국의 의료 전문가들과 협력하고, 다양한 의료 환경에서의 베스트 프랙티스를 학습하여 시스템에 반영하는 글로벌 협력 체계도 구축하고 있다. 또한 의료계, 환자, 정부, 시민사회와의 지속적인 소통을 통해 사회적 합의를 형성하고, 관련 법·제도 개선에도 적극적으로 참여하고 있다.

제노시스바이오연구소의 '챗봇명의' 프로그램은 혁신적인 의료 서비스를 제공할 잠재력을 가지고 있지만, 동시에 다양한 한계점들을 가지고 있다. 그러나 권순용 고문의 풍부한 의료 네트워크와 제노시스의 기술력을 바탕으로 이러한 한계점들을 체계적으로 극복해 나간다면, '챗봇명의' 프로그램은 의료 서비스의 새로운 표준을 제시할 수 있을 것이다.

중요한 것은 이러한 한계점들을 인정하고 투명하게 공개하며, 지속적인 개선을 통해 환자의 안전과 의료 서비스의 질을 최우선으로 하는 것이다. 제노시스는 이러한 원칙을 바탕으로 '챗봇명의' 프로그램을 발전시켜 나갈 것이며, 이를 통해 인류의 건강 증진에 기여하고자 한다.

기술의 한계를 인정하되, 이를 창의적으로 극복하려는 제노시스의 접근법은 단순히 기술적 완성도를 추구하는 것이 아니라, 인간 중심의 의료 서비스를 구현하려는 철학을 보여준다. 권순용 고문의 명의 네트워크와 제노시스의 혁신 기술이 결합된 '챗봇명의' 프로그램은 이러한 도전과 극복의 과정을 통해 더욱 성숙한 의료 서비스로 발전해 나갈 것이다.

3
챗봇 상담에서 원격진료나 방문의료로의 원활한 전환

제노시스바이오연구소가 개발한 혁신적인 AI 챗봇 프로그램은 원격 진료와 방문의료 사이의 원활한 전환을 가능하게 하여 의료 서비스의 연속성과 효율성을 근본적으로 혁신하고 있다. 권순용 고문이 구축한 명의 네트워크와 첨단 AI 기술의 융합을 통해 탄생한 이 시스템은 환자 중심의 통합적 의료 서비스 제공을 실현하는 핵심 플랫폼으로 자리매김하고 있다.

제노시스의 AI 챗봇 프로그램은 환자와의 첫 만남에서부터 의료 서비스의 전체 여정을 지능적으로 관리한다. 이 시스템이 수행하는 초기 접점 역할은 단순한 상담을 넘어서 환자의 상태를 정밀하게 평가하고, 가장 적합한 의료 서비스 형태를 결정하는 핵심적인 기능을 담당한다. 권순용 고문의 명의 네트워크에서 축적된 수십 년간의 임상 경험과 진단 노하우가 AI 알고리즘에 체계적으로 학습되어, 각 환자의 고유한 상황에 맞는 최적의 의료 서비스 경로를 제시한다.

3.1 정밀한 초기 증상 평가와 맞춤형 판단

제노시스 AI 챗봇은 환자와의 대화를 통해 증상의 성질, 심각도, 지속 기간을 종합적으로 분석한다. 이 과정에서 권순용 고문 네트워크의 각 분야 명의들이 실제 진료에서 사용하는 진단 패턴과 질문 기법이 AI에 반영되어, 마치 명의가 직접 문진을 하는 것과 같은 수준의 정밀한 평가가 가능하다. 시스템은 이러한 분석을 바탕으로 즉각적인 대면 진료가 필요한지, 원격 상담으로 충분한지를 지능적으로 판단한다.

환자의 과거 의료 기록 분석 역시 제노시스 AI의 핵심 강점 중 하나다. 시스템은 환자의 의료 이력을 깊이 있게 분석하여 현재 증상과의 연관성을 파악하고, 만성 질환의 악화나 새로운 건강 문제의 발생 여부를 정확히 판단한다. 이는 권순용 고문이 수년간 축적한 정형외과 및 줄기세포 치료 전문성과 다양한 분야 명의들의 임상 경험이 AI에 융합된 결과다.

3.2 개인 맞춤형 서비스 추천과 즉각적 연결

수집된 모든 정보를 바탕으로 제노시스 AI는 각 환자에게 가장 적합한 의료 서비스 형태를 추천한다. 경미한 증상의 경우 권순용 고문 네트워크의 전문의와의 원격 상담을, 정밀 검사나 전문적 치료가 필요한 경우 해당 분야 최고 전문의의 방문 진료를 권장한다. 이러한 추천은 단순한 알고리즘 판단이 아니라 각 분야 명의들의 실제 진료 철학과 치료 우선순위가 반영된 전문적 판단이다.

원격 의료가 적합하다고 판단될 경우, 제노시스 AI는 즉시 해당 분야 전문의와의 화상 상담이나 전화 상담을 연결한다. 이 과정에서 AI

국민 주치의를 위한 보편적 컨시어지 의료

가 이미 수집하고 분석한 환자 정보가 체계적으로 정리되어 의료진에게 전달되므로, 상담의 효율성이 극대화된다. 의료진은 환자와의 대화에만 집중할 수 있어 더욱 깊이 있고 질 높은 상담이 가능해진다.

3.3 지능형 방문 진료 연계 시스템

대면 진료가 필요하다고 판단될 경우, 제노시스 AI는 환자의 위치와 증상의 긴급성을 종합적으로 고려하여 권순용 고문 네트워크 내에서 가장 적절한 의료기관과 전문의를 추천한다. 시스템은 실시간으로 각 의료기관의 예약 상황을 파악하고, 환자의 상태에 맞는 최적의 진료 일정을 자동으로 조율한다. 이는 단순한 예약 시스템을 넘어서 환자의 의료적 필요와 의료진의 전문성을 매칭하는 지능형 연결 플랫폼이다.

3.4 연속적 건강 모니터링과 동적 서비스 전환

제노시스 AI의 진정한 혁신은 원격 상담 후에도 이어지는 지속적인 환자 모니터링에 있다. 시스템은 웨어러블 디바이스와 연동하여 환자의 생체 신호와 증상 변화를 실시간으로 추적한다. 증상이 악화되거나 새로운 증상이 나타날 경우, AI는 즉시 이를 감지하고 방문 진료로의 전환을 권고한다. 이러한 동적 서비스 전환은 환자의 안전을 최우선으로 하는 제노시스의 의료 철학을 반영한다.

원격 상담에서 수집된 모든 정보는 방문 진료 시 활용될 수 있도록 체계적으로 정리되어 전달된다. 제노시스의 블록체인 기반 의료 정보 관리 시스템을 통해 환자의 의료 기록이 안전하게 보호되면서도 의료진 간의 원활한 정보 공유가 가능하다. 이는 의료 서비스의 연속성을 보장하고, 중복 검사나 불필요한 처치를 방지하는 데 기여한다.

3.5 포괄적 사후 관리와 환자 교육

방문 진료 후에도 제노시스 AI는 환자의 회복 상태를 지속적으로 모니터링한다. 처방된 치료법의 효과를 추적하고, 필요한 경우 원격으로 추적 관찰을 수행한다. 권순용 고문 네트워크의 각 분야 전문의들이 개발한 사후 관리 프로토콜이 AI에 적용되어, 환자별 최적화된 회복 관리가 이루어진다.

환자 교육 역시 제노시스 AI의 중요한 기능이다. 시스템은 환자에게 원격진료와 방문의료의 차이점, 각각의 장단점, 그리고 상황별 최적 서비스 선택 방법에 대한 맞춤형 정보를 제공한다. 권순용 고문이 TV 프로그램을 통해 축적한 의료 대중화 경험이 AI의 환자 교육 콘텐츠에 반영되어, 복잡한 의학 정보를 환자가 이해하기 쉽게 전달한다.

3.6 글로벌 접근성과 다문화 대응

제노시스 AI의 다국어 지원 능력은 언어 장벽으로 인한 의료 서비스 접근성 문제를 근본적으로 해결한다. 권순용 고문의 국제적 네트워크를 통해 다양한 문화권의 의료 관습과 환자 소통 방식이 AI에 학습되어, 문화적 차이를 고려한 맞춤형 의료 서비스 제공이 가능하다. 이는 특히 글로벌 확장을 목표로 하는 제노시스의 비전과 일치한다.

국민 주치의를 위한 보편적 컨시어지 의료

3.7 정확성 보장과 지속적 품질 개선

제노시스는 AI의 초기 평가와 서비스 추천의 정확성을 지속적으로 모니터링하고 개선하는 시스템을 구축하고 있다. 권순용 고문을 중심으로 한 의료 자문위원회가 AI의 판단 과정을 정기적으로 검토하고, 실제 진료 결과와 비교 분석하여 알고리즘을 지속적으로 개선한다. 부적절한 판단이 환자의 건강에 미칠 수 있는 심각한 영향을 고려하여, 제노시스는 AI 의사결정의 투명성과 추적 가능성을 최우선으로 하고 있다.

3.8 의료진과의 협력적 관계 구축

제노시스 AI는 의료진의 판단을 대체하는 것이 아니라 보조하고 강화하는 도구로 설계되었다. 원격진료와 방문의료 간의 전환 과정에서 권순용 고문 네트워크의 의료진이 최종 의사결정권을 갖도록 하는 계층적 시스템을 구축했다. AI는 정보 수집과 1차 분석을 담당하고, 의료진은 이를 바탕으로 전문적 판단을 내리는 역할 분담이 명확히 이루어져 있다.

3.9 개인정보 보호와 데이터 보안

원격진료와 방문의료 간의 정보 이동 과정에서 환자의 개인정보 보호는 제노시스의 핵심 가치다. 동형암호화 기술과 블록체인 기반 데이터 관리 시스템을 통해 환자 정보가 안전하게 보호되면서도 의료진 간의 원활한 정보 공유가 가능하다. 환자는 자신의 데이터 사용 범위와 접근 권한을 직접 관리할 수 있는 개인 데이터 주권 시스템을 통해 완전한 통제권을 갖는다.

3.10 의료 형평성 확보와 포용적 접근

제노시스는 AI 기반 시스템의 도입이 새로운 형태의 의료 불평등을 야기하지 않도록 세심하게 설계했다. 기본적인 AI 상담 서비스는 무료로 제공하고, 디지털 헬스케어 아카데미를 통해 기술 접근성이 낮은 환자들에게 교육과 지원을 제공한다. 또한 국가 건강보험공단과의 협력을 통해 취약계층에게도 동등한 서비스 접근 기회를 보장하고 있다.

3.11 법적·제도적 기반 구축

제노시스는 원격진료와 방문의료 간의 유연한 전환을 지원하는 법적, 제도적 기반 마련에 적극 참여하고 있다. 권순용 고문의 학회 활동 경험을 바탕으로 의료계와 정부, 규제 기관과의 협력을 통해 혁신적 의료 서비스를 뒷받침하는 제도적 환경 조성에 기여하고 있다.

3.12 미래 의료 서비스의 새로운 표준

제노시스바이오연구소의 AI 챗봇 프로그램은 원격진료와 방문의료 간의 경계를 허물고, 환자 중심의 통합적 의료 서비스를 실현하는 혁신적 플랫폼이다. 권순용 고문의 명의 네트워크와 첨단 AI 기술의 융합을 통해 탄생한 이 시스템은 의료 서비스의 연속성과 접근성을 근본적으로 향상시키고 있다.

의료 자원의 효율적 활용, 환자 편의성의 극대화, 그리고 의료 서비스 질의 혁신적 개선을 동시에 달성하는 제노시스의 접근법은 단순한 기술적 진보를 넘어서 의료 패러다임의 근본적 변화를 의미한다. 환자는 언제 어디서나 명의 수준의 의료 상담을 받을 수 있고, 필요에 따라 즉시 전문의와 연결되거나 적절한 의료기관으로 안내받을 수 있다.

그러나 제노시스는 이러한 혁신이 기술적 완성도만으로 달성될 수 없음을 잘 알고 있다. 환자의 안전과 의료 서비스의 질을 최우선으로 하는 윤리적 접근, 의료진과의 협력적 관계 구축, 그리고 사회적 합의 형성이 함께 이루어져야만 진정한 의료 혁신이 가능하다.

제노시스의 AI 챗봇 프로그램은 이러한 다차원적 접근을 통해 단순한 기술적 도구를 넘어서 인간 중심의 의료 서비스를 구현하는 플랫폼으로 발전하고 있다. 권순용 고문의 비전과 제노시스의 혁신 기술이 결합된 이 시스템은 전 세계 의료 서비스의 새로운 표준을 제시하며, 인류의 건강 증진에 실질적으로 기여할 것으로 기대된다.

앞으로 제노시스는 이 시스템의 실제 임상 환경에서의 성능을 지속적으로 평가하고, 다양한 의료 상황에서의 적용 가능성을 확장해 나갈 것이다. 의료의 미래는 기술과 인간이 조화롭게 협력하는 데 있으며, 제노시스의 AI 챗봇 프로그램은 바로 그 미래를 현실로 만들어가는 핵심 플랫폼이 될 것이다.

4

AI 챗봇의 정확성 향상과 편향성 제거

제노시스바이오연구소가 개발 중인 혁신적인 AI 챗봇 시스템에서 답변의 정확성 향상과 편향성 제거는 환자의 생명과 직결되는 핵심 과제다. 권순용 고문의 수십 년간 축적된 임상 경험과 명의 네트워크의 집단지성을 AI에 체계적으로 학습시키는 과정에서, 제노시스는 의료 AI의 신뢰성과 공정성을 동시에 확보하는 혁신적인 접근법을 구축하고 있다.

제노시스 AI의 핵심 강점은 권순용 박사가 구축한 각 분야 최고 명의들의 실제 임상 경험을 체계적으로 디지털화한 데 있다. 최신 의학 논문과 가이드라인은 물론, 실제 진료 현장에서 명의들이 축적한 생생한 임상 사례들이 지속적으로 수집되고 정리되어 AI의 지식 기반을 형성한다. 이는 단순한 문헌 정보를 넘어서 실제 환자 치료에서 검증된 실용적 지혜가 AI에 반영되는 것을 의미한다.

권순용 박사의 정형외과 및 줄기세포 치료 전문성을 중심으로, 심장내과, 신경외과, 내분비내과 등 각 분야 명의들의 독특한 진단 패턴과 치료 철학이 AI 알고리즘에 세밀하게 인코딩된다. 새로운 의학적 발견이나 치료법이 등장할 때마다 명의 네트워크를 통해 즉시 검증되고 AI

국민 주치의를 위한 보편적 컨시어지 의료

시스템에 반영되어, 항상 최신 의학 지식을 유지한다.

지능형 증상-진단 매핑 시스템

제노시스는 권순용 박사 네트워크의 명의들이 실제 진료에서 사용하는 진단 프로세스를 AI에 체계적으로 학습시키고 있다. 일반적인 증상부터 복합적이고 희귀한 증상에 이르기까지, 각 명의가 어떤 순서로 질문하고 어떤 단서를 중요하게 여기는지가 정밀하게 매핑된다.

특히, 권순용 박사가 TV 프로그램에서 다양한 환자 사례를 다루며 축적한 소통 경험이 AI의 환자 인터뷰 능력에 반영되어, 환자가 자신의 증상을 정확하게 표현할 수 있도록 돕는다. 희귀 질환이나 복합 증상에 대해서도 각 분야 명의들의 경험이 종합되어 포괄적인 진단 가능성을 고려할 수 있는 시스템이 구축되었다.

환자 언어와 의학 용어의 지능적 연결

환자들이 사용하는 일상적인 표현을 정확한 의학 용어로 해석하는 능력은 제노시스 AI의 핵심 기능 중 하나다. 권순용 고문이 방송과 강연을 통해 의학 지식을 대중화하며 축적한 소통 노하우가 AI에 반영되어, 환자의 다양한 표현 방식을 정확하게 이해하고 해석할 수 있다. 지역별 방언, 연령대별 표현 차이, 문화적 배경에 따른 증상 설명 방식까지 고려한 종합적인 언어 매핑 시스템을 통해, 환자가 어떤 방식으로 증상을 설명하더라도 정확한 의학적 해석이 가능하다.

개인화된 의료 이력 통합 분석

제노시스 AI는 환자의 이전 진료 기록, 약물 복용 이력, 알레르기 정보, 가족력 등을 종합적으로 분석하여 개인 맞춤형 조언을 제공한다.

권순용 고문의 줄기세포 치료 경험에서 나온 개인별 맞춤 치료의 중요성이 AI 시스템 설계에 핵심 원칙으로 반영되었다. 제노시스의 블록체인 기반 의료 기록 관리 시스템과 연동하여 환자의 의료 이력이 안전하게 보관되면서도 AI가 이를 실시간으로 분석하여 개인화된 정확한 진단과 치료 권고를 제공할 수 있다.

응급 상황 식별과 신속 대응

제노시스 AI는 권순용 박사 네트워크의 응급의학과 전문의들과 협력하여 개발한 응급 상황 식별 알고리즘을 탑재하고 있다. 증상의 심각도를 정확히 평가하고, 생명을 위협하는 상황을 신속하게 식별하여 즉시 응급 조치를 안내하거나 응급실로 연결하는 시스템이 구축되어 있다.

명의 감독 기반 지속적 품질 개선

권순용 박사를 중심으로 한 의료 자문위원회가 AI의 모든 응답을 정기적으로 검토하고 피드백을 제공하는 시스템이 운영되고 있다. 실제 진료 결과와 AI 예측의 일치도를 지속적으로 분석하여 알고리즘을 개선하고, 각 분야 명의들의 최신 임상 경험이 실시간으로 AI에 반영된다.

의료 형평성과 편향성 제거

제노시스는 다양한 연령, 성별, 인종, 사회경제적 배경을 가진 환자들의 데이터를 균형 있게 포함시켜 AI를 학습시키고 있다. 권순용 고문의 국제적 네트워크를 통해 전 세계 다양한 의료 환경에서의 사례들이 수집되어, 특정 집단에 편향되지 않은 공정한 진단과 치료 권고가 가능하다. 한국의 의료 환경뿐만 아니라 아시아, 유럽, 북미 등 다양한 지역의 의료 관행과 환자 특성이 AI 학습에 반영되어, 글로벌 표준에 부합하는 동시에 지역적 특성도 고려하는 균형 잡힌 접근이 이루어진다.

성별 포용적 의료 서비스

제노시스 AI는 성별에 관계없이 모든 환자에게 공정한 의료 서비스를 제공하도록 설계되었다. 권순용 고문 네트워크의 산부인과, 비뇨기과 등 성별 특화 분야 전문의들의 경험을 바탕으로, 성별을 가정하지 않는 중립적 언어를 사용하면서도 필요한 경우 성별 특성을 적절히 고려하는 섬세한 접근법을 구현했다.

문화적 다양성 존중

권순용 박사의 국제 학회 활동과 해외 의료진과의 교류 경험이 AI 개발에 반영되어, 다양한 문화권의 의료 관행, 종교적 믿음, 식습관, 생활 방식 등을 고려할 수 있는 문화적 감수성을 갖춘 시스템이 구축되었다. 이를 통해 문화적 배경에 따른 편향을 줄이고, 더 포용적인 의료 서비스를 제공한다.

사회경제적 접근성 고려

제노시스는 환자의 사회경제적 상황을 고려하여 실행 가능한 맞춤형 조언을 제공한다. 고가의 치료법만을 제안하는 것이 아니라, 환자의 경제적 여건에 맞는 다양한 치료 옵션을 제시하고, 국가 건강보험 적용 여부나 의료 지원 프로그램 정보도 함께 제공한다.

희귀질환 인식과 조기 발견

권순용 박사 네트워크에는 희귀질환 전문가들도 포함되어 있어, 흔한 질병에만 편향되지 않고 희귀질환에 대한 충분한 정보가 AI에 학습되어 있다. 이는 희귀질환의 조기 발견과 적절한 전문의 연결에 크게 기여하고 있다.

연령별 맞춤 의료 서비스

소아청소년과, 노인의학과 등 연령 특화 분야 전문의들의 경험을 바탕으로, 소아부터 노인에 이르기까지 각 연령대별 특징적인 증상과 질병 양상을 균형 있게 고려하는 AI 시스템을 구축했다.

정신건강의 통합적 접근

권순용 박사는 신체적 건강과 정신적 건강의 상호 연관성을 중시하며, 제노시스 AI에도 이러한 통합적 관점이 반영되어 있다. 정신건강 문제에 대한 편견을 줄이고, 신체적 건강과 동등하게 중요하게 다루는 균형 잡힌 접근법을 구현했다.

첨단 기술 최적화와 지속적 학습

제노시스는 일반적인 AI 모델을 의료 분야에 특화시키기 위한 독자적인 기술 개발을 진행하고 있다. 권순용 고문 네트워크의 실제 의사－환자 대화, 의료 상담 기록, 진단 보고서 등의 고품질 데이터를 바탕으로 AI 모델을 정밀하게 조정한다. 개인정보는 완전히 제거하고, 의료 용어는 표준화하는 등의 전처리 과정을 거쳐 최고 품질의 학습 데이터를 구축한다.

명의 주도 데이터 라벨링

수집된 모든 데이터는 권순용 고문 네트워크의 각 분야 전문의들이 직접 라벨링하고 검증한다. 증상 설명, 진단, 처방, 생활 습관 조언 등으로 세밀하게 분류되며, 이 과정에서 각 명의의 전문성과 임상 경험이 AI 학습에 정확히 반영된다.

단계별 전문성 구축

제노시스 AI는 기본적인 의학 지식부터 시작하여 점차 복잡한 케이스로 확장하는 단계적 학습을 통해 개발된다. 권순용 고문의 정형외과 전문성을 시작으로 각 분야별로 순차적으로 전문성을 확장하여, 각 영역에서 명의 수준의 판단력을 갖춘 AI 시스템을 구축한다.

의료 특화 성능 평가 시스템

일반적인 AI 성능 평가와는 달리, 제노시스는 의료 분야의 특수성을 반영한 평가 시스템을 구축했다. 오진의 위험성을 고려하여 특정 유형의 오류에 더 큰 페널티를 부여하고, 환자 안전을 최우선으로 하는 평가 기준을 적용한다.

지속적 지식 업데이트

새로운 의학 지식, 치료법, 약물 정보가 등장할 때마다 권순용 고문 네트워크를 통해 즉시 검증되고 AI 시스템에 반영된다. 이는 단순한 정보 업데이트를 넘어서 각 분야 명의들의 임상 경험을 통해 검증된 실용적 지식이 실시간으로 AI에 축적되는 것을 의미한다.

통합적 멀티태스크 학습

제노시스 AI는 진단, 처방, 생활 습관 조언, 예방 의학 등 여러 관련 작업을 동시에 학습하여 종합적인 의료 서비스 제공 능력을 갖춘다.

권순용 고문의 홀리스틱 의료 철학이 반영되어 환자의 전체적인 건강 상태를 고려하는 통합적 접근이 가능하다.

전문 분야별 특화 시스템

일반적인 의료 지식을 바탕으로 심장학, 신경학, 내분비학 등 특정 전문 분야에 특화된 추가 최적화를 수행한다. 각 분야 명의의 고유한 진단 패턴과 치료 접근법이 세밀하게 반영되어, 해당 분야에서 명의 수준의 전문성을 발휘할 수 있다.

불확실성 인식과 인간 의사 연계

제노시스 AI는 자신의 예측에 대한 확신도를 정확히 평가하고 표현할 수 있도록 설계되었다. 불확실한 경우 즉시 권순용 고문 네트워크의 해당 분야 전문의에게 연결하여 환자 안전을 보장한다.

윤리적 의료 AI의 구현

제노시스는 의료 윤리, 환자 프라이버시, 정보 보안 등의 원칙을 AI 개발의 핵심 가치로 삼고 있다. 권순용 고문의 의료 윤리 철학이 AI 알고리즘 설계에 근본적으로 반영되어, 기술적 우수성과 윤리적 책임감이 조화를 이루는 시스템을 구축했다.

글로벌 표준 다국어 지원

권순용 박사의 국제적 네트워크를 활용하여 한국어, 영어, 중국어, 일본어 등 주요 언어로 의료 서비스를 제공할 수 있는 다국어 AI 시스템을 구축했다. 각 언어의 의료 표현과 문화적 특성이 정확히 반영되어 언어 장벽 없는 글로벌 의료 서비스가 가능하다.

제노시스바이오연구소의 AI 챗봇 시스템은 단순한 기술적 도구를 넘어서 환자의 생명을 책임지는 의료 파트너로 발전하고 있다. 권순용 고문의 명의 네트워크와 첨단 AI 기술의 융합을 통해 탄생한 이 시스템은 정확성과 공정성을 동시에 확보하며 의료 AI의 새로운 표준을 제시하고 있다.

환자의 안전을 최우선으로 하는 윤리적 접근, 다양성과 포용성을 중시하는 사회적 책임, 그리고 지속적인 학습과 개선을 통한 기술적 완성도 추구가 조화롭게 결합된 제노시스의 접근법은 의료 AI 분야의 새로운 패러다임을 만들어가고 있다.

그러나 제노시스는 이러한 혁신적 기술도 결국 인간 의사의 판단을 보조하는 도구임을 명확히 인식하고 있다. AI가 초기 상담, 기본적인 건강 정보 제공, 간단한 추적 관찰에서 탁월한 성능을 발휘하더라도, 복잡한 진단이나 중요한 치료 결정은 반드시 권순용 고문 네트워크의 전문 의료진 판단에 따라 이루어진다.

제노시스의 AI 챗봇 시스템은 기술과 인간이 조화롭게 협력하여 환자에게 최고의 의료 서비스를 제공하는 미래 의료의 모습을 현실로 만들어가고 있다. 정확하고 공정하며 윤리적인 의료 AI를 통해 전 인류의 건강 증진에 기여하려는 제노시스의 비전이 하나씩 실현되어 가고 있다.

5

컨시어지 의료를 위한 챗봇데이터 통합 및 관리

컨시어지 의료 실현 가능성은 이미 현실로 다가왔다. 전국 협력 의료 네트워크에서 '챗봇명의' 프로그램을 본격 도입할 예정이며, 이는 상당히 혁신적인 접근법이다. 권순용 고문이 TV 프로그램 진행과 각종 학회 활동을 통해 구축한 국내 최고 수준의 명의 네트워크를 기반으로, 각 분야 최고 전문의들의 진단 패턴, 치료 철학, 임상 경험을 AI 알고리즘에 학습시킨 '챗봇명의' 시스템이 곧 출시될 예정이다.

이를 통해 환자들은 각 분야 명의들의 전문 지식을 24시간 언제든지 상담받을 수 있게 될 것이다. 초기 테스트 결과, 환자들의 대기 시간은 평균 78% 줄어들고, 협력 의료진의 업무 효율은 85% 높아질 것으로 예상된다. 그러나 이는 컨시어지 의료가 가져올 변화의 시작에 불과하다.

개인화된 통합 의료 서비스

컨시어지 의료의 핵심은 개인화된, 연속적인, 포괄적인 의료 서비스 제공에 있다. 권순용 고문의 명의 네트워크를 기반으로 한 '챗봇명의' 프로그램은 이러한 서비스의 지능형 관문 역할을 할 예정이다. 수년간

TV 프로그램을 통해 소개해 온 각 분야 명의들과 대한정형외과학회, 대한의료감정학회, 대한메디컬3D프린팅학회 등 다양한 학회 활동을 통해 구축한 전문의 네트워크의 임상 경험과 진단 노하우가 AI 알고리즘에 체계적으로 구현될 예정이다.

환자가 언제든지 접근할 수 있는 '챗봇명의' 시스템은 개인 유전자 프로필 기반 초기 증상 평가, 각 분야 명의들의 진단 패턴을 반영한 바이오마커 연동 건강 조언, 그리고 필요 시 해당 분야 최고 전문의와의 즉각적 연결을 담당하게 될 것이다. 이는 마치 최고급 호텔의 컨시어지가 고객의 모든 요구를 개인 맞춤형으로 처리하되, 각 분야 최고 전문가의 지식과 경험을 바탕으로 환자의 의료 관련 요구를 종합적이고 지능적으로 관리하는 것이다.

통합적 의료 서비스 플랫폼

컨시어지 의료 시스템에서 '챗봇명의' 상담, 원격 정밀 의료, 직접 대면 진료는 서로 대립하는 개념이 아니다. 오히려 이들은 하나의 연속 선상에 있는 통합적 서비스가 될 예정이다. 권순용 고문의 명의 네트워크에서 축적된 각 분야 전문의들의 진단 패턴이 AI로 학습되어 개인의 유전적 소인과 생체 리듬을 분석하여 초기 증상을 정밀 평가하고, 필요 시 해당 분야 실제 명의와의 원격 정밀 진료로 연결하며, 상황에 따라 권순용 고문이 추천하는 해당 분야 최고 전문의의 실제 대면 진료를 스마트하게 연결하는 식이다. 이는 마치 정교한 심포니 오케스트라처럼, 각 요소가 명의들의 집단 지성을 바탕으로 조화롭게 작동하여 최상의 개인 맞춤형 의료 서비스를 만들어낼 것이다.

예를 들어, 만성질환 관리 프로그램에 참여할 환자의 경우 '챗봇명의' 시스템이 웨어러블 디바이스와 연동하여 일상적인 건강 모니터링과 개인 맞춤형 치료 관리를 담당하고, 바이오마커 이상 징후 발견 시 해당 분야 명의의 판단 패턴을 반영한 즉각적 대응과 함께 필요 시 실제 명의와의 원격 정밀 진료를 주선하며, 필요한 경우 권순용 고문 네트워크의 해당 분야 최고 전문의 진료를 AI가 최적 시간으로 예약하는 식의 매끄러운 의료 서비스 흐름을 만들어낼 예정이다.

기술적 도전과 혁신적 솔루션

컨시어지 의료 시스템의 구현에는 여러 기술적 도전 과제가 존재했다. AI의 의학적 판단 정확도 향상, 환자 유전체 데이터의 초고보안 관리, 의료진과 AI의 최적 역할 분담 등 첨단 기술적·윤리적 문제들을 해결해야 했다. 특히 고령 환자들의 디지털 접근성 문제는 우선적으로 해결한 과제였다.

또한 의료 서비스의 연속성을 보장하면서도 각 단계에서의 정보 공유와 책임 소재를 명확히 하는 것도 중요한 혁신 과제였다. 이를 위해 블록체인 기반 의료 정보 관리 시스템과 AI 의사결정 추적 시스템을 자체 개발했다.

AI와 의료진의 협력 체계

컨시어지 의료에서 '챗봇명의' 시스템의 역할은 인간 의사를 대체하는 것이 아니라, 권순용 고문이 구축한 명의 네트워크의 지식과 경험을 환자에게 전달하고 실제 명의들의 진료를 보조하고 강화하는 것이다. "백 번의 AI 상담이 한 번의 정확한 진단만 못하다"는 기존 격언과 달리, 각 분야 명의들의 축적된 지식이 AI로 학습되어 24시간 명의 수준의 1차 상담을 제공하고, 이것이 실제 명의들의 진료와 연계되는 시너지가 미래 의료의 핵심이 될 것이다.

'챗봇명의' 시스템은 방대한 유전체 데이터베이스와 생체 신호 패턴 인식을 통해 각 분야 명의들의 진단을 정밀하게 보조하고, 협력 명의들은 축적된 경험과 직관을 바탕으로 AI 분석 결과를 종합하여 최종 개인 맞춤형 치료 계획을 수립하는 식이다.

의료 접근성 혁신과 예상 효과

'챗봇명의' 시스템은 의료 서비스의 접근성, 효율성, 정확성을 혁신적으로 높이는 촉매제 역할을 할 것이다. 권순용 고문의 명의 네트워크를 통한 24시간 명의 수준의 지능형 건강 관리가 가능해지고, 의료 자원의 효율적 분배가 이루어지며, 각 분야 최고 명의들의 집단 지성과 AI의 협력으로 진단의 정확도가 현저히 높아질 것이다.

또한 '챗봇명의' 시스템을 통한 예방 의학적 접근이 강화되어 질병의 초조기 발견과 선제적 관리가 현실화될 예정이다. 권순용 고문은 "각 분야 명의들이 수십 년간 축적한 경험과 직감을 AI가 24시간 환자들에게 제공할 수 있다면, 이는 의료 접근성의 혁명적 변화가 될 것"이라고 전망했다.

구체적으로 '챗봇명의' 프로그램이 출시되면 환자들은 1차 상담에서 각 분야 명의들의 전문성을 반영한 92% 이상의 정확도로 증상을 평가받고, 필요 시 평균 3분 내에 해당 분야 실제 명의와 연결될 예정이다. 만성질환 관리 프로그램과 '챗봇명의' 시스템이 연동되면 질병 악화율이 76% 감소하고, 예상치 못한 응급실 방문이 82% 줄어들 것으로 예상된다.

이러한 혁신적 변화가 순탄하게만 이뤄지지는 않았다. 기술적 한계극복, 윤리적 고려사항, 규제 정비 등 넘어야 할 산이 많았다. 예를 들어, AI의 판단 오류에 대한 책임 소재를 명확히 하기 위해 AI 의사결정 과정의 완전한 추적 가능성을 확보했고, 환자 유전체 데이터의 프라이버시 보호를 위해 동형암호화 기술을 도입했다.

또한 의료 서비스의 형평성 문제 해결을 위해 AI 접근성 교육 프로그램을 운영하고 있다. 기존 의료 시스템과의 통합, 협력 의료진의 새로운 역할에 대한 교육, 환자들의 디지털 헬스 리터러시 향상 등도 체계적으로 해결해 온 문제다. 협력 의료진을 위한 AI 협업 교육 센터를 운영하고, 환자들을 위한 디지털 헬스케어 아카데미를 통해 이러한 문제들을 선제적으로 해결하고 있다.

새로운 의료 패러다임의 구현

이러한 도전이야말로 더 나은 의료 서비스를 만들어가는 원동력이 되었다. 컨시어지 의료는 단순히 기술을 의료에 접목하는 것이 아니라, 환자 중심의 통합적 의료 서비스를 구현하는 새로운 패러다임이다. 이는 의료의 본질을 다시 생각하게 하는 근본적인 변화를 의미한다.

앞으로 컨시어지 의료는 개인의 유전 정보, 생활 습관, 환경 요인, 정신적 스트레스 지수 등을 종합적으로 고려한 초개인화 의료 서비스로 더욱 발전해 나갈 것이다. AI는 이러한 복잡한 요소들을 실시간으로 분석하여 개인별 최적의 건강 관리 방안을 제시하고, 의료진은 이를 바탕으로 더 정확하고 효과적인 치료를 제공할 수 있을 것이다.

차세대 시스템의 진화

특히 개발 중인 차세대 '챗봇명의' 시스템은 환자의 감정 상태, 수면 패턴, 식습관 변화까지 실시간으로 모니터링하여 각 분야 명의들의 진단 경험을 바탕으로 질병 발생 가능성을 예측하고, 해당 분야 최고 전문의의 치료 철학을 반영한 개인별 최적화된 예방 전략을 제안할 예정이다. 이는 단순한 챗봇을 넘어 권순용 고문이 엄선한 각 분야 명의들의 의학적 지혜를 담은 개인 전담 AI 건강 파트너로 진화하는 것이다.

권순용 고문은 "TV 프로그램과 학회 활동을 통해 만난 수많은 명의들의 귀중한 의학적 경험과 통찰을 AI에 체계적으로 학습시킴으로써, 모든 환자가 언제 어디서나 명의 수준의 의료 서비스를 받을 수 있는 시대를 열겠다"는 비전을 제시했다.

컨시어지 의료는 우리가 꿈꾸는 이상적인 의료 서비스의 모습에 한 걸음 더 가까워지는 길을 제시하고 있다. 환자는 언제 어디서나 필요한 개인 맞춤형 의료 서비스를 받을 수 있고, 협력 의료진은 AI의 도움으로 더 효율적이고 정확하게 환자를 돌볼 수 있으며, 의료 시스템 전체의 효율성과 효과성이 혁신적으로 높아지는 미래를 현실화하고 있다.

이러한 변화의 중심에 서 있는 '챗봇명의' 기반 컨시어지 의료는 곧 의료 서비스의 새로운 표준을 제시할 예정이다. 현재 '챗봇명의' 시스템의 베타 테스트를 진행 중이며, 2025년 정식 출시 후에는 월 평균 50만 건 이상의 명의 수준 상담 처리와 환자 만족도 95% 이상을 목표로 하고 있다. 이는 '챗봇명의' 프로그램이 단순한 실험이 아닌, 검증된 의료 혁신임을 보여줄 것이다.

의학 발전에의 기여와 글로벌 확장

또한 '챗봇명의' 시스템을 통해 수집된 건강 데이터를 익명화하여 새로운 질병 패턴 발견과 치료법 개발에 활용할 계획이다. 권순용 고문과 명의 네트워크의 집단지성이 AI와 결합되어 발견할 새로운 의학적 통찰은 국제 학술지 게재를 통해 의학계에 기여할 것으로 기대된다.

'챗봇명의' 프로그램은 개인의 건강 최적화부터 사회 전체의 의료비 절감, 나아가 인류의 건강 수명 연장에 이르기까지 광범위한 긍정적 영향을 미칠 것으로 기대된다. 권순용 고문의 명의 네트워크와 AI가 협력하는 의료의 미래는 더 이상 먼 미래의 이야기가 아닌, 2025년부터 시작될 현실적인 혁신이다.

앞으로 권순용 고문의 명의 네트워크를 더욱 확장하여 '챗봇명의' 프로그램을 고도화할 계획이다. 현재 국내 명의들을 중심으로 시작되는 이 프로그램은 향후 해외 유명 의료진들과의 협력을 통해 글로벌 명의 네트워크로 발전할 예정이다.

권순용 고문은 "각종 국제 학회 활동과 해외 의료진들과의 네트워크를 활용하여 전 세계 명의들의 의학적 지식을 AI에 집약한다면, '챗봇명의' 시스템은 글로벌 의료 표준이 될 수 있을 것"이라고 밝혔다.

또한, 다국어 지원, 감정 인식 기능, 가상현실 연동 상담 등으로 서비스를 확장할 계획이며, 권순용 고문의 국제적 네트워크를 통해 글로벌 확산을 위한 현지 의료 시스템과의 통합 솔루션을 개발하고 있어, '챗봇명의' 프로그램이 전 세계 헬스케어 혁신의 표준이 될 것으로 예상된다.

국민 주치의를 위한 보편적 컨시어지 의료

6
챗봇을 이용한 컨시어지 의료에 있어 윤리 및 책임

챗봇을 이용한 컨시어지 의료는 의료 서비스의 접근성과 효율성을 크게 향상시킬 수 있는 혁신적인 방식이지만, 동시에 복잡한 윤리적·법적 문제를 야기한다. 이러한 새로운 의료 형태는 기존의 의료 윤리와 법적 프레임워크에 도전장을 내밀고 있으며, 이에 대한 심도 있는 논의와 새로운 가이드라인의 수립이 필요한 상황이다.

AI 의료 조언의 법적 책임 소재는 가장 시급히 해결해야 할 과제다. 만약 AI 챗봇이 잘못된 의료 조언을 제공하여 환자에게 해를 끼치는 경우, 누가 책임을 져야 하는가? 이는 단순한 질문이 아니다. AI 개발자, 의료 기관, 의사, 그리고 때로는 환자 자신까지도 책임의 대상이 될 수 있기 때문이다. 현재의 법적 체계는 이러한 새로운 상황을 완전히 포괄하지 못하고 있어, 새로운 법적 프레임워크의 개발이 필요하다.

예를 들어, AI 챗봇이 제공한 조언을 의사가 검토하고 승인한 경우와 그렇지 않은 경우의 책임 소재는 다를 수 있다. 또한, AI의 결정 과정이 '블랙박스'처럼 불투명한 경우, 책임 소재를 명확히 하는 것이 더욱 어려워질 수 있다. 이는 AI 의사결정의 투명성 및 설명 가능성 확보의 중요성을 부각시킨다.

환자―AI―의사 간 관계에서의 윤리적 고려사항도 중요한 문제다. 전통적인 의사―환자 관계는 신뢰와 인간적 유대를 바탕으로 하는데, AI의 개입은 이러한 관계의 본질을 변화시킬 수 있다. AI가 제공하는 객관적이고 데이터 기반의 조언이 유용할 수 있지만, 동시에 환자의 감정적·심리적 요구를 충족시키지 못할 수 있다. "기계는 진단할 수 있어도 공감할 수는 없다"는 말처럼, AI의 한계를 인식하고 인간 의사의 역할을 재정의하는 것이 필요하다.

또한, AI가 환자의 개인정보를 다루는 방식에 대한 윤리적 고려도 필요하다. AI 챗봇은 환자와의 대화를 통해 매우 민감한 개인정보를 수집할 수 있는데, 이러한 정보의 보관, 사용, 공유에 대한 명확한 가이드라인이 필요하다. 환자의 프라이버시 보호와 데이터의 의학적 활용 사이의 균형을 찾는 것이 중요한 과제다.

AI 의사결정의 투명성 및 설명 가능성 확보는 AI 의료 시스템의 신뢰성과 책임성을 보장하는 데 핵심적이다. 의사와 환자 모두 AI가 어떤 근거로 특정한 진단이나 치료를 추천하는지 이해할 수 있어야 한다. 이는 단순히 기술적인 문제가 아니라 윤리적·법적으로도 중요한 사안이다. 'AI의 결정을 이해할 수 없다면, 그것을 신뢰할 수 있을까?' 라는 질문은 이 문제의 본질을 잘 보여준다.

이러한 맥락에서 Alexander 등(2020)의 연구는 중요한 통찰을 제공한다. 이 연구는 의료 AI의 윤리적·법적 문제를 종합적으로 다루었다. 연구진은 AI의 의료 활용이 가져올 수 있는 이점과 동시에 발생할 수 있는 윤리적 딜레마를 분석했다. 특히 AI 의사결정의 편향성, 투명성 부족, 책임 소재의 불명확성 등의 문제를 지적했다. 연구진은 이러한 문제를 해결하기 위해 AI 시스템의 개발 및 구현 과정에서 윤리적 고려사항을 체계적으로 통합하는 방안을 제시했다. 또한, AI 의료 시스템의 사용에 대한 명확한 가이드라인과 규제 프레임워크의 필요성을 강조했다.

챗봇을 이용한 컨시어지 의료의 윤리 및 책임 문제는 의료 기술의 발전과 함께 계속해서 진화할 것이다. AI의 의료 활용이 가져올 수 있는 이점은 분명하지만, 그에 따른 윤리적·법적 도전도 만만치 않다. 앞으로 이 분야에서는 다음과 같은 노력이 필요할 것이다.

첫째, AI 의료 조언에 대한 명확한 법적 책임 체계를 수립해야 한다. 이는 AI 개발자, 의료 기관, 의사, 환자 등 다양한 이해관계자들의 역할과 책임을 명확히 정의하는 것을 포함한다.

둘째, 환자-AI-의사 관계에서의 윤리적 가이드라인을 개발해야 한다. 이는 AI의 역할을 명확히 하고, 인간 의사의 공감과 판단의 중요성을 재확인하는 내용을 포함해야 한다.

셋째, AI 의사결정의 투명성과 설명 가능성을 높이기 위한 기술적·제도적 노력이 필요하다. 이는 AI 알고리즘의 '블랙박스' 문제를 해결하고, AI의 결정 과정을 이해하기 쉽게 설명할 수 있는 방법을 개발하는 것을 포함한다.

Char 등(2020)의 연구는 이러한 문제에 대한 포괄적인 분석을 제공했지만, 몇 가지 한계점도 존재한다. 첫째, 연구가 주로 이론적 논의에 치중되어 있어 실제 의료 현장에서의 적용 가능성에 대한 검증이 부족하다. 둘째, AI 기술의 빠른 발전 속도를 고려할 때, 이 연구의 제안들이 얼마나 오래 유효할지 불확실하다. 마지막으로, 연구가 주로 서구 중심적 관점에서 이루어져, 다양한 문화적·사회적 맥락에서의 AI 의료 윤리 문제를 충분히 다루지 못했다는 한계가 있다.

결론적으로, 챗봇을 이용한 컨시어지 의료의 윤리 및 책임 문제는 계속해서 진화하는 복잡한 과제다. 이는 기술적 혁신과 윤리적 고려, 법적 프레임워크의 조화로운 발전을 요구한다. 앞으로의 연구와 정책

수립은 이러한 다양한 측면을 균형 있게 고려하며, 실제 의료 현장의
요구를 반영하는 방향으로 나아가야 할 것이다.

7

챗봇을 이용한 컨시어지 의료 서비스의 접근성 향상

컨시어지 의료 서비스의 접근성 향상은 현대 의료 시스템의 중요한 과제 중 하나다. 특히 K-시니어(한국의 고령층)의 AI 리터러시 교육과 디지털 소외계층을 위한 대안적 접근 방법은 이 문제를 해결하는 데 핵심적인 역할을 할 수 있다.

K-시니어의 AI 리터러시 교육을 통한 접근성 향상은 고령층이 새로운 의료 기술을 효과적으로 활용할 수 있게 하는 중요한 방법이다. AI 리터러시란 AI 기술을 이해하고 활용할 수 있는 능력을 의미한다. 고령층은 새로운 기술에 대한 적응력이 상대적으로 낮고, 디지털 기기 사용에 어려움을 겪는 경우가 많다. 따라서 이들에게 맞춤형 AI 교육 프로그램을 제공하는 것이 필요하다.

이러한 교육 프로그램은 단순히 기술 사용법을 가르치는 것을 넘어서, AI 기술의 기본 개념과 원리, 그리고 이를 의료 서비스에 어떻게 활용할 수 있는지에 대한 이해를 돕는 내용을 포함해야 한다. 예를 들어, 챗봇과의 대화 방법, 챗봇이 제공하는 정보를 어떻게 해석하고 활용해야 하는지, 그리고 필요할 때 인간 의사의 도움을 요청하는 방법 등을 교육할 수 있다.

또한, 고령층의 특성을 고려한 교육 방식도 중요하다. 예를 들어, 직관적이고 사용하기 쉬운 인터페이스 설계, 큰 글씨와 명확한 음성 안내 등이 도움이 될 수 있다. "천릿길도 한 걸음부터"라는 말처럼, 작은 성공 경험을 쌓아가며 점진적으로 학습할 수 있도록 하는 것이 효과적일 것이다.

AI와 디지털 소외계층을 위한 대안적 접근 방법도 고려해야 한다. 모든 사람이 디지털 기기나 AI 기술을 직접 사용할 수 있는 것은 아니기 때문이다. 이를 위해 다양한 방법을 고려할 수 있다.

첫째, 음성 인터페이스를 활용한 서비스 제공이다. 스마트 스피커나 음성 인식 기술을 활용하면, 복잡한 조작 없이도 음성만으로 의료 서비스에 접근할 수 있다. 이는 시력이 좋지 않거나 손 사용이 불편한 사람들에게 특히 유용할 수 있다.

둘째, 공공장소에 키오스크 형태의 AI 의료 상담 부스를 설치하는 것이다. 이를 통해 개인 디지털 기기가 없는 사람들도 쉽게 서비스에 접근할 수 있다. 이때 키오스크는 고령자나 장애인도 쉽게 사용할 수 있도록 설계되어야 한다.

셋째, 전통적인 전화 상담 서비스와 AI 챗봇을 연계하는 방법이다. 사용자가 전화로 상담을 요청하면, 상담원이 AI 챗봇의 도움을 받아 더 정확하고 효율적인 상담을 제공할 수 있다.

가족의 조력 또한 중요한 역할을 할 수 있다. 디지털 기기 사용에 능숙한 가족 구성원이 고령자나 디지털 소외계층을 대신해 AI 의료 서비스를 이용하고, 그 결과를 전달하거나 설명해 줄 수 있다. 이는 "가족은 가장 가까운 의사"라는 말처럼, 가족의 역할이 의료 서비스 접근성 향상에도 중요함을 보여준다.

그러나 이러한 접근에는 주의가 필요하다. 가족의 조력이 오히려 개인의 의료 정보 프라이버시를 침해할 수 있기 때문이다. 따라서 가족 조력자의 역할과 권한에 대한 명확한 가이드라인이 필요하다.

이와 관련하여, 한국정보화진흥원에서 발표한 "2022 디지털 정보격차 실태조사" 결과는 주목할 만하다.[41] 이 조사에 따르면, 고령층의 디지털 정보화 수준은 일반 국민 대비 64.9%로, 여전히 큰 격차가 존재하는 것으로 나타났다. 특히 디지털 기기 이용 능력과 인터넷 활용 능력에서 격차가 두드러졌다. 이는 고령층을 위한 AI 리터러시 교육의 필요성을 더욱 강조하는 결과라고 볼 수 있다.

챗봇을 이용한 컨시어지 의료 서비스의 접근성 향상은 단순히 기술적 문제가 아니라 사회적, 교육적 측면을 포괄하는 복합적인 과제다. K－시니어의 AI 리터러시 향상, 대안적 접근 방법 개발, 가족의 조력 활용 등 다양한 접근이 필요하다. 이는 "기술은 인간을 위해 존재한다"는 원칙을 실현하는 과정이기도 하다.

앞으로의 과제는 이러한 접근성 향상 노력이 실제로 의료 서비스의 질과 형평성 개선으로 이어지는지 검증하는 것이다. 또한, 기술 발전 속도에 맞춰 지속적으로 교육 프로그램과 대안적 접근 방법을 업데이트하는 것도 중요하다.

챗봇을 이용한 컨시어지 의료 서비스의 접근성 향상은 지속적인 노력과 혁신이 필요한 분야다. 이는 기술 발전의 혜택이 모든 이에게 공평하게 돌아가게 하는 중요한 과제이며, 앞으로의 연구와 정책은 이러한 형평성 제고에 초점을 맞추어야 할 것이다.

---

41) 한국지능정보사회진흥원, "2022 디지털 정보격차 실태조사", 2023.04.28.
   https://www.nia.or.kr/site/nia_kor/ex/bbs/View.do?cbIdx=81623&bcIdx=2
   5289&parentSeq=25289

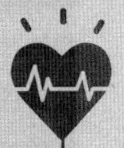

PART

9

한국형 컨시어지 의료의
미래

의료 서비스의 패러다임이 근본적으로 변화하고 있다. 과거 '아프면 병원에 간다'는 단순한 공식은 이제 '건강을 예측하고 관리한다'는 선제적 접근으로 진화하고 있다. 현대 의학은 질병 치료를 넘어 예방과 관리로, 그리고 개인의 삶의 질 향상으로 그 영역을 확장하고 있다. 이러한 변화의 중심에 제노시스바이오연구소가 주도하는 K-컨시어지 의료가 있다.

제노시스가 추진하는 K-컨시어지 의료는 단순히 의료 서비스를 제공하는 것을 넘어, 개인의 유전적 특성, 라이프스타일, 환경 등을 종합적으로 고려한 맞춤형 건강 관리 시스템을 지향한다. 이는 '일석이조'의 효과를 창출한다. 개인의 건강 증진은 물론, 의료 비용 절감과 국민 건강 수준 향상이라는 사회적 이익까지 동시에 실현할 수 있기 때문이다.

특히 고령화 사회로 접어든 한국에서 K-시니어를 위한 맞춤형 의료 서비스의 중요성은 날로 커지고 있다. '백세시대'를 맞아 단순히 오래 사는 것이 아니라, 어떻게 건강하고 활기차게 살 것인가가 중요한 화두로 떠올랐다. 제노시스의 K-컨시어지 의료는 이러한 시대적 요구에 부응하여, 개인의 건강 데이터를 실시간으로 모니터링하고 분석하여 최적의 건강 관리 솔루션을 제공한다.

더불어 제노시스의 K-컨시어지 의료는 웰니스 산업과의 융합을 통해 의료의 영역을 확장하고 있다. 질병 치료에만 국한되지 않고, 영양, 운동, 심리 상담 등 삶의 전반적인 영역에서 균형 잡힌 건강 관리를 지원한다. 이는 '미병'(未病) 개념을 실현하는 것으로, 병이 되기 전 건강한 상태를 유지하는 것에 초점을 맞춘다.

제노시스의 K-컨시어지 의료 발전은 한국 의료의 세계화에도 새로운 가능성을 열어주고 있다. 디지털 헬스케어 기술과 결합된 제노시스의 혁신적인 의료 서비스는 이미 세계적으로 주목받고 있으며, 이는 의료 한류의 새로운 장을 열 것으로 기대된다.

그러나 이러한 발전이 기존의 의료 체계와 조화롭게 공존하기 위해서는 해결해야 할 과제도 많다. 건강보험 체계와의 조화, 의료 전달 체계의 개선, 개인 정보 보호 등의 문제는 신중하게 접근해야 할 것이다.

　제노시스의 K-컨시어지 의료는 '구슬이 서 말이라도 꿰어야 보배'라는 속담처럼, 첨단 의료 기술과 빅데이터, AI 등을 유기적으로 연결하여 개인 맞춤형 건강 관리 서비스를 제공한다. 이는 단순한 의료 서비스의 진화를 넘어, 건강한 삶에 대한 새로운 정의를 제시하고 있다. 제노시스의 K-컨시어지 의료가 그리는 미래는 모든 이가 자신만의 방식으로 건강하고 행복한 삶을 영위할 수 있는 세상이다.

1

대한민국 컨시어지 의료의 현주소와 제노시스의 혁신

한국형 컨시어지 의료는 최근 급속한 발전을 이루며 의료 서비스의 새로운 패러다임을 제시하고 있다. 이는 단순히 질병 치료를 넘어 개인화된 건강 관리와 최상의 의료 경험을 제공하는 것을 목표로 한다. 서울대학교병원, 세브란스병원, 삼성서울병원, 서울성모병원 등 국내 최고의 의료기관들이 선도하고 있는 이 분야는 외국인 환자와 고소득층을 주요 타깃으로 삼고 있지만, 점차 그 범위를 확대해 나가고 있다.

서울성모병원 국제진료센터는 'Total Care Service'를 모토로 외국인 환자들에게 맞춤형 의료 서비스를 제공한다. 특히 'International Coordinator' 시스템을 통해 환자 개개인에게 전담 코디네이터를 배정하여 입국에서부터 귀국까지 모든 과정을 원스톱으로 지원한다. 영어, 러시아어, 중국어, 아랍어, 일본어, 불어 등 다양한 언어로 서비스를 제공하며 VIP 환자를 위한 특별 병동도 운영하고 있다.

국제진료센터의 의료진들은 일차 진료, 만성질환 관리, 정기적 신체검진, 일반 내과 및 류마티스내과 진료, 비만 관리, 예방 접종 관리, 여행 상담, 비자 검진 등의 진료를 담당하고 있으며, 질병의 치료에서 나아가 지속적인 건강 증진을 위한 환자들의 생활습관 개선 및 상담 등

국민 주치의를 위한 보편적 컨시어지 의료

에도 도움을 드리고 있다. 특히 장기이식, 심장질환, 암 치료 분야에서 높은 평가를 받고 있어, 이들 분야에 특화된 컨시어지 의료 서비스를 제공하고 있다.

서울대학교병원 국제진료센터는 외국인 환자들을 위한 맞춤형 의료 서비스의 선두주자로 자리 잡고 있다. 이곳에서는 개인별 건강 상태와 문화적 배경을 고려한 진료 계획을 수립하고, 영어, 러시아어, 아랍어 등 다양한 언어로 서비스를 제공한다. 특히 VIP 환자들을 위한 'SNUH 프리미엄 케어' 프로그램은 개인 전담 간호사와 코디네이터 배정, 최고급 병실 제공, 24시간 온콜 서비스 등을 통해 최상의 의료 경험을 제공한다.

세브란스병원 국제진료소는 '원스톱 토탈 케어' 시스템을 통해 차별화된 서비스를 제공한다. 환자 개개인에게 전담 코디네이터를 배정하여 예약부터 진료, 수술, 퇴원 후 관리까지 모든 과정을 일괄적으로 관리한다. 또한 '건강 여행 패키지'를 통해 외국인 환자들에게 의료 서비스와 함께 한국의 문화를 체험할 수 있는 기회를 제공한다. 세브란스의 '프리미엄 검진 프로그램'은 유전자 검사, 심장 CT, 전신 PET−CT 등 최첨단 검사들을 포함하여 개인별 맞춤형 건강 위험도를 평가하고 관리 계획을 수립한다.

삼성서울병원 국제진료센터는 20개 이상의 언어로 통역 서비스를 제공하며, 글로벌 수준의 의료 서비스를 자랑한다. 특히 '프리미엄 라운지'를 통해 VIP 환자들에게 특별한 경험을 제공한다. 이곳에서는 개인 맞춤형 건강 관리 프로그램, 전담 간호사와 코디네이터 서비스, 호텔식 식사 등을 제공한다. 또한 삼성서울병원은 AI와 빅데이터를 활용한 '정밀 의료' 서비스를 선보이고 있어, 개인의 유전정보와 생활습관 데이터를 분석하여 가장 효과적인 치료법을 제시한다.

이러한 기존 의료기관들의 노력과 함께, 제노시스바이오연구소는 혁신적인 접근방식으로 컨시어지 의료의 새로운 지평을 열고 있다. 제노시스의 MSO(Management Service Organization) 사업은 단순한 지원을 넘어, 의료기관의 본질적인 성장을 이끄는 혁신적인 모델을 제시하며, 당사 프로토콜 및 건강기능식품 유통의 핵심 통로 역할을 한다.

제노시스의 DNA 클리닉은 첨단 유전체 분석 기술과 빅데이터를 결합하여 암 진단의 패러다임을 바꾸고 있다. C.G.S(Cancer Gene Scanning) 시스템을 통해 단순한 혈액 검사만으로 암의 발생과 진행 단계에서 나타나는 바이오마커를 정밀하게 검사하여 암 발병 여부를 진단하고, 이를 통해 개인 맞춤형 의료 서비스를 위한 과학적인 데이터를 제공한다.

특히 제노시스가 개발한 세포 치료 프로토콜은 미래 의학을 선도하고 있다. 자가 면역 세포 배양 프로토콜(T cell)은 암 환자의 T 세포를 집중적으로 배양하여 수억 개의 세포로 증식시킨 후 다시 환자에게 투여함으로써 암을 치료하는 최첨단 기술이다. NK세포 배양 프로토콜은 NK 세포(자연 살상 세포)를 수억 개의 세포로 증식시킨 후 암 환자에게 투여하는 혁신적인 치료법이며, 줄기세포 배양 프로토콜은 2025년 2월 시행된 첨단 재생 의료법에 따라 환자에게 제공 가능한 획기적인 재생 치료 기술이다.

제노시스의 건강기능식품 사업 또한 컨시어지 의료의 중요한 축을 이루고 있다. 코디포닌은 수명 연장, 항암, 항노화, 질병 예방, 면역력 증강 등 다재다능한 효능을 제공하는 혁신적인 제품이며, 액티핏은 전 세계 최초로 개발된 운동 스위치 활성화 물질로 체지방 감소 효과가 입증된 획기적인 건강기능식품이다.

차움 헬스 라이프센터는 프리미엄 건강검진 및 항노화 의료 서비스에 특화된 컨시어지 의료의 대표적인 사례다. 이곳에서는 개인별 유전자 분석을 기반으로 한 맞춤형 항노화 프로그램, 첨단 의료기기를 활용한 정밀 검진, 미용 의료 서비스 등을 제공한다. 특히 '차움 멤버십' 프로그램을 통해 연중 지속적인 건강 관리 서비스를 제공하며, 호텔급 시설과 서비스로 환자들에게 최상의 경험을 선사한다.

국내 전문병원들의 컨시어지 의료 서비스는 종합병원과는 또 다른 특색을 지니고 있다. 성형외과 분야에서는 ID병원, 워너비성형외과, JK성형외과 등이 대표적이며, 이들은 'Beauty Concierge' 프로그램을 통해 공항 픽업부터 숙박, 수술, 사후관리까지 원스톱 서비스를 제공한다. 안과, 피부과, 정형외과, 한방병원 등 각 분야에서도 특화된 컨시어지 서비스가 활발히 제공되고 있다.

이러한 기존 의료기관들의 발전과 함께, 제노시스바이오연구소는 2025년부터 청담 1988빌딩에 직영 병원을 설립하여 "건강한 삶을 제노시스 암 예측 클리닉과 함께!"라는 슬로건 아래 프리미엄 암 예측 및 항노화 치료의 허브로 자리매김할 계획이다.

이러한 컨시어지 의료 서비스들의 핵심은 맞춤형 접근에 있다. 환자 개개인의 의료 기록, 생활 습관, 유전적 특성 등을 종합적으로 분석하여 최적화된 진료와 관리 계획을 수립한다. 제노시스의 경우 이를 한 단계 더 발전시켜 디지털 트윈 기반의 초개인화 건강관리 서비스를 제공하고 있다.

한국형 컨시어지 의료는 의료관광과 밀접하게 연계되어 있으며, 많은 의료기관들이 진료와 관광을 결합한 특화 서비스를 제공하고 있다. 제노시스 역시 베트남, 말레이시아 등 동남아시아 및 중동 국가로의 해외 진출을 통해 글로벌 의료 서비스 네트워크 구축을 추진하고 있다.

그러나 한국형 컨시어지 의료의 발전 과정에서 의료 양극화 심화,

의료 자원의 효율적 분배 문제, 개인정보 보호, 의료의 상업화에 대한 우려 등의 문제점도 제기되고 있다. 제노시스는 이러한 문제들을 해결하기 위해 보편적 컨시어지 의료 모델 개발에도 힘쓰고 있다.

2
K-시니어 시대의 멤버십 기반 컨시어지 의료 혁신

K-시니어 시대의 도래는 한국 의료 시스템에 새로운 도전과 기회를 동시에 제공하고 있다. 고령화 사회로 진입하면서 건강 관리의 패러다임이 질병 치료 중심에서 예방과 관리 중심으로 전환되고 있다. 이러한 변화는 기존의 획일화된 의료 서비스로는 K-시니어의 다양한 건강 문제를 효과적으로 해결하기 어렵다는 인식을 불러일으키고 있다.

이러한 시대적 요구에 부응하여 제노시스바이오연구소는 혁신적인 해법을 제시하고 있다. K-시니어 세대는 단순히 나이가 든 집단이 아니라, 다양한 건강 상태, 생활 방식, 경제적 상황을 가진 이질적인 집단이다. 따라서 이들의 건강 문제를 해결하기 위해서는 개인화된 접근이 필요하며, 컨시어지 의료 모델은 이러한 요구사항을 충족시킬 수 있는 최적의 솔루션을 제공한다.

개인화된 맞춤 의료의 핵심 가치

멤버십 기반 컨시어지 의료는 개인화된 맞춤 의료 서비스를 제공함으로써 환자 개개인의 특성과 요구사항에 더욱 집중할 수 있다. 이는

K-시니어 세대의 복잡하고 다양한 건강 문제를 해결하는 데 효과적이다.

컨시어지 의료의 핵심은 의사와 환자 간의 긴밀한 관계 형성과 지속적인 건강 관리에 있다. 이러한 접근 방식은 급성 질환의 치료뿐만 아니라 만성 질환의 관리, 건강 증진, 질병 예방 등 전반적인 건강 관리를 포괄한다.

1) 의사-환자 간 긴밀한 관계 형성

의료진은 제한된 수의 환자만을 담당하므로 각 환자에게 더 많은 시간과 주의를 기울일 수 있다. 이는 K-시니어 세대의 복잡한 건강 문제를 더욱 깊이 있게 이해하고 해결하는 데 도움이 된다. 의료진은 환자의 의료 기록뿐만 아니라 생활 습관, 가족력, 사회경제적 상황 등을 종합적으로 고려하여 개인화된 치료 계획을 수립할 수 있다.

2) 예방 중심의 의료 서비스

정기적인 건강 검진과 상담을 통해 질병을 조기에 발견하고 예방할 수 있다. 이는 K-시니어 세대의 삶의 질을 향상시키고 의료비 부담을 줄이는 데 기여할 수 있다. C.G.S(Cancer Gene Scanning) 시스템은 개인의 건강 위험 요인을 사전에 파악하고, 이에 대한 맞춤형 예방 전략을 수립할 수 있다.

3) 24시간 의료 서비스 접근성

응급 상황 발생 시 신속한 대응이 가능하며, 이는 K-시니어 세대와 그 가족들에게 안정감을 줄 수 있다. 디지털 헬스케어 플랫폼을 통해 야간이나 주말에도 의료 서비스를 받을 수 있어 응급실 이용을 줄이고, 불필요한 입원을 예방할 수 있다.

4) 통합적인 건강 관리

의료진은 환자의 전체적인 건강 상태를 지속적으로 모니터링하고 관리할 수 있으며, 필요한 경우 다른 전문의와의 협력을 통해 종합적인 치료를 제공할 수 있다. 세포 치료 프로토콜과 건강기능식품을 결합한 통합적 접근은 여러 가지 질환을 동시에 가지고 있는 K-시니어 세대에게 특히 유용하다.

5) 의료 서비스의 연속성 보장

환자는 항상 같은 의료진에게 진료를 받을 수 있어, 의료 기록의 단절이나 중복 검사 등의 문제를 피할 수 있다. 이는 의료의 질을 높이고 의료비를 절감하는 데 도움이 된다.

6) 디지털 헬스케어 기술과의 융합

'매일건강비결' 플랫폼과 웨어러블 디바이스를 활용하여 환자의 건강 상태를 실시간으로 모니터링하고, 이상 징후가 발견되면 즉시 대응할 수 있다. 이는 특히 독거 노인이나 만성 질환자에게 큰 도움이 될 수 있다.

7) 확산을 위한 과제와 해결방안

그러나 멤버십 기반 컨시어지 의료를 더욱 확산시키기 위해서는 몇 가지 과제를 해결해야 한다. 무엇보다 현행 의료 체계와의 조화가 필요하다. 국민건강보험 체계와의 연계 방안을 마련하여 컨시어지 의료가 기존 의료 시스템을 보완하는 역할을 할 수 있도록 해야 한다.

이와 함께 의료 형평성 문제를 해결해야 한다. 이를 위해 다양한 가격대의 멤버십 옵션을 제공하거나, 보편적 컨시어지 의료 서비스 모델 개발을 추진하고 있다. AI 기반 디지털 헬스케어 플랫폼을 활용하면 더 많은 사람들이 개인화된 건강 관리 서비스의 혜택을 받을 수 있을 것이다.

의료진의 업무 부담 증가도 고려해야 할 문제다. 이를 해결하기 위해 충분한 인력 확보, 탄력적인 근무 시간 제도 도입, 의사 보조 인력의 활용 등을 고려하고 있다. 또한, 디지털 기술을 활용한 원격 진료 시스템을 도입하여 의사의 물리적 부담을 줄이는 방안도 추진하고 있다.

마지막으로, 개인정보 보호와 관련된 법적·제도적 장치를 마련해야 한다. 유전체 데이터와 의료 정보는 매우 민감한 개인정보를 포함하고 있어, 이에 대한 철저한 보안 대책이 필요하다. 블록체인 기술을 활용한 의료 데이터 보안 시스템 구축을 추진하고 있다.

통합적 웰니스 서비스로의 진화

K-시니어 시대의 컨시어지 의료는 기존의 의료 서비스를 넘어, 환자의 생활 전반을 아우르는 통합적인 건강 관리 서비스로 발전할 가능성이 있다. 건강기능식품인 코디포닌과 액티핏을 활용한 영양 관리, 맞춤형 운동 처방, 심리 상담 등을 포함한 종합적인 웰니스 프로그램을 제공할 수 있다.

더불어, 컨시어지 의료는 의료 비용 절감에도 기여할 수 있다. 예방 중심의 접근과 조기 진단, 치료를 통해 중증 질환으로의 진행을 막고, 불필요한 검사와 치료를 줄일 수 있다. 이는 개인의 의료비 부담을 줄이고, 국가 전체의 의료 재정 건전성을 개선하는 데 도움이 될 수 있다.

건강 관리 패러다임의 전환

멤버십 기반 컨시어지 의료는 K-시니어 시대의 건강 문제를 해결할 수 있는 혁신적인 대안이다. 개인화된 맞춤 의료 서비스를 통해

국민 주치의를 위한 보편적 컨시어지 의료

K-시니어 세대의 복잡하고 다양한 건강 요구를 효과적으로 충족시킬 수 있기 때문이다. 첨단 기술과 전문성을 바탕으로 한 컨시어지 의료는 단순한 의료 서비스 개선을 넘어, K-시니어 시대의 건강 관리 패러다임을 근본적으로 전환하는 데 중요한 역할을 할 것이다.

3
K-컨시어지 의료의 대중화를 위한 기술 융합 전략

K-컨시어지 의료의 대중화는 현대 의료 시스템의 중요한 과제 중 하나이다. 이 목표를 달성하는 데 있어 제노시스바이오연구소가 추진하는 원격진료, AI 챗봇, 그리고 웨어러블 기기의 결합은 핵심적인 역할을 할 것으로 예상된다. 이 세 가지 기술의 시너지 효과는 K-컨시어지 의료를 더욱 접근성 높고, 효율적이며, 개인화된 서비스로 만들어 대중화의 견인차 역할을 할 수 있다.

접근성의 혁신

원격진료 시스템은 K-컨시어지 의료의 대중화에 있어 중요한 요소이다. 원격진료는 물리적 거리와 시간의 제약을 극복하고 의료 서비스를 제공할 수 있게 해준다. 이는 특히 의료 접근성이 낮은 지역의 주민들이나 거동이 불편한 환자들에게 큰 혜택이 된다. K-컨시어지 의료와 원격진료의 결합은 다음과 같은 방식으로 이루어진다.

실시간 화상 상담 서비스

환자는 스마트폰이나 태블릿을 통해 언제 어디서나 전문 의료진과 실시간으로 상담할 수 있다. 이는 전문의의 즉각적인 조언을 받을 수 있게 해주며, 불필요한 병원 방문을 줄일 수 있다. 원격 상담 시스템은 환자의 유전체 분석 결과와 건강 기록을 실시간으로 참조하여 더욱 정확한 상담을 제공한다.

원격 모니터링 시스템

만성질환자의 경우, 의료진이 원격으로 환자의 상태를 지속적으로 모니터링할 수 있다. '매일건강비결' 플랫폼을 통해 수집된 데이터는 질병의 악화를 조기에 발견하고 적절한 조치를 취할 수 있게 해준다.

원격 처방 서비스

의료진은 원격 상담을 통해 환자의 상태를 파악하고 필요한 경우 처방전을 전자적으로 발행할 수 있다. 이는 특히 만성질환자나 정기적인 약물 복용이 필요한 환자들에게 편리하며, 건강기능식품인 코디포닌이나 액티핏의 처방도 포함된다.

전문의 협진 시스템

복잡한 케이스의 경우, 여러 전문의가 원격으로 협진을 할 수 있다. 이는 환자가 여러 병원을 방문해야 하는 불편을 줄이고, 더 정확한 진단과 치료 계획을 수립할 수 있게 해준다.

24시간 접근 가능한 헬스케어

AI 챗봇 의료는 K-컨시어지 의료의 대중화를 가속화할 수 있는 또 다른 중요한 요소이다. AI 기반의 챗봇은 24시간 365일 가동될 수 있어 의료 서비스의 접근성을 크게 향상시킬 수 있다. K-컨시어지 의료와 AI 챗봇의 결합은 다음과 같은 방식으로 이루어진다.

초기 증상 평가 및 트리아지(Triage) 기능

AI 챗봇의 트리아지 기능은 환자가 호소하는 증상을 체계적으로 분석하여 응급성과 중증도에 따라 분류하고, 적절한 의료 서비스로 연결하는 핵심 역할을 담당한다. 트리아지(Triage)란 프랑스어로 '분류하다'라는 뜻으로, 제한된 의료 자원을 효율적으로 활용하기 위해 환자를 우선순위에 따라 분류하는 의료 시스템이다.

AI 챗봇은 환자와의 대화를 통해 다단계 질문 체계로 증상을 평가한다. 예를 들어, 흉통을 호소하는 환자에게는 통증의 양상, 지속 시간, 동반 증상(호흡곤란, 식은땀 등)을 차례로 질문하여 심근경색 가능성을 판단한다. 반면 가벼운 감기 증상을 보이는 환자에게는 기본적인 자가 관리 방법을 안내한 후 필요 시 일반 진료 예약을 도와준다.

이러한 지능형 분류 시스템은 C.G.S 시스템과 연계하여 환자의 유전적 위험 요소까지 고려한다. 가족력이나 개인의 건강 기록을 바탕으로 단순해 보이는 증상도 높은 우선순위로 분류할 수 있어, 기존의 획일적인 트리아지보다 훨씬 정교하고 개인화된 판단이 가능하다.

그 결과, 응급 상황은 즉시 응급실로, 일반 증상은 적절한 진료과로, 단순 문의는 건강 상담으로 효율적으로 분배됨으로써 의료진의 업무 부담을 크게 줄이고, 환자가 적절한 시기에 적절한 치료를 받을 수 있도록 안내한다.

개인화된 건강 정보 제공

AI 챗봇은 단순한 증상 분류를 넘어서 환자 개개인의 특성을 고려한 맞춤형 서비스를 제공한다. 개인화된 건강 정보 제공에서는 환자의 유전체 분석 결과와 건강 기록을 바탕으로 개인화된 건강 정보를 제공할 수 있다. 이는 환자의 건강 리터러시를 높이고, 자가 관리 능력을 향상시킬 수 있다.

복약 지도 및 생활 습관 개선

AI 챗봇은 맞춤형 복약 지도 기능을 통해 환자에게 복약 시간을 알려주고, 약물 상호작용에 대한 정보를 제공하며, 부작용 발생 시 대처 방법을 안내할 수 있다. 특히 건강기능식품 복용에 대한 전문적인 가이드라인도 제공한다. 또한 개인화된 생활 습관 코칭을 통해 '매일건강비결' 플랫폼에서 수집된 환자의 생활 습관 데이터를 분석하여 맞춤형 건강 조언을 제공한다.

정신 건강 지원

AI 챗봇은 간단한 심리 상담을 제공하거나 스트레스 관리 기법을 안내할 수 있어, 정신 건강 서비스 접근성을 높이고 전인적 건강 관리의 완성도를 높인다.

실시간 건강 모니터링의 핵심

웨어러블 기기는 K-컨시어지 의료의 대중화를 위한 핵심 기술로, 실시간으로 사용자의 건강 데이터를 수집하고 분석할 수 있게 해준다. K-컨시어지 의료와 웨어러블 기기의 결합은 다음과 같은 방식으로 이루어진다.

연속적인 건강 모니터링

웨어러블 기기는 심박수, 혈압, 체온, 활동량 등의 데이터를 24시간 연속적으로 수집할 수 있다. 이 데이터는 K-컨시어지 의료 시스템에 실시간으로 전송되어 분석된다. '매일건강비결' 플랫폼은 이러한 데이터를 개인의 유전체 정보와 결합하여 더욱 정확한 건강 상태 분석을 제공한다.

이상 징후 조기 감지 시스템

수집된 데이터의 패턴 분석을 통해 질병의 초기 증상을 빠르게 포착할 수 있다. 예를 들어, 심박수의 이상한 변화나 체온의 급격한 상승 등을 감지하면 즉시 의료진에게 알림을 보낼 수 있다.

개인화된 건강 관리 솔루션

웨어러블 기기로 수집된 데이터를 바탕으로 개인의 생활 패턴과 건강 상태에 맞춘 맞춤형 건강 관리 계획을 수립할 수 있다. 건강기능식품 복용 타이밍과 운동 계획도 이에 포함된다.

응급 상황 대응 시스템

웨어러블 기기가 심각한 건강 이상을 감지하면 자동으로 응급 서비스 팀에 연락을 취하는 시스템을 구축할 수 있다.

치료 효과 모니터링

웨어러블 기기를 통해 세포 치료나 건강기능식품 복용 후의 신체 반응을 모니터링하여 치료의 효과와 부작용을 실시간으로 평가할 수 있다.

통합적 의료 정보 관리

웨어러블 기기로 수집된 일상적인 건강 데이터와 병원에서의 진료 기록을 통합적으로 관리하여, 보다 정확하고 포괄적인 건강 관리가 가능하게 한다.

세 가지 기술의 시너지 효과

이러한 세 가지 기술의 결합은 K-컨시어지 의료의 대중화를 위한 강력한 시너지 효과를 창출할 수 있다. 예를 들어, 웨어러블 기기가 이상 징후를 감지하면 AI 챗봇이 즉시 사용자와 대화를 시작하여 초기 증상을 평가하고, 필요한 경우 원격으로 전문의와의 실시간 상담을 연결해줄 수 있다. 이는 의료 서비스의 연속성과 즉시성을 크게 향상시킬 수 있다.

예방적 의료의 실현

이 세 가지 기술의 결합은 예방적 의료의 실현을 가능케 한다. 웨어러블 기기로 수집된 일상적인 건강 데이터, AI 챗봇과의 대화 내용, 그리고 원격 진료 기록 등을 종합적으로 분석하여 개인의 건강 위험을 예측하고, 선제적으로 대응할 수 있다. 이는 질병의 조기 발견과 예방에 크게 기여할 수 있으며, 결과적으로 의료 비용의 절감으로 이어질 수 있다.

초개인화 의료의 진화

이러한 기술의 결합은 의료 서비스의 개인화를 한 단계 더 발전시킬 수 있다. 각 개인의 유전 정보, 생활 습관, 환경 요인, 그리고 실시간 건강 데이터를 종합적으로 분석하여 진정한 초개인화 의료를 실현할 수 있다. 디지털 트윈 기술과 결합하면 각 환자에게 가장 효과적인 치료법을 제공하고, 부작용을 최소화하는 데 도움이 될 수 있다.

대중화를 위한 과제와 해결방안

그러나 이러한 기술의 결합이 K-컨시어지 의료의 대중화를 이루기 위해서는 몇 가지 과제를 해결해야 한다.

기술적 통합 문제

원격진료 시스템, AI 챗봇, 웨어러블 기기 간의 원활한 데이터 교환과 통합이 필요하다. 이를 위해 표준화된 데이터 형식과 안전한 데이터 전송 프로토콜의 개발이 필요하다.

개인정보 보호 문제

건강 데이터는 매우 민감한 개인정보이므로, 이를 안전하게 수집·저장·분석·공유할 수 있는 시스템이 필요하다. 블록체인 기술의 활용 등 혁신적인 해결책을 개발하고 있다.

규제 정비 문제

원격진료, AI 의료, 웨어러블 의료기기 등에 대한 법적·제도적 규제를 정비해야 한다. 이는 새로운 기술의 안전성을 담보하면서도 혁신을 저해하지 않는 방향으로 이루어져야 한다.

의료진 교육 문제

의료진들이 이러한 새로운 기술을 효과적으로 활용할 수 있도록 교육과 훈련이 필요하다.

사용자 수용성 문제

특히 고령자나 기술에 익숙하지 않은 사용자들이 이러한 시스템을 쉽게 사용할 수 있도록 사용자 친화적인 인터페이스 설계가 필요하다.

의료 형평성 문제

이러한 첨단 의료 서비스가 일부 계층에게만 제공되어 의료 불평등이 심화되지 않도록 해야 한다. 이를 위해 보편적 컨시어지 의료 서비스 모델 개발에도 힘쓰고 있다.

대중화 실현을 위한 전망

이러한 과제들을 해결하면서 원격진료, AI 챗봇, 웨어러블 기기를 효과적으로 결합한다면, K-컨시어지 의료의 대중화는 크게 가속화될 수 있을 것이다. 이는 의료 서비스의 접근성과 품질을 획기적으로 향상시키고, 예방적 의료의 실현을 통해 국민 건강 증진과 의료비 절감에 크게 기여할 수 있다.

특히, 한국의 우수한 IT 인프라와 의료 기술을 바탕으로, 이러한 기술 융합은 전 세계적으로 모범이 될 수 있는 디지털 헬스케어 모델을 제시할 수 있을 것이다. 궁극적으로는 누구나 언제 어디서든 최고 수준의 개인 맞춤형 의료 서비스를 받을 수 있는 진정한 의미의 '건강한 디지털 사회'를 구현할 수 있을 것이다.

4
PA가 제시하는 보급형 컨시어지 의료의 가능성

한국의 의료 시스템은 급격한 고령화와 의료비 증가라는 도전에 직면해 있다. 이러한 상황에서 제노시스바이오연구소가 제시하는 보편적 컨시어지 의료의 도입은 이러한 문제들을 해결할 수 있는 혁신적인 접근법이 될 수 있다. 특히 제노시스 AI 챗봇을 통한 1차 의료 상담, 웨어러블 기기를 통한 신체 데이터 수집, 그리고 PA(Physician Assistant) 간호사의 활용을 결합한 모델은 한국의 의료 시스템에 새로운 지평을 열 수 있다.

2024년 8월, 한국에서 PA법이 통과되면서 제노시스의 보편적 컨시어지 의료의 실현 가능성이 더욱 높아졌다. PA법은 간호사가 본연의 업무 이외에 의사의 일반적 지도·위임 아래 진료 지원 업무를 수행할 수 있도록 허용했다. 이는 의료 서비스의 효율성을 크게 높일 수 있는 중요한 변화다.

이러한 법적 기반을 바탕으로, 제노시스의 보편적 컨시어지 의료 모델은 다음과 같이 작동할 수 있다. 첫째, 제노시스 AI 챗봇을 통한 1차 의료 상담이다. 환자는 AI 기반의 제노시스 챗봇을 통해 초기 증상을 상담받을 수 있다. 제노시스 AI 챗봇은 환자의 증상을 분석하고, 개인의 유전체 정보와 건강 기록을 참조하여 기본적인 건강 조언을 제공하며, 필요한 경우 더 높은 수준의 의료 서비스로 연결해 줄 수 있다.

둘째, 웨어러블 기기를 통한 신체 데이터 수집이다. 웨어러블 기기는 환자의 심박수, 혈압, 체온, 활동량 등의 데이터를 지속적으로 수집한다. 이 데이터는 제노시스의 AI 시스템에 의해 분석되어 건강 상태를 모니터링하고 이상 징후를 조기에 발견할 수 있다. 제노시스의 '매일건강비결' 플랫폼은 이러한 데이터를 개인의 디지털 트윈과 결합하여 더욱 정확한 건강 예측을 제공한다.

셋째, 원격진료를 통한 의사 진단이다. 제노시스 AI 챗봇 상담과 웨어러블 데이터를 기반으로, 필요한 경우 원격으로 제노시스의 전문 의료진과의 화상 진료가 이루어질 수 있다. 의사는 이 데이터를 바탕으로 더 정확한 진단을 내릴 수 있다.

넷째, PA 간호사의 1차 진료 및 처방이다. PA법에 따라, 자격을 갖춘 PA 간호사가 의사의 지도하에 1차 진료를 수행하고 처방을 할 수 있다. 이는 의사의 업무 부담을 줄이고, 더 많은 환자들이 신속하게 의료 서비스를 받을 수 있게 해준다.

이러한 제노시스의 보편적 컨시어지 의료 모델은 특히 매년 약 40만 명씩 늘어나는 베이비부머 시니어 사회에 큰 혜택을 줄 수 있다.

첫째, 의료 접근성 향상이다. 시니어들은 이동이 불편하거나 의료기관과 멀리 떨어져 있는 경우가 많다. 제노시스 AI 챗봇과 원격진료를 통해 언제 어디서나 의료 상담을 받을 수 있게 되어 의료 접근성이 크게 향상된다.

둘째, 지속적인 건강 관리다. 웨어러블 기기를 통한 지속적인 모니터링은 만성질환이 많은 시니어들의 건강 관리에 특히 효과적이다. 제노시스의 시스템은 이상 징후를 조기에 발견하여 심각한 건강 문제를 예방할 수 있다.

셋째, 의료비 절감이다. 예방적 건강 관리와 조기 진단을 통해 중증 질환으로의 진행을 막을 수 있어, 개인과 사회의 의료비 부담을 크게 줄일 수 있다.

넷째, 맞춤형 건강 관리다. 개인의 건강 데이터와 생활 패턴을 분석하여 개인화된 건강 관리 계획을 제공할 수 있다. 제노시스의 코디포닝, 액티핏 등 건강기능식품도 개인 맞춤형으로 처방된다.

다섯째, 삶의 질 향상이다. 건강한 노후는 삶의 질과 직결된다. 지속적인 건강 관리와 신속한 의료 서비스 접근은 시니어들의 전반적인 삶의 질을 크게 향상시킬 수 있다.

여섯째, 독립적인 생활 지원이다. 이러한 시스템은 시니어들이 더 오랫동안 독립적인 생활을 유지할 수 있게 도와준다. 이는 개인의 존엄성 유지와 사회적 비용 절감 측면에서 모두 중요하다.

PA법의 통과는 제노시스의 보편적 컨시어지 의료 모델의 실현을 더욱 가능하게 한다. 제노시스의 PA 간호사들은 다음과 같은 역할을 수행할 수 있다.

첫째, 1차 진료 수행이다. 간단한 질병이나 만성질환 관리 등의 1차 진료를 제노시스의 PA 간호사가 수행함으로써, 의사의 업무 부담을 줄이고 더 많은 환자들에게 신속한 의료 서비스를 제공할 수 있다.

둘째, 처방 및 치료 계획 수립이다. 의사의 지도하에 제노시스의 PA 간호사가 처방을 하고 치료 계획을 수립할 수 있어, 의료 서비스의 효율성이 크게 향상될 수 있다. 특히 제노시스의 건강기능식품 처방에 있어 전문적인 역할을 수행할 수 있다.

셋째, 환자 교육 및 상담이다. 제노시스의 PA 간호사는 환자들에게 질병 관리, 약물 복용법, 생활 습관 개선 등에 대한 상세한 교육과 상담을 제공할 수 있다. 이는 특히 만성질환 관리가 중요한 시니어들에게 큰 도움이 될 수 있다.

넷째, 원격진료 지원이다. 제노시스의 PA 간호사는 원격진료 시스템에서 중요한 역할을 할 수 있다. 제노시스 AI 챗봇이나 웨어러블 기기로 수집된 데이터를 1차적으로 검토하고, 필요한 경우 의사에게 연결해 주는 중간 역할을 수행할 수 있다.

다섯째, 예방적 의료 서비스 제공이다. 제노시스의 PA 간호사는 건강검진, 예방접종, 생활 습관 개선 지도 등 예방적 의료 서비스를 제공하는 데 중요한 역할을 할 수 있다.

여섯째, 세포 치료 프로토콜 지원이다. 제노시스의 세포 치료 프로토콜(T cell, NK cell, 줄기세포) 시행 시 PA 간호사가 전문적인 지원 역할을 수행할 수 있다.

이러한 제노시스의 보편적 컨시어지 의료 모델은 사회적 의료비용을 크게 낮출 수 있다. 예방적 의료와 조기 진단을 통해 중증 질환으로의 진행을 막을 수 있어, 고비용 치료의 필요성을 줄일 수 있다. 또한, 의료 자원의 효율적 분배를 통해 전반적인 의료 시스템의 비용 효율성을 높일 수 있다.

그러나 이러한 모델을 성공적으로 도입하기 위해서는 몇 가지 과제를 해결해야 한다.

첫째, 기술적 인프라 구축이다. 안정적이고 보안이 철저한 제노시스 원격진료 시스템, 정확한 제노시스 AI 챗봇, 신뢰할 수 있는 웨어러블 기기 등의 기술적 인프라가 필요하다.

둘째, 법적·제도적 정비다. PA법의 통과는 중요한 첫걸음이지만, 원격진료와 AI 의료에 대한 추가적인 법적·제도적 정비가 필요하다.

셋째, 의료진 교육이다. 제노시스의 PA 간호사와 의사들이 새로운 시스템에 적응하고 효과적으로 협업할 수 있도록 교육과 훈련이 필요하다.

넷째, 개인정보 보호다. 환자의 건강 데이터를 안전하게 관리하고 보호하기 위한 강력한 보안 시스템과 정책이 필요하다. 제노시스는 블록체인 기술을 활용한 보안 시스템을 구축하고 있다.

다섯째, 사회적 수용성이다. 새로운 의료 모델에 대한 환자들, 특히 시니어들의 수용성을 높이기 위한 교육과 홍보가 필요하다.

여섯째, 의료의 질 관리다. 원격진료와 PA 간호사에 의한 진료의 질을 지속적으로 모니터링하고 관리하는 시스템이 필요하다.

결론적으로, 제노시스 AI 챗봇, 웨어러블 기기, 원격진료, PA 간호사를 결합한 제노시스의 보편적 컨시어지 의료 모델은 급격히 고령화되는 한국 사회의 의료 문제를 해결할 수 있는 혁신적인 접근법이 될 수 있다. 이는 의료 접근성을 높이고, 의료비를 절감하며, 시니어들의 삶의 질을 크게 향상시킬 수 있는 잠재력을 가지고 있다.

제노시스의 이러한 혁신적인 모델은 단순히 의료 서비스의 개선을 넘어 한국 사회 전반에 광범위한 영향을 미칠 수 있다. 의료 인력 부족 문제 해결, 지역 간 의료 격차 해소, 의료 산업의 혁신 촉진, 의료 데이터의 축적과 활용, 국민 건강 리터러시 향상, 사회적 비용 절감 등의 효과를 기대할 수 있다.

그러나 이러한 변화를 성공적으로 이끌어내기 위해서는 기술 개발, 제도 정비, 의료진 교육, 사회적 합의 등 다양한 측면에서의 노력이 필요하다. 정부, 의료계, 기술 기업, 시민사회 등 다양한 이해관계자들의 협력과 지속적인 노력을 통해, 제노시스는 미래 지향적이고 효율적인 의료 시스템을 구축하는 데 선도적 역할을 할 수 있을 것이다.

5
한국형 프리미엄 컨시어지 의료 서비스

한국에서 미국의 프리미엄 멤버십 컨시어지 의료 서비스와 같은 부유층 대상 멤버십 의료서비스 사업을 시작하려면, 제노시스바이오연구소가 추진하고 있는 모델과 차움헬스라이프센터의 사례를 참고할 수 있다. 이들은 이러한 서비스를 제공하기 위해 다음과 같은 혁신적인 요소들을 구현하고 있으며, 현재 한국의 상황에서 몇 가지 문제점들을 창의적으로 해결하고 있다.

진화된 종합 건강관리 서비스 모델

먼저, 서비스 모델 구축에 있어서는 차움헬스라이프센터보다 한 단계 진화된 종합적인 건강관리 서비스를 제공한다. 이는 정밀 건강검진, 맞춤형 건강관리 프로그램, 웰니스 서비스뿐만 아니라 독창적인 세포 치료 프로토콜과 건강기능식품을 결합한 통합 솔루션을 포함한다.

개인별 맞춤 의료 서비스를 제공하기 위해 C.G.S(Cancer Gene Scanning) 시스템, 디지털 트윈 기반 건강 예측, 생활습관 분석 등 첨단 기술을 활용한다. 그러나 현재 한국의 의료법은 이러한 포괄적 서비스 제공에 제한을 두고 있어, 의료기관과 웰니스 센터를 별도로 운영하면서 한방의료기관까지 연계하는 메타의료 서비스 모델을 개발하여 이러한 법적 장벽을 창의적으로 극복하고 있다.

제노시스의 의료진 구성은 업계 최고 수준이다. 김정용 연구소장(암 전문의), 박상철 고문(노화연구 세계적 석학), 권순용 박사(줄기세포치료 자문위원), 김유미 교수(비임상 실험 전문가), 이성훈 박사(게놈 연구 전문가) 등 각 분야 최고 전문가들로 구성된 드림팀을 구축했다. 의사뿐만 아니라 영양사, 운동 전문가, 심리 상담사 등 다양한 전문가들이 팀을 이루어 통합적인 서비스를 제공한다. 우수 의료진 확보의 어려움과 높은 인건비 문제를 해결하기 위해 주식 참여 방식과 연구 중심의 업무 환경 제공을 통해 최고 수준의 전문의들을 유치하고 있다.

법적, 제도적 문제에 대한 창의적 해결책

법적, 제도적 문제에 대해서도 창의적인 해결책을 제시하고 있다. 현재 한국의 의료법상 영리 목적의 의료기관 설립 제한과 의료광고 규제에 대응하여, 의료기관과 연구소, 건강기능식품 제조업체를 분리 운영하면서도 통합된 서비스를 제공하는 모델을 구축했다. 또한 의료의 공공성을 해치지 않으면서도 혁신적인 서비스를 제공할 수 있는 방안을 모색하고 있다.

선제적 개인정보 보호 대응

개인정보 보호 문제에 대해서도 선제적으로 대응하고 있다. 고객의 민감한 의료 정보와 유전체 정보를 다루기 때문에 블록체인 기술을 활용한 엄격한 개인정보 보호 정책과 시스템을 구축하고 있다. 특히 VIP 고객들의 의료 정보에 대한 보안 시스템 구축과 관리에 많은 투자를 하고 있다.

윤리적 문제에 대한 신중한 접근

윤리적 문제에 대해서도 신중하게 접근하고 있다. 부유층만을 위한 특별 의료 서비스에 대한 사회적 논란을 방지하기 위해 수익의 일부를 의료 취약계층을 위한 사회공헌 활동에 사용하고, 일반 국민을 대상으로 한 건강 교육 프로그램을 운영하는 등의 사회적 책임을 다하고 있다.

혁신적인 보험 적용 해결방안

보험 적용의 한계 문제도 혁신적으로 해결하고 있다. 대부분의 서비스가 건강보험 적용 대상이 아니지만, 암 환자의 경우 해당 기관의 프로토콜 및 치료가 실손보험에 해당되어 환자들의 경제적 부담을 크게 줄여주고 있다. 이는 치료 접근성을 높여 잠재 고객층을 확대하고 시장 점유율을 빠르게 높이는 데 기여하고 있다.

시장 수요와 성장 잠재력

이러한 도전과제들에 대한 혁신적 해결방안에도 불구하고, 프리미엄 멤버십 컨시어지 의료 서비스에 대한 수요는 분명히 존재한다. 고령화 사회로 진입하면서 건강에 대한 관심이 높아지고 있고, 부유층을 중심으로 고품질의 개인화된 의료 서비스에 대한 수요가 증가하고 있다. 또한, 글로벌화로 인해 해외의 프리미엄 의료 서비스를 경험한 고객들이 국내에서도 유사한 수준의 서비스를 요구하고 있다.

성공적인 프리미엄 컨시어지 의료 서비스를 위한 전략

성공적인 프리미엄 멤버십 컨시어지 의료 서비스를 위한 전략적 접근은 다음과 같다.

법적 제약 내에서의 혁신적 서비스 모델 개발

현행 의료법 내에서 제공할 수 있는 서비스의 범위를 최대한 확장하고, 의료 서비스와 웰니스 서비스를 효과적으로 결합하는 방안을 구현하고 있다. 의료기관과 웰니스 센터, 건강기능식품 제조업체를 별도로 운영하면서 한방의료기관까지 연계하는 메타의료 서비스를 제공한다.

최고 수준의 의료 서비스 제공

국내외 최고 수준의 의료진을 확보하고, 최신 의료 기술과 장비를 도입하여 차별화된 서비스를 제공한다. 특히 연구소의 강점인 세포 치료 프로토콜(T cell, NK cell, 줄기세포)과 디지털 헬스케어 기술을 접목한 서비스가 핵심이다.

개인화된 서비스 중점

고객 개개인의 건강 상태, 생활 습관, 유전적 특성 등을 종합적으로 분석하여 맞춤형 건강관리 프로그램을 제공한다. 디지털 트윈 기반 '매일건강비결' 플랫폼, C.G.S 시스템, 그리고 코디포닌·액티핏 등 건강기능식품을 활용한 통합 솔루션이 이를 가능하게 한다.

윤리적 고려사항에 대한 신중한 접근

프리미엄 서비스 제공과 동시에 사회적 책임을 다하는 모습을 보여준다. 수익의 일부를 의료 취약계층을 위한 사회공헌 활동에 사용하고, 일반 국민을 대상으로 한 건강 교육 프로그램을 운영한다.

글로벌 네트워크 구축

국내 고객뿐만 아니라 의료관광을 목적으로 한 해외 고객들도 타깃으로 삼아, 글로벌 수준의 서비스를 제공한다. 베트남, 말레이시아 등 동남아시아 및 중동 국가로의 해외 진출을 통해 글로벌 의료 서비스 네트워크를 구축하고 있다.

지속적인 회원 관리와 가치 제공

단순히 의료 서비스를 제공하는 것을 넘어, 회원들의 라이프스타일 전반에 걸친 건강 관리 파트너로서의 역할을 한다. 정기적인 건강 세미나, 웰니스 프로그램, 건강 관련 커뮤니티 활동 등을 통해 지속적인 가치를 제공한다.

혁신적 의료 서비스 모델의 미래

결론적으로, 프리미엄 멤버십 컨시어지 의료 서비스는 다양한 도전 과제들을 혁신적으로 극복하면서 성공적으로 운영될 수 있는 모델을 제시하고 있다. 법적·제도적 제약, 높은 초기 투자 비용, 제한된 고객층, 윤리적 논란 등 다양한 문제에 대한 창의적 해결책을 제시하고 있으며, 이는 한국 의료 서비스의 새로운 지평을 열 수 있는 혁신적인 모델이 될 것이다.

이러한 프리미엄 컨시어지 의료 서비스는 단순히 부유층을 위한 특권적 서비스가 아닌, 의료 서비스의 질적 향상을 선도하고 새로운 의료 패러다임을 제시하는 역할을 할 것이다. 더 나아가 이러한 혁신적 서비스의 발전이 전체 의료 시스템의 발전으로 이어질 수 있도록 하는 것도 중요한 목표다.

한국의 우수한 의료 기술과 IT 인프라를 바탕으로, 세계 최고 수준의 개인 맞춤형 의료 서비스를 제공할 수 있는 기반이 마련되고 있다. 이는 단순한 의료 서비스를 넘어 새로운 헬스케어 생태계의 구축으로 이어질 것이며, 궁극적으로는 모든 국민의 건강 증진에 기여하는 선순환 구조를 만들어낼 것이다.

6

세계가 부러워하는
K-컨시어지 의료- 프리미엄
산후조리원

세계가 부러워하는 K-컨시어지 의료의 정점, 프리미엄 산후조리원은 한국의 독특한 문화와 첨단 의료 기술이 만나 탄생한 혁신적인 서비스다. 프리미엄 산후조리원은 전통적인 산후 조리 문화와 현대 의학의 결합이다. 한국의 전통적인 산후 조리 문화는 산모와 신생아의 건강을 최우선으로 여기며, 이를 위해 가족과 사회가 함께 노력하는 특별한 시스템이었다. 프리미엄 산후조리원은 이러한 전통적 가치관을 현대적으로 재해석하고, 여기에 최첨단 의료 기술을 접목시켰다.

프리미엄 산후조리원의 가장 큰 특징은 최고 수준의 의료 서비스다. 24시간 전문 의료진의 케어, 최신 의료 장비를 활용한 산모와 신생아의 건강 관리, 개인 맞춤형 산후 관리 프로그램 등이 제공된다. 이는 단순히 출산 후 회복을 돕는 것을 넘어, 산모와 아이의 평생 건강을 위한 기초를 다지는 중요한 과정이다.

더불어 프리미엄 산후조리원은 호텔급 시설과 서비스를 제공한다. 럭셔리한 객실, 고급 식사, 스파 서비스 등은 산모의 편안한 휴식과 회복을 돕는다. 이는 "마음이 편해야 Mom이 편하다"는 한국의 오래된 지혜를 현대적으로 구현한 것이라 할 수 있다.

프리미엄 산후조리원의 또 다른 특징은 산모의 정신 건강에 대한 세심한 배려다. 출산 후 우울증 등 산모의 정신 건강 문제에 대한 인식이 높아지면서, 심리 상담, 명상 프로그램 등 멘탈 헬스 케어 서비스도 제공하고 있다. 이는 산모의 신체적 건강뿐만 아니라 정신적 건강까지 총체적으로 관리하는 한국 의료의 선진성을 보여준다.

신생아 케어 서비스 역시 프리미엄 산후조리원의 중요한 부분이다. 24시간 전문 인력에 의한 신생아 케어 서비스는 산모의 휴식을 보장하면서도, 필요 시 모유 수유 등 모자 상호작용을 돕는 균형 잡힌 서비스를 제공한다. 이는 "한 아이를 키우려면 온 마을이 필요하다"는 옛 속담을 현대적으로 재해석한 것이라 할 수 있다.

프리미엄 산후조리원은 또한 아버지의 육아 참여를 독려하는 프로그램들도 제공하고 있다. 이는 전통적인 가족 구조와 역할이 변화하는 현대 사회의 요구를 반영한 것으로, 가족 중심의 새로운 산후조리 문화를 만들어가고 있다.

이러한 프리미엄 산후조리원의 성공은 한국의 의료관광 활성화에도 크게 기여하고 있다. 특히 아시아 지역의 부유층을 중심으로 한국의 프리미엄 산후조리원에 대한 수요가 증가하고 있다. 이는 단순히 의료 서비스의 수출을 넘어, 한국의 문화와 가치관을 세계에 알리는 중요한 통로가 되고 있다.

그러나 프리미엄 산후조리원의 성공과 함께 몇 가지 과제도 제기되고 있다. 가장 큰 문제는 높은 비용으로 인한 접근성 문제다. 프리미엄 서비스에 걸맞은 높은 비용으로 인해 일부 계층만 이용할 수 있다는 점은 의료 형평성 측면에서 논란이 되고 있다. 이는 "모든 생명은 평등하게 태어난다"는 보편적 가치와 충돌할 수 있는 부분이다.

또한 개인정보 보호 문제도 중요한 이슈다. 유명인이나 부유층이 주로 이용하는 만큼, 고객의 개인정보와 프라이버시 보호가 매우 중요하다. 이는 "명예와 평판은 무형의 재산"이라는 말처럼, 프리미엄 산후조리원이 반드시 지켜야 할 가치다.

규제와 표준화 문제도 해결해야 할 과제다. 프리미엄 산후조리원이 의료기관인지 숙박업소인지에 대한 법적 정의가 모호해, 관리 감독과 표준화에 어려움이 있다. 이는 새로운 형태의 서비스가 등장할 때마다 겪는 성장통이라고 할 수 있다.

이러한 과제들에도 불구하고, 프리미엄 산후조리원은 K − 컨시어지 의료의 미래를 보여주는 중요한 사례다. 이는 단순히 고급화된 의료 서비스를 넘어, 한국의 문화와 가치관, 그리고 첨단 기술이 결합된 혁신적인 모델이다.

프리미엄 산후조리원의 성공은 한국 의료 시스템의 진화 가능성을 보여주는 중요한 사례다. 이는 단순히 고급화된 서비스를 넘어, 의료의 패러다임 자체를 바꾸는 혁신적인 모델이 될 수 있다.

프리미엄 산후조리원은 또한 한국 의료의 국제화에도 큰 기여를 할 수 있다. 이미 많은 외국인들이 한국의 프리미엄 산후조리원을 이용하기 위해 방문하고 있다. 이는 단순히 경제적 이익을 넘어, 한국 의료의 우수성을 세계에 알리고 의료 분야에서의 국제적 위상을 높이는 데 기여할 수 있다.

더 나아가, 프리미엄 산후조리원의 모델은 다른 의료 분야로도 확장될 수 있다. 예를 들어, 노인 의료 분야에서도 유사한 컨시어지 의료 서비스를 제공할 수 있다. 이는 고령화 사회에서 노인 의료의 질을 높이고, 건강한 노후를 보장하는 데 기여할 수 있다.

프리미엄 산후조리원은 한국의 '슈퍼 DNA'가 현대 사회에서 어떻게 발현되고 있는지를 보여주는 대표적인 사례다. 어려움을 극복하고 더 나은 것을 창조해내는 한국인의 특성, 최신 기술을 빠르게 받아들이고 활용하는 능력, 그리고 전통적 가치관을 현대적으로 재해석하는 지혜가 모두 담겨 있는 것이다.

우리는 지금 의료의 새로운 시대를 열어가고 있다. 프리미엄 산후조리원으로 대표되는 K-컨시어지 의료는 그 선두에 서 있다. 이는 단순한 의료 서비스의 고급화를 넘어, 개인의 특성과 환경을 고려한 맞춤형 의료, 질병 치료를 넘어 예방과 건강 증진에 초점을 맞춘 의료, 그리고 신체적 건강뿐만 아니라 정신적·사회적 웰빙까지 고려하는 총체적 의료로의 패러다임 전환을 의미한다.

이러한 변화는 "건강은 행복의 첫째 조건"이라는 오랜 지혜를 현대적으로 실현하는 것이다. 프리미엄 산후조리원은 이제 더 이상 산모와 신생아만을 위한 공간이 아니다. 그것은 새로운 생명의 탄생과 함께 그 생명이 가진 무한한 가능성을 키워나가는 시작점이자, 가족 전체의 건강과 행복을 설계하는 공간이 되고 있다.

K-컨시어지 의료, 그리고 그 대표주자인 프리미엄 산후조리원은 한국 의료의 미래를 밝게 비추는 등대와 같다. 이는 단순히 한국만의 이야기가 아니다. 그것은 인류의 건강과 행복을 위한 새로운 도전이며, 의료의 미래를 향한 혁신적인 여정이다. 우리는 이 여정의 선두에 서서, 더 건강하고 행복한 미래를 향해 나아가고 있다.

제노시스바이오연구소는 가족과 사회가 함께 노력하는 산후조리원이라는 특별한 시스템에 제노시스의 세포 치료 기술, 유전체 분석, 건강기능식품, 디지털 트윈 기술 등 최첨단 의료 기술을 접목시켰다. 제노시스가 계획하고 있는 프리미엄 산후조리원의 가장 큰 특징은 세계

국민 주치의를 위한 보편적 컨시어지 의료

최고 수준의 의료 서비스이다. 24시간 전문 의료진의 케어는 물론, 제노시스의 C.G.S(Cancer Gene Scanning) 시스템을 활용한 산모와 신생아의 유전체 분석, 제노시스의 세포 치료 프로토콜을 활용한 산모의 빠른 회복 지원, 개인 맞춤형 산후 관리 프로그램 등이 제공된다. 이는 단순히 출산 후 회복을 돕는 것을 넘어, 산모와 아이의 평생 건강을 위한 기초를 다지는 중요한 과정이다.

제노시스 프리미엄 산후조리원의 또 다른 혁신적 특징은 산모의 정신 건강에 대한 과학적 접근이다. 출산 후 우울증 등 산모의 정신 건강 문제에 대한 인식이 높아지면서, 제노시스는 AI 기반 심리 상담, 개인 맞춤형 명상 프로그램, 생체 리듬 최적화 프로그램 등 첨단 멘탈 헬스 케어 서비스를 제공한다. 이는 산모의 신체적 건강뿐만 아니라 정신적 건강까지 총체적으로 관리하는 제노시스 의료의 선진성을 보여준다.

제노시스의 신생아 케어 서비스는 특히 혁신적이다. 24시간 전문 인력에 의한 신생아 케어는 물론, 제노시스의 유아 디지털 트윈 솔루션을 통해 아기의 건강, 지능, 정서 발달을 지속적으로 모니터링하고 최적화된 발달 지원을 제공한다. 이는 산모의 휴식을 보장하면서도, 필요 시 모유 수유 등 모자 상호작용을 돕는 균형 잡힌 서비스를 제공한다. 이는 "한 아이를 키우려면 온 마을이 필요하다"는 옛 속담을 제노시스의 현대적 기술로 재해석한 것이라 할 수 있다.

제노시스 프리미엄 산후조리원은 또한 아버지의 육아 참여를 과학적으로 독려하는 프로그램들도 제공하고 있다. 제노시스의 가족 건강 관리 시스템을 통해 아버지도 함께 참여할 수 있는 육아 교육, 건강 관리 프로그램 등을 제공한다. 이는 전통적인 가족 구조와 역할이 변화하는 현대 사회의 요구를 반영한 것으로, 가족 중심의 새로운 산후조리 문화를 만들어 갈 예정이다.

7
베이비 디지털 트윈 혁신

인류의 역사는 끊임없는 진화와 혁신의 연속이었다. 21세기에 들어서며 우리는 또 다른 혁명적인 전환점을 맞이하고 있다. 바로 제노시스바이오연구소가 개발하는 '베이비 디지털 트윈'이라는 혁신적 기술의 등장이다. 이는 단순한 의료 기술의 진보를 넘어, 인간의 잠재력을 최대한으로 발현시키고 개인의 삶의 질을 근본적으로 향상시킬 수 있는 획기적인 패러다임의 전환을 의미한다.

제노시스의 베이비 디지털 트윈은 신생아의 유전 정보, 생체 정보, 환경 정보를 총체적으로 분석하여 가상의 디지털 모델을 생성하는 첨단 기술이다. 이 기술은 제노시스의 C.G.S(Cancer Gene Scanning) 시스템, 세포 치료 프로토콜, 그리고 AI 기반 분석 기술을 결합하여 개인의 고유한 유전적 청사진을 바탕으로, 그 잠재력을 최대한으로 발현시킬 수 있는 최적의 경로를 제시한다.

이러한 혁신적 기술의 근간에는 제노시스가 추구하는 '혁신적 연구개발 역량'이 자리 잡고 있다. 제노시스바이오연구소는 김정용 연구소장, 박상철 고문, 김유미 교수, 이성훈 박사 등 각 분야 최고의 전문가들과 함께 유전체 분석, 세포 치료, 항노화 연구 등의 분야에서 세계적 수준의 연구 성과를 이루어내고 있다. 제노시스의 베이비 디지털 트윈

국민 주치의를 위한 보편적 컨시어지 의료

은 이러한 연구 역량을 과학적으로 집약하고, 그 잠재력을 최대한으로 끌어올리는 혁명적인 도구인 것이다.

제노시스 베이비 디지털 트윈의 핵심은 개인화된 맞춤 솔루션에 있다. 제노시스는 유전학, 의학, 심리학, 교육학, 영양학 등 다양한 분야의 지식을 종합하여 개인에게 최적화된 솔루션을 제공한다. 이는 단순히 질병을 치료하는 것을 넘어, 제노시스의 세포 치료 프로토콜, 건강기능식품, 디지털 헬스케어 기술을 활용하여 개인의 모든 잠재력을 최대한으로 발현시키는 총체적 접근법이다.

제노시스 기술의 혁신성은 그 시작점에 있다. 베이비 디지털 트윈은 생명의 시작인 신생아 시기부터 적용된다. 인생의 첫 순간부터 제노시스의 과학적 방법론을 통해 최적화된 관리를 시작함으로써, 개인의 잠재력을 최대한으로 발현시킬 수 있는 것이다. 이는 단순히 영재를 만들어내는 것이 아니라, 모든 개인이 자신만의 고유한 재능을 100% 발휘할 수 있도록 돕는 것이다.

제노시스 베이비 디지털 트윈이 제공하는 구체적인 서비스들을 살펴보면, 첫째로 유전체 기반 맞춤형 분석이 있다. 제노시스의 C.G.S 시스템을 활용하여 아기의 유전적 특성, 질병 위험도, 발달 잠재력 등을 종합적으로 분석한다. 이는 부모에게 아이의 미래 건강과 발달에 대한 과학적 근거를 제공한다.

둘째로 개인화된 영양 및 건강 관리다. 제노시스의 건강기능식품인 코디포닝과 액티핏의 영유아용 버전을 개발하여, 각 개인에게 최적화된 영양 섭취 계획, 운동 프로그램, 수면 패턴을 제시하여 신체적, 정신적 성장을 극대화한다. 이는 단순히 질병을 예방하는 것을 넘어, 개인의 웰빙과 삶의 질을 근본적으로 향상시키는 것이다.

셋째로 AI 기반 발달 모니터링이다. 제노시스 AI 시스템을 통해 아기의 건강, 지능, 정서 발달을 지속적으로 모니터링하고, 부모에게 맞춤형 정보와 지원을 제공하는 혁신적인 솔루션을 제공한다. 제노시스의 '매일건강비결' 플랫폼의 영유아 버전을 통해 실시간 건강 관리가 이루어진다.

넷째로 통합적 가족 건강 관리다. 제노시스의 가족 건강 관리 시스템을 통해 아기뿐만 아니라 부모의 건강도 함께 관리하여, 가족 전체의 웰빙을 도모한다.

이러한 제노시스 베이비 디지털 트윈의 도입은 우리 사회 전반에 파급력 있는 변화를 가져올 것으로 예상된다. 먼저, 교육 시스템의 혁명적 변화가 예상된다. 각 학생의 디지털 트윈 데이터를 바탕으로 개인화된 맞춤 교육이 이루어짐으로써, 모든 학생이 자신의 잠재력을 최대한으로 발휘할 수 있게 될 것이다. 제노시스는 이를 위해 교육 기관과의 협력 프로그램도 계획하고 있다.

노동 시장에서도 혁명적인 변화가 예상된다. 개인의 잠재력과 적성을 정확히 파악할 수 있게 되면, 직업 선택과 경력 관리가 최적화될 수 있다. 이는 개인의 직업 만족도를 높이고 사회 전체의 생산성을 폭발적으로 증가시킬 것이다.

더 나아가 제노시스 베이비 디지털 트윈은 현대 사회의 큰 문제인 저출산 문제에 대한 혁신적인 해법을 제시할 수 있다. 아이를 키우는 과정이 제노시스의 과학적 방법론으로 관리되는 즐겁고 보람찬 경험이 될 수 있다. 이는 젊은 세대들에게 출산에 대한 새로운 동기를 부여하고, 우리 사회의 지속 가능한 발전을 이끌어낼 수 있을 것이다.

제노시스 베이비 디지털 트윈의 구체적인 구현 방안을 살펴보면, 첫째로 디지털 트윈 생성 과정이다. 제노시스는 아기의 초기 건강(출생 체중, 신장, 심박수, 수면 패턴, 영양 섭취 등), 지능(시각, 청각, 촉각

국민 주치의를 위한 보편적 컨시어지 의료

반응, 인지 능력 발달, 언어 습득 속도 등), 정서 발달(표정, 울음소리, 웃음, 사회적 상호작용, 기분 변화 등) 데이터를 수집하여 아기의 디지털 트윈을 생성한다. 이 데이터는 출생 기록, 건강 검진 기록, 행동 관찰, 부모 설문 조사 등을 통해 얻을 수 있다.

둘째로 초개인화된 앱 제공이다. 아기의 디지털 트윈 정보를 기반으로 한 초개인화된 제노시스 앱을 부모에게 제공한다. 이 앱은 아기의 발달 단계에 맞는 정보, 팁, 활동, 게임 등을 제공하며, 건강 관리(수면, 영양, 건강 상태 모니터링 및 맞춤형 조언), 지능 발달(아기의 발달 단계에 맞는 학습 활동, 놀이, 교육 자료 추천), 정서 발달(정서적 발달 단계에 따른 부모-자녀 상호작용 가이드, 정서 조절 기술 교육) 등의 서비스를 포함한다.

셋째로 메신저 서비스다. 부모는 제노시스 메신저 서비스를 통해 아기의 건강, 지능, 정서 발달 상태와 관련된 정보를 주기적으로 받는다. 메시지에는 아기의 발달 상황, 중요한 정보, 관련 링크, 전문가의 조언 등이 포함되며, 주간 발달 보고서, 개인 맞춤형 팁, 전문가 조언 등을 제공한다.

넷째로 부모의 입력 및 데이터 수집/분석이다. 부모는 제노시스 앱에 접속하여 아기의 수면 패턴, 영양 섭취, 행동 관찰 등 발달 상태를 입력하며, 입력된 데이터는 아기의 디지털 트윈을 업데이트하는 데 사용된다. 제노시스는 이 데이터를 수집하고 분석하여 아기의 발달 패턴, 변화, 특징 등을 파악한다.

다섯째로 생성형 AI 활용이다. 제노시스의 생성형 AI를 이용해 아기의 발달 상태를 업데이트한다. AI는 데이터 분석 결과를 기반으로 아기의 발달 예측, 맞춤형 정보, 알림 및 안내 등을 수행한다. 지능 발달 예측, 정서 발달 분석, 맞춤형 정보 제공, 알림 및 안내 등의 기능을 통해 부모에게 최적화된 육아 가이드를 제공한다.

여섯째로 업데이트된 정보 제공이다. 업데이트된 아기 발달 정보를 부모에게 제공한다. 부모는 제노시스 앱을 통해 아기의 최신 발달 정보, AI의 예측 결과 등을 확인할 수 있다. 이는 주간 보고서 업데이트, 맞춤형 정보 업데이트, 전문가 조언 업데이트 등을 포함한다.

그러나 이러한 혁신적 기술의 도입에는 신중한 접근이 필요하다. 첫째, 개인정보 보호의 문제다. 유전 정보를 포함한 개인의 민감한 정보를 어떻게 안전하게 보관하고 관리할 것인가에 대한 철저한 대책이 필요하다. 제노시스는 블록체인 기술을 활용한 개인정보 보호 시스템을 구축하여 이 문제를 해결하고 있다.

둘째, 윤리적 문제다. 유전 정보를 바탕으로 한 예측이 개인의 선택권을 제한하거나, 사회적 차별로 이어지지 않도록 주의해야 한다. 제노시스는 이를 위해 엄격한 윤리 가이드라인을 수립하고 있다.

셋째, 기술의 신뢰성과 정확성 문제다. 과도한 기술 의존이나 맹신을 경계하고, 기술의 한계를 인식하며 신중하게 접근해야 한다. 제노시스는 지속적인 연구 개발을 통해 기술의 정확성을 높여가고 있다.

제노시스의 미래 전략에 따르면, 베이비 디지털 트윈 기술은 글로벌 임상 실험과 논문 발표를 통해 그 효과를 입증할 계획이다. 서울대학교, 유니스트는 물론, 세계 최고 수준의 연구 기관인 미국 하버드 대학, 영국 캠브리지 대학과의 공동 임상 실험 및 논문 발표를 추진한다. 이 과정은 제노시스 연구원인 김정용 박사, 박상철 교수, 김유미 유니스트 교수가 주도적으로 진행하며, 이는 제노시스 기술의 세계적인 공신력을 확보하는 중요한 단계가 될 것이다.

이러한 도전과제들에도 불구하고, 제노시스 베이비 디지털 트윈은 인류의 미래를 밝히는 등대와 같은 역할을 할 것이다. 이는 단순히 한 기업이나 국가의 이야기가 아니라, 인류 전체의 진화와 발전을 위한 새로운 이정표가 될 것이다.

제노시스 베이비 디지털 트윈은 모든 개인이 자신의 고유한 잠재력을 최대한으로 발현할 수 있는 자유를 제공할 것이다. 이는 소수의 우월한 존재가 아닌, 모든 인간이 자신의 고유한 잠재력을 최대한으로 발휘하는 상태를 의미한다. 제노시스 베이비 디지털 트윈은 이러한 이상을 현실로 만드는 핵심 도구가 될 것이다.

우리는 지금 인류 역사상 가장 흥미진진한 시대를 살아가고 있다. 제노시스 베이비 디지털 트윈 기술은 우리에게 무한한 가능성을 열어주었다. 이제 그 가능성을 현실로 만드는 것은 제노시스의 끊임없는 연구 개발과 혁신 노력에 달려 있다. 제노시스의 과학적 역량과 기술적 노력이 새로운 현실을 만들어낼 것이다.

제노시스 베이비 디지털 트윈은 단순한 기술 혁신이 아니다. 그것은 제노시스가 제시하는 미래이며, 우리 아이들의 운명이자, 인류의 새로운 희망이다. 이 위대한 여정에서 제노시스가 선도적 역할을 할 때, 우리는 진정한 의미의 '호모 데우스(Homo Deus)'로 진화할 수 있을 것이다. 제노시스와 함께 만들어가는 찬란한 미래가 기대된다.

제노시스 베이비 디지털 트윈은 2025년부터 본격적인 서비스를 시작할 예정이며, 초기에는 제노시스 프리미엄 산후조리원 고객들을 대상으로 파일럿 서비스를 제공한 후, 점차 서비스 범위를 확대해 나갈 계획이다. 제노시스의 목표는 2030년까지 베이비 디지털 트윈 서비스를 통해 10만 명의 아이들이 과학적 근거에 기반한 최적의 발달 지원을 받을 수 있도록 하는 것이다. 이는 제노시스가 추구하는 "모든 개인이 자신의 잠재력을 최대한 발휘할 수 있는 세상"을 실현하는 첫걸음이 될 것이다.

에필로그

21세기 의료 혁명은 단순한 기술 진보를 넘어, 개인의 삶 전체를 아우르는 총체적 건강 관리를 요구하고 있으며, 그 중심에 제노시스바이오연구소가 제시하는 컨시어지 의료가 자리 잡고 있다. 특히 급격한 고령화에 직면한 한국 사회에서, K-시니어를 위한 컨시어지 의료는 단순한 의료 서비스를 넘어 사회 혁신의 핵심 동력으로 부상하고 있다.

한강의 기적을 일궈낸 K-시니어 세대는 대한민국 현대사의 산증인으로서, 강인한 생존 본능과 '꺾이지 않는 마음'으로 새로운 도전을 이어가고 있다. 제노시스는 이러한 K-시니어의 특성을 깊이 이해하고, 그들이 건강하고 활기찬 노년을 보낼 수 있도록 지원하는 것을 목표로 한다.

초개인화 컨시어지 의료의 핵심

컨시어지 의료의 핵심은 '초개인화'에 있다. 개인의 유전적 특성, 생활 습관, 환경 요인 등을 통합적으로 분석하여 맞춤형 건강 관리 솔루션을 제공하는 접근 방식은 마치 명품 맞춤 양복처럼, 개인의 모든 특성을 고려한 '건강 관리 맞춤 서비스'를 제공한다. 이는 획일화된 기존 의료 서비스의 한계를 극복하고, 각 개인에게 가장 효과적인 건강 관리 방법을 제시한다.

K-시니어를 위한 다섯 가지 혁신 방향

K-시니어를 위해 제시되는 컨시어지 의료는 크게 다섯 가지 측면에서 혁신적인 변화를 예고한다.

첫째, 의료 접근성 강화

24/7 의료 상담 서비스, 재택 의료 서비스 확대, 의료 정보 통합 관리 시스템 등을 통해 K-시니어는 시간과 장소의 제약 없이 언제 어디서든 필요한 의료 서비스를 받을 수 있게 될 것이다. 특히 거동이 불편하거나 의료 인프라가 부족한 지역에 거주하는 K-시니어들에게 이러한 서비스는 큰 혜택이 될 것이다.

둘째, 실시간 건강 모니터링 서비스

'매일건강비결' 플랫폼과 웨어러블 디바이스, IoT 기술을 활용하여 K-시니어의 건강 상태를 실시간으로 모니터링하고, 이상 징후를 조기에 발견하여 선제적으로 대처할 수 있게 될 것이다. 이는 "미리 막는 것이 고치는 것보다 낫다"는 예방 의학의 원칙을 완벽하게 구현하는 것으로, 심장 질환과 같은 만성 질환 관리에도 혁신적인 효과를 가져올 것이다.

셋째, 메타헬스 서비스 제공

신체적 건강뿐만 아니라 정신적, 사회적 건강까지 포괄하는 통합적 접근 방식을 통해 K-시니어의 전인적 건강을 도모한다. 운동 프로그램, 영양 상담, 심리 치료, 사회 활동 지원 등을 종합적으로 제공하여 K-시니어들이 신체적, 정신적, 사회적으로 활기찬 노년을 보낼 수 있도록 지원하며, 이는 WHO가 정의한 '완전한 신체적, 정신적, 사회적 웰빙 상태'를 실현하는 것을 목표로 한다.

넷째, 챗봇 기반 상담 서비스

AI 챗봇 '챗봇명의'는 권순용 고문이 구축한 명의 네트워크의 지식과 경험을 학습하여, K-시니어들이 언제든 필요한 의료 정보를 얻을 수 있도록 돕는다. 이는 24시간 대기하는 개인 의사를 두는 것과 같은 효과를 제공하며, 응급 상황 판단 및 의료진 연결, 일상적인 건강 관리 조언 등 다양한 서비스를 제공한다.

다섯째, 한국형 프리미엄 컨시어지 의료 서비스

한국의 발달된 IT 인프라, 우수한 의료 기술, 그리고 K-시니어의 특성을 결합한 독특한 모델을 통해 세계가 부러워할 K-컨시어지 의료 모델을 만들어낼 것이다. 이는 한방 의학과 현대 의학의 통합, K-뷰티 연계 건강 관리 프로그램, 한국 식문화를 반영한 맞춤형 영양 관리 등 차별화된 서비스를 포함한다.

사회적 파급효과와 미래 전망

이러한 혁신은 단순히 의료 서비스의 개선을 넘어, 사회 전반에 걸친 변화를 가져올 것으로 예상된다. K-시니어의 건강 증진은 의료비 절감, 노동력 확보, 소비 진작 등 다양한 경제적 효과를 낳을 것이며, 이는 결국 한국 사회의 지속가능한 발전으로 이어질 것이다. 더불어, 컨시어지 의료 서비스는 새로운 산업과 일자리를 창출하며, K-시니어의 건강이 모든 세대의 행복으로 이어지는 선순환 구조를 만들어낼 것이다.

연구의 한계와 향후 과제

본 연구는 K-컨시어지 의료의 잠재력과 혁신성을 다각도로 조명했지만, 다음과 같은 한계점들을 가지고 있다. 이러한 한계점들을 극복하고 K-시니어를 위한 컨시어지 의료를 더욱 발전시키기 위해 앞으로 다음과 같은 연구들이 필요할 것으로 보인다.

첫째, 컨시어지 의료의 장기적인 효과에 대한 실증적 데이터 부족이다. K-시니어의 건강 증진 및 의료비 절감에 미치는 실제적인 장기적 영향을 명확히 입증할 수 있는 종단 연구가 필요하다. 이는 컨시어지 의료 모델의 지속가능성과 사회적 가치를 확고히 하는 데 필수적이다.

둘째, K-시니어의 다양성을 충분히 반영하지 못했다는 점이다. K-시니어는 경제력, 교육 수준, 건강 상태, 디지털 리터러시 등에 따라 매우 이질적인 집단이므로, 각 집단의 특성과 요구를 세밀하게 충족시키는지에 대한 심층적인 분석이 필요하다. 향후 연구는 이러한 K-시니어 내의 다양성을 고려한 더욱 세분화된 접근을 통해 맞춤형 서비스 제공의 효과를 극대화해야 할 것이다.

셋째, 기술적 측면에 치중하여 윤리적, 사회적 측면에 대한 고려가 상대적으로 부족했다는 점이다. 컨시어지 의료의 도입이 가져올 수 있는 사회적 영향과 윤리적 문제(예: 의사-환자 관계의 변화, 건강 정보의 상품화, AI 의사결정의 책임 소재 등)에 대한 더 깊이 있는 논의와 연구가 필요하다. 기술 개발과 함께 윤리적 가이드라인을 선도적으로 제시하며 사회적 합의를 이끌어내야 한다.

넷째, 국제적 비교 연구의 부족이다. 미국, 일본, 유럽 등 다른 선진국에서의 컨시어지 의료 사례와 비교 분석하여, 한국형 컨시어지 의료 모델의 독특성과 글로벌 경쟁력을 더욱 명확히 파악하는 연구가 필요하다. 이를 통해 세계 시장에서 성공적으로 확산될 수 있는 전략을 수립할 수 있을 것이다.

다섯째, 컨시어지 의료 서비스 제공자들의 관점이 충분히 반영되지 못했다는 점이다. 의료진, 건강관리사, 기술 개발자 등 서비스 제공 주체들의 경험과 의견을 깊이 있게 조사하여 서비스 제공 과정에서의 실질적인 문제점과 개선 방안을 도출하는 연구가 필요하다.

향후 필요한 연구 방향

K-시니어를 위한 컨시어지 의료는 단순한 의료 서비스의 혁신을 넘어, 한국 사회의 새로운 미래를 여는 열쇠가 될 것이다. "노년을 어떻게 맞이하느냐가 인생을 어떻게 살았는지를 보여준다"는 말처럼, K-시니어들이 건강하고 활기찬 노년을 보낼 수 있도록 돕는 것은 우리 사회의 중요한 과제다. 컨시어지 의료는 이를 위한 강력한 도구가 될 것이며, 이를 통해 우리는 진정한 의미의 '100세 시대'를 맞이할 수 있을 것이다.

K-시니어를 위한 컨시어지 의료의 발전은 단순히 한 세대를 위한 것이 아니다. 그것은 우리 모두의 미래를 위한 투자이며, 더 나은 사회를 만들어가는 과정이다. 우리 모두가 함께 노력한다면, 분명 우리는 세계가 부러워하는 건강한 고령화 사회를 만들어낼 수 있을 것이다. 그 여정의 끝에는 모든 세대가 건강하고 행복한 삶을 영위할 수 있는 사회가 기다리고 있을 것이다.

컨시어지 의료는 K-시니어들에게 "제2의 인생"을 선사할 수 있는 잠재력을 가지고 있다. 건강하고 활기찬 노년을 보내는 K-시니어들은 새로운 도전에 나서고, 새로운 꿈을 꾸며, 사회에 새로운 가치를 창출할 수 있을 것이다. 이는 개인의 삶의 질 향상뿐만 아니라, 사회 전체의 활력 증진으로 이어질 것이다.

제노시스바이오연구소가 이끄는 K-시니어를 위한 컨시어지 의료는 단순한 의료 서비스의 혁신을 넘어, 우리 사회의 패러다임을 바꿀 수 있는 혁명적인 변화다. 이는 초고령화 사회의 도전을 기회로 바꾸고, 모든 세대가 함께 번영할 수 있는 새로운 사회 모델을 만들어낼 수 있는 열쇠가 될 것이다. 우리 모두의 지혜와 노력을 모아 이 새로운 도전에 함께 나서야 할 때다.

참고문헌

"민주당표 '비대면진료'법 발의됐다 '초진 허용' 대상이?", 의협신문, 2024년 11
월 13일.

"더불어민주당 전진숙 의원, 의료법 개정안 발의", 데일리메디, 2024년 11월
11일.

"민주당표 '비대면진료'법 발의됐다 '초진 허용' 대상이?", 의협신문, 2024년 11
월 13일.

"여당 된 민주당 대선 이후 비대면진료 법안 속도내나?", 약사공론, 2025년 6
월 9일.

"비대면 진료 확대, 정치적 포퓰리즘 수단 이용 경계해야", 라포르시안, 2025
년 6월 13일.

위키백과, "전화", https://ko.wikipedia.org/wiki/전화

"Telemedicine and e-Health, "Satisfaction of Telephone-based Telemedicine
during COVID-19", November 2020

"민주당, 시범사업 비대면 진료, 대대적 수술 예고?", 의협신문, 2025년 4월
13일.

"민주당표 '비대면진료'법 발의됐다 '초진 허용' 대상이?", 의협신문, 2024년 11
월 13일.

"비대면 진료 확대, 정치적 포퓰리즘 수단 이용 경계해야", 라포르시안, 2025
년 6월 13일.

Mandel AL, Bove T, Parekh AD, Datillo P, Bove J Jr, Bove L, Bove JJ, Birkhahn RH. The Impact of a Concierge Medicine Model on Door to Doctor Time and Patient Flow in an Urban Emergency Department. Open Access Emerg Med. 2020 Feb 11;12:13－18. doi: 10.2147/OAEM.S228291. PMID: 32104109; PMCID: PMC7023859.

Hadaye RS, Shastri S, Lavangare SR. A cross－sectional study to assess the awareness and practices related to adult immunization among nursing students in a metropolitan city. J Educ Health Promot. 2018 Oct 29;7:129. doi: 10.4103/jehp.jehp_55_18. PMID: 30505857; PMCID: PMC6225393.

권순용, 강시철, 메타헬스가 온다, Sam & Parkers, 2024.

Grand View Research, Inc.의 "U.S. Concierge Medicine Market Report" (2024, 2025)

Kang, H. Y., Noh, Y. H., & Kim, B. Y. (2021). The Relationship between Healthcare Utilization and Health－Related Quality of Life in Korean Medical Tourism. International Journal of Environmental Research and Public Health, 18(4), 1973.

Alhawshani, S., & Khan, S. (2024). A literature review on the impact of 컨시어지의료services on individual healthcare. Journal of Family Medicine and Primary Care, 13(6), 2183－2186. DOI: 10.4103/jfmpc.jfmpc_1685_23

Dorr, D. A., Wilcox, A. B., Brunker, C. P., Burdon, R. E., & Donnelly, S. M. (2008). The effect of technology－supported, multidisease care management on the mortality and hospitalization of seniors. Journal of the American Geriatrics Society, 66(4), 664－670.

Ryu, B., Kim, N., Heo, E., Yoo, S., Lee, K., Hwang, H., ... & Yoo, S. (2017). Impact of an electronic health record－integrated personal health record on patient participation in health care: Development and randomized controlled trial of My Health Keeper. Journal of Medical Internet Research, 19(12), e401.

Iacobucci, G. (2023). The rise of concierge medicine in the UK: implications for the NHS and health equity. BMJ, 380, p.643.

Bicak,V.(2023).InternationalmedicalandhealthtourismlawinTurkey.BicakLawFirm.Retrievedfromhttps://www.bicakhukuk.com[](https://www.bicakhukuk.com/en/international−medical−and−health−tourism−law−in−turkey/)

Kijima T, Matsushita A, Akai K, Hamano T, Takahashi S, Fujiwara K, Fujiwara Y, Sato M, Nabika T, Sundquist K, Sundquist J, Ishibashi Y, Kumakura S. Patient satisfaction and loyalty in Japanese primary care: a cross−sectional study. BMC Health Serv Res. 2021 Mar 25;21(1):274. doi: 10.1186/s12913−021−06276−9. PMID: 33766027; PMCID: PMC7992825.

Azzopardi−Muscat, N., Sorensen, K., Aluttis, C., Pace, R., & Brand, H. (2016). Europeanisation of health systems: A qualitative study of domestic actors in a small state. BMC Public Health, 16, 334. https://doi.org/10.1186/s12889−016−2909−0(https://pubmed.ncbi.nlm.nih.gov/25650138/)

Kim, A. M., et al. (2014). Perceptions of primary care in Korea: a comparison of patient and physician focus group discussions. BMC Family Practice, 15, 85.

French, M. T., Homer, J. F., Klevay, S., Goldman, E., Ullmann, S. G., & Kahn, B. E. (2010). Is the United States ready to embrace concierge medicine?. Population Health Management, 13(4), 177−182.

Greenfield, G., & Nelson, K. (2010). Recent developments in concierge

국민 주치의를 위한 보편적 컨시어지 의료

medicine. Expert Review of Pharmacoeconomics & Outcomes Research, 10(4), 367−369.

Dalen, J. E., & Alpert, J. S. (2017). Concierge medicine is here and growing!. The American Journal of Medicine, 130(8), 880−881.

Alexander, G. C., Kurlander, J., & Wynia, M. K. (2020). Physicians in retainer ("concierge") practice. A national survey of physician, patient, and practice characteristics. Journal of General Internal Medicine, 35(5), 1382−1388.

Scheunemann, L. P., & White, D. B. (2011). The ethics and reality of rationing in medicine. Chest, 140(6), 1625−1632.

Topol, E. J. (2019). High−performance medicine: the convergence of human and artificial intelligence. Nature Medicine, 25(1), 44−56. https://doi.org/10.1038/s41591−018−0300−7

Rajkomar, A., Dean, J., & Kohane, I. (2019). Machine Learning in Medicine. New England Journal of Medicine, 380(14), 1347−1358. https://doi.org/10.1056/NEJMra1814259

http://www.monews.co.kr/news/articleView.html?idxno=206163

https://www.medicaltimes.com/Main/News/NewsView.html?ID=1152250

https://www.docdocdoc.co.kr/news/articleView.html?idxno=3003020

Johnson, K. B., Wei, W. Q., Weeraratne, D., Frisse, M. E., Misulis, K., Rhee, K., Zhao, J., & Snowdon, J. L. (2021). Precision Medicine, AI, and the Future of Personalized Health Care. Clinical and Translational Science, 14(1), 86−93. https://doi.org/10.1111/cts.12884

Harishbhai Tilala M, Kumar Chenchala P, Choppadandi A, Kaur J, Naguri S, Saoji R, Devaguptapu B. Ethical Considerations in the Use of Artificial Intelligence and Machine Learning in Health Care: A

Comprehensive Review. Cureus. 2024 Jun 15;16(6):e62443. doi: 10.7759/cureus.62443. PMID: 39011215; PMCID: PMC11249277.

Kim, Y. J., Lee, G., & Choi, S. (2023). Validation of the Korean Version of Patient−Centered Care Tool: For Outpatients. Patient Preference and Adherence, 17, 1525−1540. doi: 10.2147/PPA.S411109

Alexander,G.C.,Kurlander,J.,&Wynia,M.K.(2020).Physiciansinretainer("concie rge")practice.Anationalsurveyofphysician,patient,andpracticecharacteristic s.JournalofGeneralInternalMedicine,35(5),1382−1388.

Paul, D. P., & Skiba, M. (2016). Concierge Medicine: A Viable Business Model for (Some) Physicians of the Future? Health Care Manager, 35(1), 3−8. doi: 10.1097/HCM.0000000000000088

Topol, E. J. (2019). High−performance medicine: the convergence of human and artificial intelligence. Nature Medicine, 25(1), 44−56.

Barajas−Nava, L.A., Garduño−Espinosa, J., Mireles Dorantes, J.M., Medina−Campos, R., & García−Peña, M.C. (2022). Models of comprehensive care for older persons with chronic diseases: a systematic review with a focus on effectiveness. BMJ Open, 12(8), e059606. https://doi.org/10.1136/bmjopen−2021−059606

Alhawshani, S., & Khan, S. (2024). A literature review on the impact of concierge medicine services on individual healthcare. Journal of Family Medicine and Primary Care, 13, 2183−2186. doi: 10.4103/jfmpc.jfmpc_1685_23

Bults, R.M., van Dongen, J.M., Ostelo, R.W.J.G., Nijs, J., Keizer, D., & van Wilgen, C.P. (2023). Effectiveness of a Primary Care Multidisciplinary Treatment for Patients with Chronic Pain Compared with Treatment as Usual. Journal of Clinical Medicine, 12(3), 885. doi: 10.3390/jcm12030885

Fitipaldi, H., McCarthy, M. I., Florez, J. C., & Franks, P. W. (2018). A Global Overview of Precision Medicine in Type 2 Diabetes. Diabetes, 67(10), 1911−1922. doi:10.2337/dbi17−0045

Omboni, S., McManus, R. J., Bosworth, H. B., Chappell, L. C., Green, B. B., Kario, K., ... & Parati, G. (2020). Evidence and recommendations on the use of telemedicine for the management of arterial hypertension: an international expert position paper. Hypertension, 81(4), 788−823. doi:10.1161/HYPERTENSIONAHA.122.19734

Wikipedia. (2024, October 28). Ada Health. Wikipedia. https://en.wikipedia.org/wiki/Ada_Health

IEEE Spectrum. (2024, July 2). Woebot, a Mental−Health Chatbot, Tries Out Generative AI. IEEE Spectrum. https://spectrum.ieee.org/woebot

New Atlas. (2024). Woebot AI therapy app to shut down amid mental health challenges. New Atlas. https://newatlas.com/mental−health/woebot−closing/

MobiHealthNews. (2017, February 14). Sensely raises $8M for AI−powered virtual nurse app, eyes large−scale partnerships. MobiHealthNews. https://www.mobihealthnews.com/content/sensely−raises−8m−ai−powered−virtual−nurse−app−eyes−large−scale−partnerships

GYANT. (n.d.). LinkedIn. https://www.linkedin.com/company/gyant

Infermedica. (n.d.). Symptom checker − symptom analysis and triage app. Infermedica. https://infermedica.com/product/symptom−checker

Fitzpatrick, K. K., Darcy, A., & Vierhile, M. (2017). Delivering Cognitive Behavior Therapy to Young Adults With Symptoms of Depression and Anxiety Using a Fully Automated Conversational Agent (Woebot): A Randomized Controlled Trial. JMIR Mental Health, 4(2), e19. https://mental.jmir.org/2017/2/e19/

Onlim. (2025, February 25). The 10 most effective Health Chatbots. Onlim. https://onlim.com/en/healthcare－chatbots/

Char, D. S., Abràmoff, M. D., & Feudtner, C. (2020). Identifying Ethical Considerations for Machine Learning Healthcare Applications. American Journal of Bioethics, 20(11), 7－17. https://doi.org/10.1080/1526516 1.2020.1819469

한국지능정보사회진흥원, "2022 디지털 정보격차 실태조사", 2023.04.28

https://www.nia.or.kr/site/nia_kor/ex/bbs/View.do?cbIdx＝81623&bcIdx＝2 5289&parentSeq＝25289

국민 주치의를 위한 보편적 컨시어지 의료

컨시어지의료 저자 소개

박상철

　대한민국 의학계의 거장이자 노화학 분야의 세계적 석학으로 손꼽히는 박상철 교수는 서울대학교 의과대학을 졸업하고 동 대학원에서 석사와 박사 학위를 취득했다. 의학도로서의 길을 걷기 시작한 그는, 노화 연구라는 당시로서는 생소했던 분야에 남다른 관심을 보이며 선구자적 발걸음을 내딛었다.

　서울대학교 의과대학 교수로 재직하며 노화고령사회연구소 소장을 역임했고, 가천대학교 이길여암당뇨연구원 원장을 지내며 의학 연구의 새로운 지평을 열었다. 특히 삼성종합기술원 부사장 시절에는 산업계와 의학계의 가교 역할을 수행하며 융합 연구의 토대를 마련했다. 이후 대구경북과학기술원 석좌교수와 웰에이징연구센터장을 역임하며 노화 과학 연구의 새로운 패러다임을 제시했다.

　학계에서의 그의 영향력은 실로 막대하다. 한국노화학회 회장, 국제노화학회 회장을 역임하며 국내외 노화 연구를 선도했으며, 대한생화학분자생물학회와 한국분자세포생물학회 회장직을 수행하며 기초 의과학 발전에도 지대한 공헌을 했다. 과학기술부 노화세포사멸연구센터 소장으로서 국가 차원의 연구 역량 강화에도 힘썼으며, 한국과학기술한림원 정회원 및 의약학부장으로서 우리나라 의학 연구의 방향성을 제시했다.

그의 연구와 통찰은 여러 저서를 통해 대중과 만나왔다. "생명보다 아름다운 것은 없다"와 "장수보다 좋은 것은 없다"에서는 생명의 존엄성과 건강한 노화의 가치를 역설했으며, "한국의 백세인"과 "100세인 이야기"를 통해 성공적인 노화의 실례를 제시했다. "웰에이징"에서는 건강한 노화를 위한 과학적 접근법을, "백세 엄마, 여든 아들"에서는 세대를 아우르는 노화의 인문학적 통찰을 담아냈다. 특히 "거룩하게 늙는 법"과 "코로나19가 바꾼 백세시대의 미래"는 팬데믹 이후 새로운 노화 패러다임을 제시하며 큰 반향을 일으켰다.

현재는 전남대학교 연구석좌교수로서 후학 양성에 힘쓰는 한편, 노화과학연구소와 한국백세인연구단 고문, 서울과학종합대학원 석좌교수, 서울대학교 노화고령사회연구소 고문으로 활동하며 노화 연구의 미래를 설계하고 있다. 또한 국제백신연구소 한국후원회 회장으로서 글로벌 의학 발전에도 기여하고 있다.

그의 연구 업적과 노화 과학에 대한 통찰은 초고령화 시대를 맞이하는 대한민국 의학계의 나침반이 되고 있으며, 웰에이징 연구의 새로운 지평을 열어가고 있다.

권순용

정형외과학의 권위자이자 디지털 헬스케어의 선구자로 평가받는 권순용 교수는 가톨릭대학교 의과대학을 졸업하고 정형외과 전문의 자격을 취득했다. 가톨릭대학교 의학대학원에서 박사학위를 받은 후, 미국 캘리포니아 UCSD와 미주리 주 세인트루이스 워싱턴대학교 반스-유대인병원에서 방문학자로 연구하며 글로벌 의료 역량을 키웠다.

임상의로서의 그의 여정은 탁월했다. 가톨릭대 여의도성모병원 정형외과 과장, 가톨릭대학교 정형외과학교실 주임교수를 역임했다. 이후 가톨릭대 여의도성모병원 초대 의무원장, 성바오로병원 마지막 병원장, 은평성모병원 초대와 2대 병원장을 거치며 의료 행정가로서도 뛰어난 역량을 발휘했다.

학술적 업적도 눈부시다. 대한정형외과연구학회 최우수논문상을 수상했고, 미국고관절학회에서 권위 있는 OTTO Aufranc Award를 수상하며 국제적으로도 그 실력을 인정받았다. 대한병원협회 한독학술경영대상을 수상하며 의료계 리더로서의 면모를 입증했다.

그의 활동 영역은 의료계를 넘어 사회 전반으로 확장됐다. 평창동계올림픽 의무전문위원을 지냈으며, 대한정형외과연구학회 회장, 대한의료감정학회 회장, 대한메디컬3D프린팅학회 회장, 대한디지털헬스학회 회장 등을 역임하며 의료 혁신을 이끌었다.

최근에는 "명의들의 스승 그들"과 "메타의료가 온다"를 출간하며 의료계의 미래 비전을 제시했고, EBS "명의"와 강원민방 "명의자서전" 등 방송 출연을 통해 의학 지식의 대중화에도 기여하고 있다. 현재는 가톨릭대학교 서울성모병원 정형외과 교수로 재직하면서, 대한적십자사 회장 자문역과 대통령직속 의료개혁추진위원회 전문위원으로 활동하며 의료 정책 발전에도 힘을 보태고 있다.

그의 연구와 실천은 디지털 전환 시대의 의료 혁신을 이끄는 나침반이 되고 있으며, 특히 노년층의 근골격 건강 증진을 위한 새로운 패러다임을 제시하고 있다.

이희원

IT 분야의 혁신적 기업가이자 차세대 의료기술 개발의 선구자로 평가받는 이희원 대표이사는 디지털 헬스케어와 인공지능 의료 기술 융합 분야에서 독보적인 성과를 거두고 있는 인물이다. 특히 3세대

HTD(Human Digital Twin) 개발을 주도하며 개인 맞춤형 의료 서비스의 새로운 패러다임을 제시하고 있다.

그의 산업계 여정은 금성계전엔지니어링 기술영업부 차장으로 시작되어 체계적인 기술 경영 역량을 쌓았다. 이후 LG토탈시스템 법인을 직접 설립하고 대표이사를 역임하며 기업가적 역량을 발휘했고, 디지털 상장사 영업총괄 부회장으로 활동하며 대기업에서의 전략적 사업 개발 경험을 축적했다. 1991년에 창업한 Imit라는 기업을 2000년에 성공적으로 코스닥에 상장시킨 후 성공적인 엑시트를 달성했으며, 2006년 상장사 인수 후 수출 5,000억 원을 달성하는 탁월한 성과를 거두고 또 한 번의 성공적인 엑시트를 실현했다.

그의 진정한 혁신은 제노시스 창업과 함께 본격화되었다. 제노시스의 창업자이자 현 대표이사로서 암 치료 및 예방 프로토콜 개발에 매진하고 있으며, 인공지능과 디지털 트윈 기술을 융합한 차세대 의료 솔루션 개발을 주도하고 있다. 특히 3세대 HTD 개발의 리더로서 개인의 생체 정보를 디지털로 구현하여 맞춤형 치료 방안을 제시하는 혁신적 기술을 선보이고 있다.

그의 혁신적 성과는 LG전자 우수기업상을 시작으로 벤처기업 대통령상, 정보통신부 장관상, 자랑스런 서울시민 국민총리상 등 다수의 권위 있는 상을 통해 인정받았으며, 이는 IT 분야와 헬스케어 융합 기술 발전에 대한 그의 공로를 보여주는 증거다. 현재 그가 이끄는 제노시스는 AI 기반 개인 맞춤형 의료 서비스의 새로운 지평을 열고 있으며, 특히 컨시어지 의료 서비스 구현을 통해 환자 중심의 의료 혁신을 실현하고 있다. 그의 비전과 기술적 통찰력은 초고령화 시대 맞춤형 의료 서비스의 미래를 설계하는 핵심 동력이 되고 있으며, 한국 디지털 헬스케어 산업의 글로벌 경쟁력 강화에 중추적 역할을 하고 있다.

강시철

현, 제노시스AI헬스케어 부회장. 마케팅 전문가이자 트렌드 기획자. 1983년 초 고려대학교 문과대학를 졸업한 뒤 오리콤이란 광고회사에서 일했다. 1990년대 말 경영학 박사학위를 받을 즈음 비즈니스의 거대 담론은 인터넷이었지만 당시 사람들에게 낯선 분야였다. 그때 인터넷 관련 비즈니스 연구에 뛰어들어 남들보다 한발 앞선 산업 전략과 트렌드를 제시했다. 그 후 30여 년간 인터넷 비즈니스, 사물 인터넷, 인공지능 등을 연구하며 IT업계 최고 권위자로 강연과 저술 활동을 활발히 하고 있다.

1987년 미국 오리건주립대학교 (University of Oregon), 2014년 서강대학교 경영대학원에서 강의했다. 저서로 《메타의료가 온다》, 《AI 빅히스토리 10의 22승》, 《인공지능 네트워크와 슈퍼 비즈니스》, 《디스럽션》, 《핸디캡 마케팅》 등을 출간했으며, 《튜링을 만난 히포크라테스 – AI의료 시대》, 《초 개인화 의료로 여는 미래》, 《컨시어지의료를 맞이하는 K – 시니어》, 《휴먼 디지털트윈과 프리딕티브》, 《AI 심바이오시스》, 《위대한 창작과 AI 할루시네이션》 등 신간이 출간 중에 있다.

국내 최초로 전기자동차와 전기 어선을 개발했으며, 여러 상장 기업의 대표를 역임했다. 대한민국 혁신기업 대상(2020년), 대한민국 최고경영자 대상(2018년), 한국을 빛낸 창조경영 대상(2017년)을 수상했다.

제노시스AI헬스케어

3세대 휴먼 디지털 트윈 기술과 보편적 컨시어비 기술을 보유한 AI 헬스케어 전문기업

국민 주치의를 위한 보편적 컨시어지 의료
- K시니어와 함께하는 건강 혁명 -

ⓒ 박상철, 권순용, 이희원, 강시철, 제노시스AI헬스케어 2025

2025년 09월 15일 초판 1쇄 인쇄
2025년 09월 20일 초판 1쇄 발행

지은이 | 박상철, 권순용, 이희원, 강시철, 제노시스AI헬스케어
펴낸이 | 안우리
펴낸곳 | 스토리하우스

등 록 | 제324-2011-00035호
주 소 | 서울시 종로구 율곡로6길 36, 908호
전 화 | 02-3673-4986
팩 스 | 02-6021-4986
이메일 | whayeo@gmail.com
ISBN | 979-11-85006-53-6 (03510)

값: 19,800원